CAMERON DIAZ

*avec* SANDRA BARK

# *Le* LIVRE *de la* LONGÉVITÉ

MARABOUT

De Cameron Diaz et Sandra Bark

*Le Body Book*

# *Le* LIVRE *de la* LONGÉVITÉ

La science du vieillissement,
la biologie de la forme et le privilège de l'âge

CAMERON DIAZ

*avec la collaboration de* SANDRA BARK

MARABOUT

Ce livre contient des informations et des conseils de santé. Il ne saurait en aucun cas remplacer l'avis d'un professionnel. Cet ouvrage est destiné à compléter un suivi médical régulier et non à s'y substituer. Il est conseillé de consulter un médecin avant d'entamer des soins ou un programme médical. Nous nous sommes efforcés d'apporter à cet ouvrage le maximum de rigueur dans la vérification des informations, à la date de la publication. L'auteur et l'éditeur ne sauraient être tenus responsables des troubles ou désagréments médicaux qui pourraient résulter de l'application des méthodes présentées dans ce livre.

Ce livre a été publié pour la première fois aux États-Unis en 2016,
sous le titre *The Longevity Book*, par HarperCollins.


Traduit de l'américain par Tina Calogirou.



Maquette Headcase Design • www.headcasedesign.com

Photo page 10 © Jeff Dunas

Illustrations de Harriet Russell

À votre périple.

# SOMMAIRE

« IL SUFFIT D'ÊTRE ATTENTIF ; LES LEÇONS SE PRODUISENT TOUJOURS LORSQU'ON EST PRÊT. SI VOUS SAVEZ DÉCRYPTER LES SIGNES, VOUS APPRENDREZ TOUT CE QUE VOUS AVEZ BESOIN DE SAVOIR POUR ABORDER L'ÉTAPE SUIVANTE. »

–PAOLO COELHO, *THE ZAHIR*

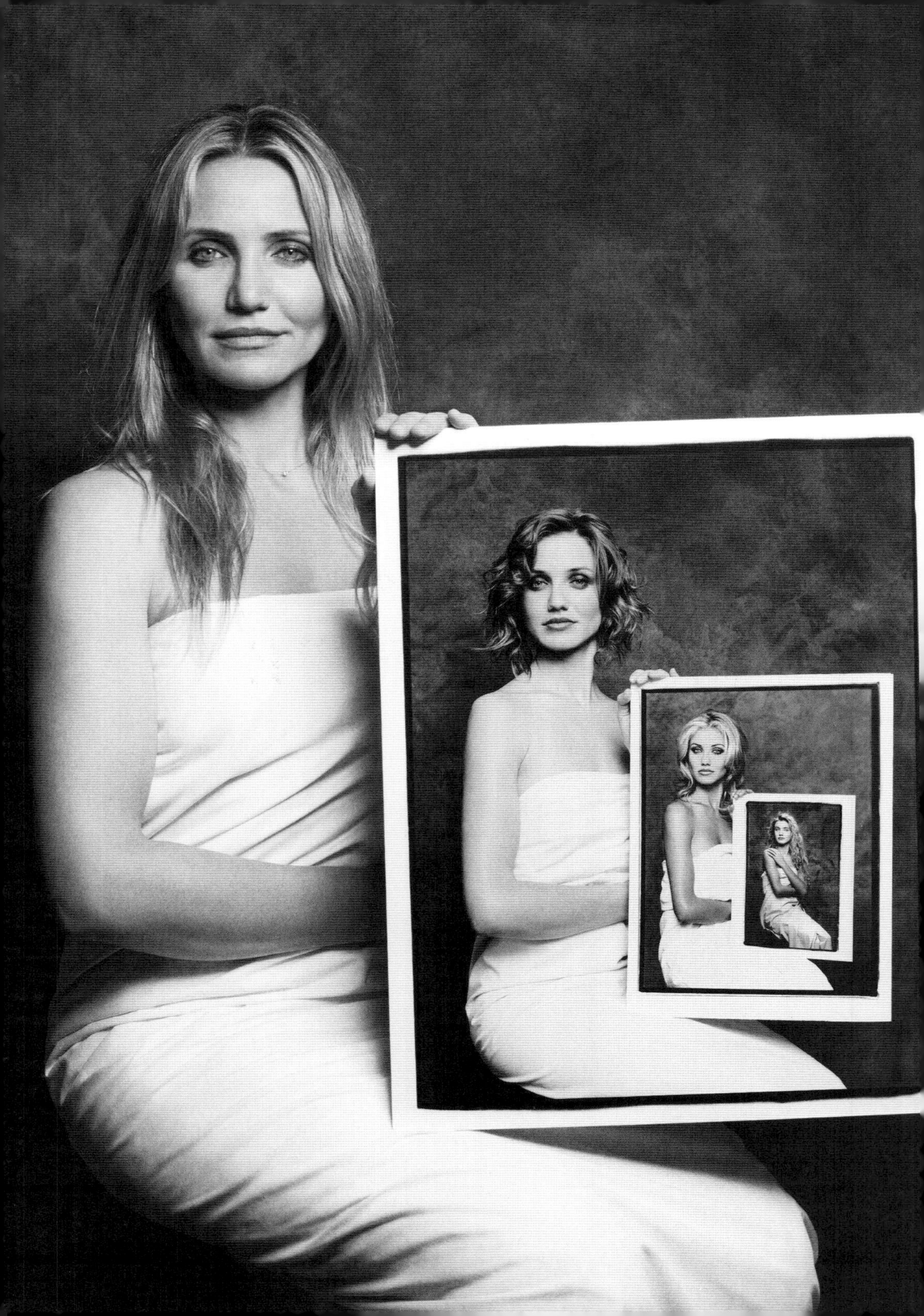

# *Le*
# LIVRE *de la*
# LONGÉVITÉ

# PRÉFACE

IL EXISTE UNE BEAUTÉ IDÉALE DIFFICILE À DÉFINIR OU À APPRÉHENDER, CAR ELLE NE S'EXPRIME PAS SEULEMENT DANS LE CORPS, MAIS LÀ OÙ LE CORPS ET L'ESPRIT SE REJOIGNENT ET SE DÉFINISSENT MUTUELLEMENT.

— URSULA K. LE GUIN, THE WAVE IN THE MIND

**LA PHOTOGRAPHIE EN NOIR** et blanc de la page précédente a été inspirée par un cliché pris lors de mon tout premier shooting. Je faisais mes débuts dans cet univers – j'avais juste 16 ans – lorsque le grand Jeff Dunas m'a demandé de poser pour lui. Il m'a drapée dans un tissu blanc et il m'a priée de regarder l'appareil. Ce fut le début d'une nouvelle vie pour moi. Jeff a eu alors l'idée de refaire cette photo aussi souvent que nous le pourrions, jusqu'à la fin de nos jours. J'ai trouvé l'idée formidable et porteuse d'une opportunité unique. Six ans plus tard, nous avons donc récidivé. Cette fois, je tenais dans les mains le cliché original. Puis six ans plus tard - j'avais alors 28 ans.

En travaillant sur ce livre et en réfléchissant à mon itinéraire, j'ai repensé au pacte conclu avec Jeff et je me suis dit que trop de temps s'était écoulé depuis la dernière photo. Je l'ai appelé et peu après, j'étais de nouveau devant son objectif. Le résultat, c'est la photo qui figure dans cet ouvrage.

Au fil du temps, mon corps a changé, bien sûr – cela saute aux yeux sur la photo. Ce qui est moins manifeste, ce sont les altérations qu'on ne peut ni peser ni mesurer. Ces évolutions émotionnelles, mentales et spirituelles qui accompagnent le passage du temps et l'accumulation d'expériences. En y regardant de très près, vous découvrirez peut-être des témoignages de ces évolutions. Quand je contemple cette photo, je les vois et je les sens immédiatement.

Se regarder vieillir amène à reconsidérer sa jeunesse. Pour nous tourner vers l'avant, nous commençons par regarder en arrière. Nous contemplons de vieilles photos, relisons des lettres anciennes et des journaux intimes. Avec nos amis et notre famille, nous nous remémorons les expériences qui nous ont amenés là où nous sommes aujourd'hui. Parfois, cela éveille de la nostalgie. Ou, au contraire, du soulagement de savoir que quoi qu'il arrive, le temps suit son cours.

Face à cette série de photos, je ressens la puissance du temps, tel un courant, qu'il vienne du passé ou qu'il aille vers l'avenir, chaque image me rapprochant davantage de la femme que je suis aujourd'hui, chaque image pointant en direction de celle que je serai demain. Je ne sais pas encore qui elle est, mais il me tarde de faire sa connaissance. Nous avons tous envie de savoir ce qui sera, quand et comment nos vies évolueront, dans la continuité de l'existence que nous avons vécue, des choix que nous avons faits, de nos expériences, du début jusqu'à la fin en passant par le milieu.

Si j'ai écrit ce livre, c'est parce que j'avais envie d'avoir un aperçu de mon avenir. Avoir une idée de ce qui pourrait arriver, de ce qui arrivera sans doute et de ce qu'il est en mon pouvoir de faire aujourd'hui pour poursuivre ce périple et pour y prendre plaisir aussi longtemps que possible. Il se peut que je perde mes forces. Mais j'espère que je gagnerai aussi en sagesse, en chaleur humaine et en résilience. J'espère que tous, nous trouverons la force de vieillir ensemble, chacun accomplissant le travail nécessaire pour devenir plus fort, plus aimant, plus à l'aise dans son cœur, dans son corps et dans le monde.

Les photographies permettent de se voir vieillir. Nous nous voyons grandir, nous observons les pommettes qui se dessinent sur notre visage lorsque l'adolescente cède la place à une jeune adulte, nous remarquons les premières rides qui apparaissent vingt ans plus tard. Ce que l'objectif a plus de mal à saisir, c'est l'évolution intérieure, la manière dont les passions de la jeunesse cèdent la place aux fascinations plus stables de l'âge adulte, ou les privilèges qu'apporte le temps, avec chaque année qui passe.

L'écoulement du temps peut se mesurer à l'aide d'horloges et de calendriers, se matérialiser en centimètres et en rides, être immortalisé par des images et des photographies. Si nous avons beaucoup de chance, il peut aussi se quantifier à l'aune d'une vie bien remplie, riche en apprentissages, en amour et en rires.

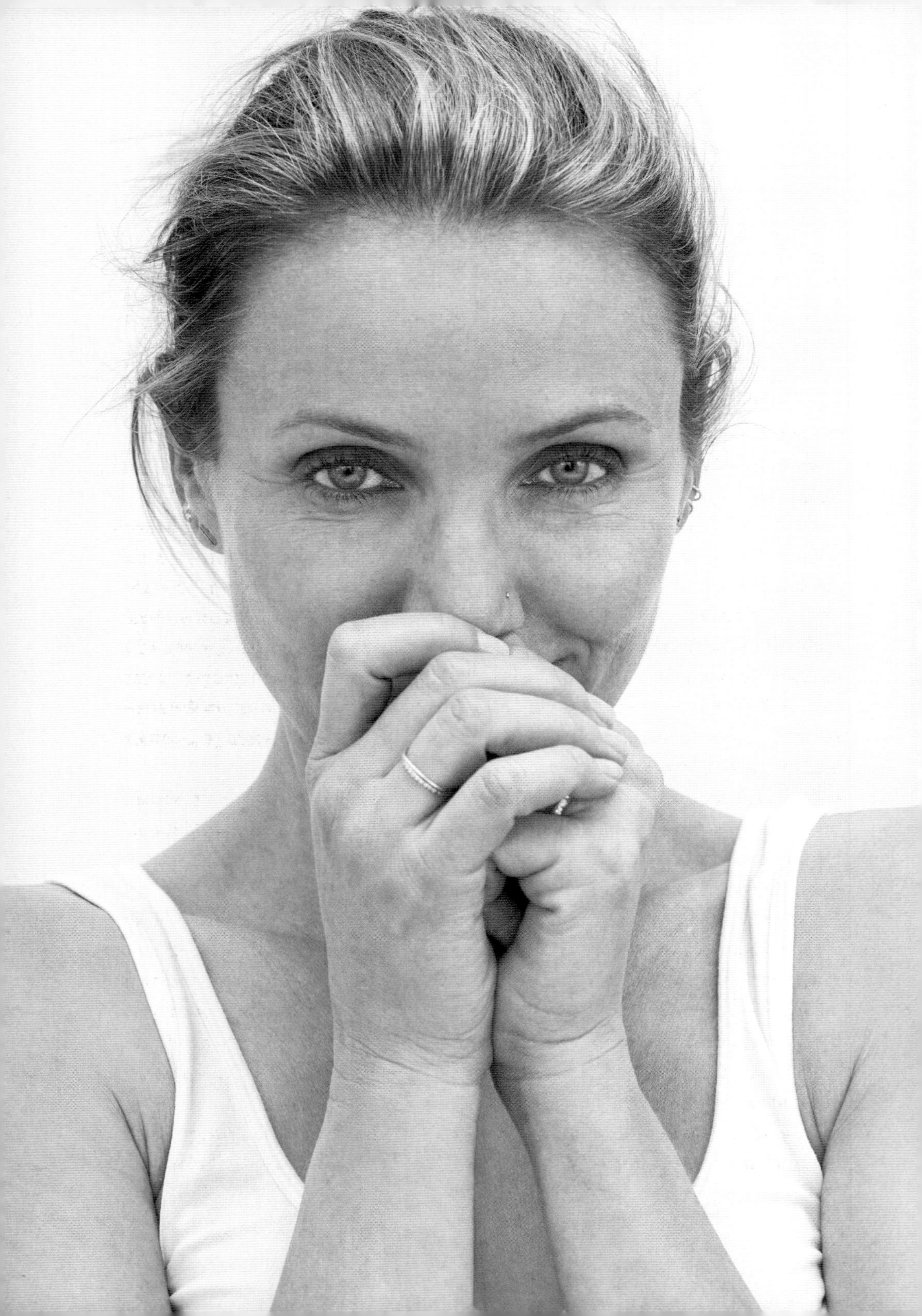

# INTRODUCTION

C'EST À LA VEILLE de mon quarantième anniversaire que j'ai commencé à m'interroger sur ce que vieillir signifie. Il s'agit là d'une question inhérente à la condition humaine, que chacun sera amené à se poser un jour ou l'autre. Nul n'est à l'abri du temps qui passe, et un jour, lorsqu'on réalise que la vie suit son cours et que tout retour en arrière est impossible, on commence à s'interroger. Le sujet inspire poètes et musiciens, il incite les scientifiques à réaliser des expériences pour mieux en comprendre les mécanismes. Tous les êtres humains se demandent ce qui leur arrivera en vieillissant.

Je vivais dans ce corps qui est le mien depuis plus de quatre décennies lorsque j'ai commencé à m'interroger sur les évolutions à venir. Au cours de mon existence, j'avais déjà connu bien des changements, bien sûr, mais je ne cessais de penser aux décennies à venir et aux altérations encore plus considérables dont elles seraient porteuses – j'ai pris conscience aussi qu'en réalité, j'ignorais ce que recouvre le processus du vieillissement, et ce qu'il allait impliquer pour moi. Ayant vu des êtres chers vieillir et décliner, abruptement et douloureusement, je me demandais si un sort comparable m'attendait ou si je pouvais espérer un avenir meilleur.

À cette époque, j'étais justement en train d'écrire *Le Body Book*. Il réunit quantité d'informations que j'avais apprises en presque vingt ans – sur l'alimentation, l'exercice physique et une bonne hygiène de vie –, ainsi que des données scientifiques récentes sur la santé physique en général.

J'avais déjà conscience de l'impact bénéfique de l'exercice physique et de l'alimentation sur mon corps. Désormais, je me posais la question : comment rester en bonne santé et en forme dans les années à venir ? Nous aspirons tous à la longévité, bien sûr. Nous souhaitons tous tourner des pages plus nombreuses dans nos agendas, tous avoir plus de temps pour vivre. Mais à quoi rime une vie longue si on n'est pas en forme, si on est privé de santé physique et émotionnelle ainsi que de résilience ?

J'ai donc appelé ma complice Sandra Bark, avec qui j'ai écrit *Le Body Book*, pour lui annoncer le sujet de notre prochain livre : le vieillissement cellulaire.

Elle a éclaté de rire avant de décréter : « Génial ! Voilà un sujet facile ! »

Je tiens à préciser que le vieillissement n'a rien de simple – la science qui traite de ce phénomène est complexe, vieillir l'est tout autant. Il n'en reste pas moins que cela nous arrivera, et que c'est même en train de nous arriver. Nous pouvons éluder longtemps la plupart des vérités désagréables, si tel est notre désir. Mais indéniablement, celle-ci finira par nous rattraper, tôt ou tard. J'espère qu'en comprenant mieux ce qu'est vraiment le vieillissement – la science qui concerne ce phénomène, ses mécanismes biologiques, le contexte culturel et historique dans lequel il se produit – nous pourrons tous vivre mieux au cours des années à venir.

**Loin de moi l'idée de vous voir vivre dans la peur de vieillir… Mais j'aimerais reconsidérer la manière dont nous, les femmes, parlons du vieillissement.**

J'ai compris une chose au sujet des vérités désagréables : c'est qu'on se rend la vie beaucoup plus difficile en les éludant. Tenter de transformer une réalité en ce qu'elle n'est pas constitue souvent une perte d'énergie et de temps précieux. Et le jour où l'on cesse de lutter contre l'inéluctable, tout devient beaucoup plus simple. La jeunesse est une phase magnifique de l'existence, porteuse de découvertes infiniment précieuses. Ce sont ces leçons et ces souvenirs que nous emportons avec nous pour aborder chaque nouvelle phase de notre vie. S'il est important de garder ces leçons en mémoire, il est tout aussi important de lâcher prise de ce qui n'est plus et de nous préparer à ce qui nous attend.

Bébés et enfants, nous n'avions pas conscience de notre évolution, veinards que nous étions. Adolescentes, nous disposions uniquement des informations que les adultes de notre entourage voulaient bien nous fournir (ce qui était une bonne chose, ou pas), et nos connaissances sur ce qui nous attendait et sur la manière dont il fallait aborder tous ces changements inouïs ne dépendaient pas de nous. Désormais, c'est nous qui sommes aux commandes. Concernant la tranche de vie qui nous attend, nous seules sommes responsables de sa préparation. Nous avons la possibilité de mobiliser nos ressources, nos facultés, toute la sagesse acquise au fil des ans, pour élaborer une stratégie permettant de vieillir sainement, pour rester en forme tout en étant plus conscientes, plus connectées à nous-mêmes et aux autres.

Avant d'entamer ce périple avec vous, j'aimerais apporter une précision : ceci n'est pas un livre anti-âge. Je ne me propose pas de vous expliquer comment arrêter le temps, ni comment inverser le processus du vieillissement en trente jours. Certains livres et articles consacrés à ce sujet prétendent que les toutes dernières découvertes scientifiques permettent d'inverser le cours du temps. D'autres proposent des conseils pour vous faire paraître plus jeune, ou présentent certains aliments ou compléments alimentaires miracles comme de véritables fontaines de Jouvence. Ce n'est pas le propos de ce livre, qui propose au contraire de prendre du recul, de se pencher sur les mécanismes du vieillissement et sur l'impact qu'a sur nous le temps qui passe, à la fois sur le plan physiologique et émotionnel – deux composantes indissociables de notre santé.

Dans ces pages, vous découvrirez des informations et une approche qui, je l'espère, vous aideront à porter un regard nouveau sur l'âge. Loin de moi l'idée de vous voir vivre dans la peur de vieillir ou de vous flageller parce que votre corps subit un phénomène parfaitement naturel. Simplement, j'aimerais reconsidérer la manière dont nous, les femmes, parlons du vieillissement. J'aspire à vous offrir une perspective nouvelle, plus saine et plus juste sur le plan scientifique que le discours de peur et de honte omniprésent dans notre société.

Ce que je souhaite pour vous, pour moi, pour toutes les femmes auxquelles je tiens – celles que je connais déjà et celles que je n'ai pas encore rencontrées, celles qui sont à l'aube de la quarantaine et celles qui y arriveront bientôt –, c'est que nous puissions aborder ce sujet armées de connaissances et de confiance. Ce que j'entends par « connaissances », ce sont des informations permettant de vivre mieux, plus longtemps, plus en forme. Et ce que je veux dire par « confiance », c'est la capacité à s'approprier son âge, au lieu de le cacher ou de s'en excuser. Je ne prétends pas que vieillir n'est pas effrayant. Ça l'est. Mais nous pouvons nous préparer dès aujourd'hui aux changements de demain.

J'aimerais aussi que vous vous sentiez autorisées à participer au débat nouveau et omniprésent sur le vieillissement. Fonds publics ou privés alloués à la recherche, articles, émissions ou livres tels que celui-ci – tout le monde cherche à savoir comment mieux vieillir. L'une des raisons expliquant cet intérêt soudain pour le vieillissement est qu'il s'agit d'un phénomène nouveau. Comme vous allez le découvrir dans les pages qui suivent, nous vivons un moment de l'évolution humaine où l'espérance de vie est plus longue qu'elle ne l'a jamais été[1]. Notre rapport à l'âge et nos connaissances sur le phénomène sont en pleine évolution.

La nouveauté du vieillissement rend son étude d'autant plus palpitante et difficile. C'est pourquoi Sandra et moi nous sommes lancées dans cette aventure avec ouverture d'esprit, curiosité et soif d'apprendre. Nous nous sommes entretenues avec des chercheurs, des médecins et des chargés d'éducation, nous nous sommes rendues dans des universités et des centres de recherche comme les National Institutes of Health (NIH). Et à notre grande surprise, nous avons découvert que bien que le vieillissement humain soit un phénomène relativement nouveau, les solutions les plus fondées sur le plan scientifique et les plus efficaces pour rester en forme et en bonne santé ne sont en réalité pas si nouvelles, ni si compliquées.

**Rire est bon pour vos cellules. Passer du temps avec des amis est bon pour vos cellules. Toutes ces choses qui rendent la vie belle sont *bonnes* pour vous.**

Il se trouve que les meilleures choses à faire en vieillissant comptent justement parmi nos activités favorites. Manger de bonnes choses, se muscler, s'octroyer de vraies nuits de sommeil, aimer, rire, se détendre, trouver de la joie dans le monde. Ce sont ces actions et ces activités qui font de nous des êtres humains intéressants, curieux, forts. Qui n'apprécie pas de partager un bon repas avec des amis chers, ou de serrer dans ses bras un être aimé ? Qui n'aime pas les fous rires, les longues promenades, les aventures exaltantes ? S'octroyer un moment pour respirer profondément et laisser s'envoler les soucis de la journée ? Cela ne vous fait pas rêver ?

À nos yeux, ces acquis de la science ont des allures de révélations. La meilleure manière de vieillir n'est pas de s'inquiéter du vieillissement. C'est de bien vivre.

Aujourd'hui, nos connaissances sur le fonctionnement du corps humain à l'échelle cellulaire sont plus poussées que jamais, ce qui permet de comprendre pourquoi l'alimentation, l'exercice physique, le repos, la méditation, les relations sociales, l'apprentissage et le plaisir de vivre influent sur la forme et sur la santé au plus profond de nos cellules. Oui, parfaitement : rire a un impact sur vos cellules. Passer du temps en compagnie d'amis chers est bon pour vos cellules. Toutes ces choses qui rendent la vie belle et extraordinaire sont *bonnes* pour vous.

C'est pour cela que nous avons écrit ce livre. Pour faire connaître la science du vieillissement. Pour fournir les informations permettant de faire les bons choix, ceux qui sont bénéfiques à votre santé à mesure que vous prendrez de l'âge, qui peuvent permettre de ralentir le vieillissement et, dans certains cas, de réparer des dommages existants. Pour vous permettre de comprendre le débat sur le vieillissement, de plus en plus ardu. Nous vieillissons toutes, vous et moi. Et plus vite nous nous serons familiarisées avec cette idée, mieux nous pourrons mettre toutes les chances de notre côté pour vieillir en bonne santé et dans la joie.

La bonne nouvelle concernant ce périple, c'est que bien qu'on avance vers l'inconnu, on progresse dans la même direction : toujours plus loin, au plus profond de soi. Parallèlement aux signes de vieillissement, ne constatez-vous pas des signes de développement ? N'êtes-vous pas plus forte qu'il y a dix ans, plus armée de connaissances, plus en phase avec ce que vous êtes et avec ce que vous désirez, avec les gens et les choses que vous aimez ? Le périple de la vie réserve des virages difficiles à négocier, avec parfois quelques sorties de route. Mais il offre aussi des panoramas magnifiques, des points de vue où les horizons s'ouvrent soudain et permettent d'admirer la vue et d'apprécier tout le parcours ardu accompli pour arriver jusque-là.

Apprécier toutes nos évolutions au fil des années – la connaissance de soi que l'on a gagnée, les compétences et la sagesse acquises, les relations nouées avec les autres et avec soi-même – tels sont les privilèges du temps. Le déclin associé à l'âge est indéniable. Mais vieillir est aussi porteur d'opportunités. L'idée d'être plus forte en vieillissant me plaît. Elle me paraît juste. Elle me paraît possible.

Et la science nouvelle du vieillissement va dans ce sens.

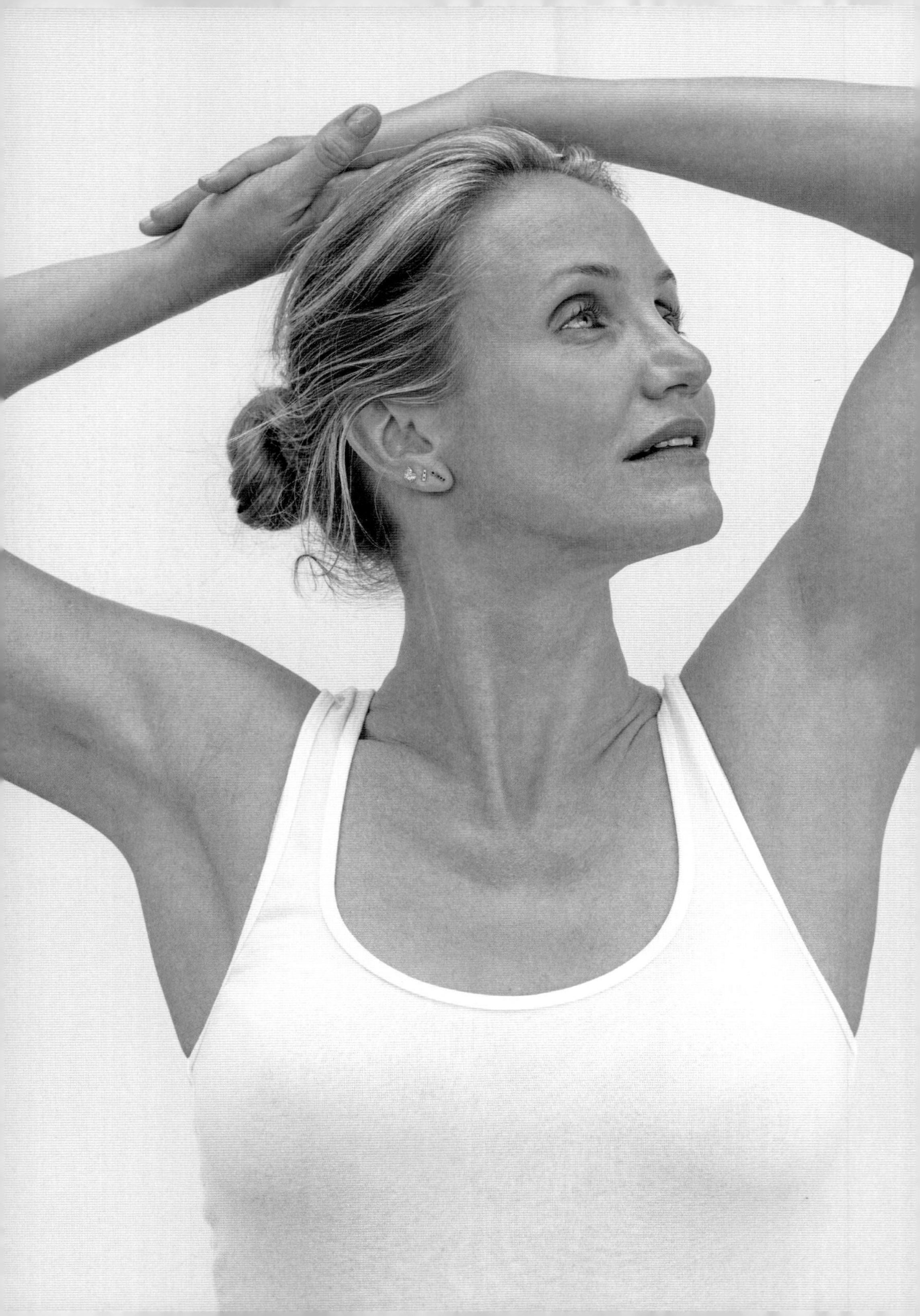

# PARTIE 1

# VUE GÉNÉRALE

## Une plus grande longévité

LE PRIVILÈGE D'UNE VIE,
C'EST D'ÊTRE CE QUE VOUS ÊTES.

JOSEPH CAMPBELL

CHAPITRE 1

# LA BEAUTÉ EST INTEMPORELLE, LA SAGESSE INESTIMABLE

*Le vieillissement, qu'est-ce que c'est ?*

DANS UN UNIVERS PROFESSIONNEL obsédé par la jeunesse, on ne me considère plus comme une femme jeune. Je l'ai compris à l'âge avancé de 39 ans. Vous n'imaginez pas combien de fois des journalistes m'ont demandé si, *en tant qu'actrice*, je redoutais d'avoir 40 ans. Constatant que ces questions concernant mon âge devenaient un élément incontournable de toute interview, j'ai compris combien tous, nous avons peur de vieillir. Nous plaisantons à ce sujet, ou nous l'envisageons comme un phénomène regrettable, moche ou dangereux.

Le regard que notre société porte sur le vieillissement me semble très déplacé. Avais-je peur d'avoir 40 ans ? Ces gens qui m'interrogeaient sur mon âge devant une caméra ne me demandaient pas si je craignais de voir ma santé décliner après 40 ans. Ils ne s'inquiétaient pas de l'effet du temps sur mes organes. Ils ne demandaient pas ce que l'âge représentait pour moi, en tant que femme, en tant qu'être humain, en tant qu'organisme vivant possédant une date de péremption.

Ce qu'ils me disaient, c'est : « Ne craignez-vous pas la fin imminente de votre carrière, sachant que vous n'avez plus le physique de vos 25 ans ? »

Le plus drôle, c'est que ces gens qui sous-entendaient que j'avais atteint ma date de péremption à mon âge avancé, alors que je me sentais en pleine forme m'ont rendu un précieux service, amorçant en moi un processus de réflexion sur le vieillissement et sur l'impact qu'il aurait sur moi. La conclusion à laquelle je suis arrivée, c'est que tant que je continue à vieillir, c'est que j'ai une chance inouïe. Tout le monde n'a pas le privilège de vieillir. Tant de gens meurent prématurément.

Aux questions de ces journalistes qui me demandent comment mon image de moi a évolué à mesure que mon apparence a changé, je réponds que vieillir est un privilège et un cadeau. Avec le temps, la beauté, loin de se déprécier, s'apprécie. Elle ne s'estompe pas, elle s'accroît. Avec l'âge, j'ai une perception plus nuancée de ce qu'est réellement la beauté. Ce n'est pas une qualité dont on est loti à la naissance. C'est un état vers lequel on évolue.

**Avec l'âge, j'ai une perception plus nuancée de ce qu'est la beauté. Ce n'est pas une qualité dont on est pourvu à la naissance. C'est un état vers lequel on évolue.**

Alors que j'aborde cette nouvelle phase de mon périple, je suis fière du chemin parcouru et curieuse de ce qui m'attend. J'ignore ce que la vie me réserve. Mais je suis prête. Parce que je me connais mieux qu'il y a quelques années. Et parce que je me fais confiance pour prendre les bonnes décisions, ou du moins pour faire de mon mieux. Parce que je chéris les leçons apprises, surtout ces dix dernières années, et parce que j'ai hâte de découvrir les nouveaux enseignements dont les décennies à venir seront porteuses.

## OÙ AVEZ-VOUS APPRIS CE QU'ÊTRE BELLE VEUT DIRE ?

En matière de beauté, ma mère a été mon premier modèle. Je ne pense pas manquer d'objectivité en disant que c'est une belle femme. Ma mère a toujours eu des lèvres charnues, un teint rayonnant et des yeux bleus tirant sur le gris qui incitent à plonger en eux. Elle possède ce genre de beauté qui irradie de l'intérieur. J'ai toujours trouvé qu'elle n'avait pas besoin de maquillage. Mais comme presque toutes les femmes, elle avait sa routine-beauté, son maquillage qu'elle appliquait quotidiennement. Elle soulignait ses yeux, mettait du rose sur ses joues, allongeait ses cils. Elle avait une telle pratique de cet exercice qu'il lui fallait exactement le même temps tous les matins pour l'accomplir, et son visage était toujours rigoureusement le même une fois son rituel terminé. Ce qui était plus impressionnant encore pour moi, c'est l'effet discret mais efficace de ce maquillage pour sublimer sa beauté, déjà lumineuse.

Enfants, ma sœur et moi adorions regarder notre mère se maquiller, et nous avions hâte d'avoir l'âge de faire de même. Lorsque nous avons enfin atteint cet âge, nous n'y sommes pas allées de main morte, croyez-moi ! La discrétion était peut-être une qualité maternelle, mais nous n'en avions pas hérité. Trop souvent, ma sœur et moi avons ressemblé à de véritables paons. Il nous a fallu des années pour y aller plus doucement, et encore quelques années de plus pour comprendre le véritable enjeu de ce rituel.

Aujourd'hui, je sais que l'ornementation est un instinct naturel. Aux quatre coins du monde, les hommes et les femmes s'adonnent à des rituels de beauté pour se rendre plus attirants. Dans le Serengeti, les guerriers Massaï passent des journées entières à se parer de tenues tribales, s'ornant de la tête aux pieds de vêtements et de bijoux aux couleurs chatoyantes. Ils se peignent les visages et se tressent les cheveux en vagues raffinées. Certaines de ces décorations indiquent la position de chaque homme au sein de la tribu, d'autres sont purement ornementales – mais dans un cas comme dans l'autre, l'objectif est de se démarquer et d'attirer une compagne. Parfois, le guerrier et son assistant mettent une semaine entière à réaliser ces décorations. Une semaine ! C'est un temps considérable pour un homme qui doit aussi veiller sur sa famille et son troupeau pour les protéger des prédateurs.

Pourquoi ai-je choisi de parler des rituels de beauté masculine dans un livre destiné aux femmes ? Parce que cela permet de comprendre que le désir de beauté, le besoin de se démarquer ne sont pas une question d'âge, de culture ou de sexe. En réalité, ce n'est même pas l'apanage des êtres humains. Les animaux possèdent, eux aussi, un instinct qui les pousse à se rendre attirants visuellement, comme le fameux paon qui a inspiré mes premières tentatives de maquillage. Les fleurs aux couleurs éclatantes flirtent avec des insectes susceptibles de propager leur pollen, à proximité ou plus loin. Les plantes produisent des fruits savoureux dont les graines seront disséminées par les animaux. Des oiseaux aux abeilles en passant par les êtres humains, nous sommes tous irrésistiblement attirés par les couleurs vives et chatoyantes, ce qui permet à la nature de s'en servir aussi efficacement.

Dans les règnes animal et végétal, la beauté joue un rôle essentiel dans l'histoire de l'évolution. Pour l'être humain, cela représente bien plus encore. Les vêtements, les ornements et le maquillage servent à raconter une histoire personnelle, à exprimer une appartenance, à s'intégrer ou au contraire à se démarquer. La quête de beauté est un instinct commun à tous les êtres humains, mais nos définitions du beau et nos attentes, nous concernant et concernant les autres, sont façonnées, en partie, par des valeurs culturelles et sociales.

Au cours de notre existence, nous sommes exposées à des idées au sujet de la beauté, de son importance et de ce que nous pouvons faire pour nous embellir. Les plus jeunes d'entre nous intègrent ces idées sans même s'en rendre compte.

## L'ÉCLAT DE LA JEUNESSE

Quand ma sœur et moi avions 15 ans et que nous nous dessinions des lèvres rose bonbon et des yeux ultrableus pour paraître plus âgées, nous ne savions pas que la plupart des femmes se maquillent pour se rajeunir. Aux jeunes filles de 15 ans, la nature donne des joues bien joufflues, affichant encore les rondeurs de l'enfance, des corps échappant aux lois de la gravité et des cheveux brillants et soyeux. Bien sûr, les ados dépourvues d'assurance que nous étions n'auraient jamais pensé à s'envisager comme étant belles.

D'ailleurs, rares sont les femmes pleinement conscientes de leurs atouts. Sans doute avons-nous toutes vécu cela : on regarde une photo prise dix ans plus tôt et on se dit : « Waow ! Mais que j'étais jeune et jolie. Pourtant, je me souviens que je n'en avais pas conscience à l'époque. Pourquoi ne me rendais-je pas compte que j'étais belle ? » La vérité, c'est que vous n'aviez pas conscience de votre beauté alors, parce que vous n'aviez pas réfléchi à l'étape de votre vie dans laquelle vous vous trouviez. Ce moment où vous vous jugiez « vieille », à 25 ans ou à 35 ans, c'est précisément celui que vous êtes en train de vivre en ce moment, où vous êtes à la fois plus vieille que vous ne l'avez jamais été, et plus jeune que vous ne le serez jamais. Et dans dix ans, lorsque vous regarderez une photo prise aujourd'hui, vous remarquerez combien vous étiez jeune et vous vous demanderez pourquoi vous n'en aviez pas conscience alors. C'est ainsi que nous fonctionnons.

Lorsque vous possédiez ces attributs de la jeunesse, vous ne réfléchissiez sans doute pas non plus au fait qu'ils ne dureraient pas éternellement. Vous n'imaginiez pas qu'un jour, vous remarqueriez que votre peau n'est plus aussi lisse qu'avant, ou que vos cheveux commencent à être moins brillants, ou que des poils se mettent à faire leur apparition ça et là, à des endroits bizarres. Vous n'imaginiez pas que votre corps serait aux prises avec les lois de la gravité. Mais il arrive à un moment où nous prenons conscience que nous commençons à vieillir. Les unes découvrent leur premier cheveu blanc, les autres voient dans le miroir des rides qui semblent avoir fait leur apparition pendant la nuit. Et on se demande toutes : mais que m'arrive-t-il ?

## La beauté joue un rôle essentiel dans l'histoire de l'évolution. Pour l'être humain, cela représente bien plus encore.

Chère lectrice, ce qui vous arrive touche tous les organismes vivants. Car tous sont soumis au vieillissement. Le processus peut durer une journée, comme chez les éphémères, ou deux cent cinquante ans, comme chez les tortues terrestres géantes. Dès que nous avons atteint une maturité sexuelle suffisante pour nous reproduire[1], le vieillissement commence. Avec chaque jour qui passe, des changements imperceptibles surviennent au sein de nos cellules. Et à mesure que les décennies passent, ces altérations deviennent visibles, sous la forme de mèches de cheveux blancs, de rides et de quantité d'autres manifestations.

Certes, il existe une foule de méthodes permettant de se rajeunir de quelques années. Les Américaines dépensent 30 milliards de dollars par an en cosmétiques[2], et je suis comme la plupart des femmes. Je me maquille depuis plus d'un quart de siècle. J'ai passé des heures dans des salons de coiffure, pour faire colorer et couper mes cheveux. J'ai consulté un certain nombre de dermatologues pour explorer leurs arsenaux anti-âge, des crèmes aux lasers en passant par le Botox et les produits de comblement, le tout pour préserver jeunesse et beauté. Quantité de produits de beauté et de soins sont à la hauteur de ce qu'ils promettent. Ils nous aident à nous sentir un peu plus brillantes, un peu plus lisses, un peu mieux dans nos corps. Ils aident à paraître plus jeune de l'extérieur, ce qui peut donner le sentiment d'être plus jeune de l'intérieur. Quel mal à cela ?

Cependant, si un soin de qualité peut donner l'illusion que vous avez dormi huit heures par nuit au cours des dix dernières années, vos cellules ne sont pas

## CHRONOLOGIE DES TRAITEMENTS ANTI-ÂGE

Répugnants ou singuliers, les soins anti-âge existent depuis des millénaires. Les uns recourent, paradoxalement, à des morts. D'autres, encore plus paradoxalement, risquent de tuer. Voici une brève chronologie des traitements anti-âge.

### Vers 70 av. J.-C.

Cléopâtre aurait appliqué sur son visage des masques préparés avec des excréments de crocodile tirés du Nil.

### Égypte antique

Les Égyptiennes se maquillent les yeux avec des crayons à base de plomb[3], un métal lourd associé à des maladies de la peau, à l'infertilité et à des décès.

### 1513

Ponce de León part à la recherche de la fontaine de Jouvence, une quête qui le mènera en Floride[5] (l'État des États-Unis où vivent aujourd'hui le plus grand nombre de seniors).

### Vers 1600

En Hongrie, la comtesse Élisabeth Báthory se baigne, dit-on, dans du sang de vierges pour préserver l'éclat de sa jeunesse, ce qui donnera naissance à des siècles et des siècles de légendes de vampires.

### 1906

Le Congrès américain adopte le Pure Food and Drug Act, qui interdit la présence de substances toxiques, comme le plomb, dans les crèmes pour le visage.

### 1992

Le Botox[8] fait son apparition contre les rides sur le front. Non contents d'appliquer du poison ***sur*** nos peaux, nous l'injectons désormais ***dans*** nos visages.

## Grèce antique

Les femmes en quête de jeunesse appliquent sur leurs visages des crèmes blanches contenant... du plomb.

## Rome antique

Les Romains utilisent l'ammoniaque contenue dans l'urine[4] pour se blanchir les dents.

## XV^e^-XIX^e^ siècle

Les Européennes n'ont pas tiré les leçons de la chute de Rome et cherchent à éclaircir leur teint avec des crèmes toxiques à base de plomb – effectivement, mourir jeune est un excellent moyen de rester jeune éternellement.

## 1905

Des chirurgiens commencent à réaliser des interventions visant à retendre la peau, en pratiquant des incisions[6] sur les côtés du visage et en tirant la peau. Le lifting est né. Le premier manuel[7] sur le sujet est publié un an plus tard, à Chicago.

## Années 2010

La mode est aux masques pour le visage contenant des substances exotiques. Retour aux soins prisés par Cléopâtre, à base d'excréments de reptiles. On trouve sur Internet des masques au venin d'abeille[9] et au placenta[10].

## 2015

En Grande-Bretagne, une femme décide de s'abstenir de sourire pendant quarante ans[11], pour ne pas avoir de rides. Une initiative qui fait bien rire d'autres femmes.

dupes: elles savent comment vous avez vécu. Paraître plus jeune n'est pas synonyme d'« anti-âge ». Colorer ses cheveux et lisser sa peau ne change rien au fait que toutes les parties du corps vieillissent, avec chaque jour qui passe.

Je sais combien il est facile de se laisser duper par ce qu'on voit dans la glace et de se dire qu'on vieillit bien. Ne vous y trompez pas : ce n'est pas parce que vous paraissez plus jeune que votre meilleure amie que votre corps est protégé des outrages du temps. Le vieillissement est un processus, et chacune de nous effectue un périple personnel pour le subir. Ce dont j'aimerais que vous preniez conscience, en effectuant ce périple, c'est que le vieillissement ne concerne pas uniquement le visage (ou le cou, ou le haut des bras, ou les mains, ou...). Il touche l'intégralité de l'anatomie. Et la manière dont vous prenez soin de votre corps aura un impact sur chaque partie de votre être, à l'intérieur et à l'extérieur.

## UNE AUTRE FAÇON DE PARLER DU VIEILLISSEMENT

J'ai accompli toute ma carrière dans un univers en grande partie responsable du regard que notre société porte sur le vieillissement – un monde qui nous dit que l'âge est synonyme de laideur et que plus vieux rime avec moins précieux. Ce message nous est asséné, où que l'on regarde. Pensez un peu à toutes ces sources qui le diffusent – magazines, arrêts de bus, panneaux publicitaires, vitrines et même chez nous, par le biais de la télévision ou d'Internet. Où qu'elles regardent, les femmes sont soumises, ouvertement, au message suivant : agissez rapidement, changez ce que vous êtes pour échapper aux ravages du temps. Et ne vieillissez pas, sous aucun prétexte.

Toute notre vie, la société nous a envoyé des messages pour nous dicter notre apparence. Même les adolescentes et les jeunes adultes reçoivent une kyrielle d'injonctions à être plus séduisantes, leur dictant ce qu'il convient de faire à cette fin. Quel que soit leur âge, les femmes sont assaillies de normes en matière de beauté, qui leur minent le moral et leur donnent le sentiment qu'elles devraient être différentes. Avec l'âge, cela devient encore plus difficile, car ces messages se mettent alors à suggérer que nous devrions être plus jeunes que nous le sommes, ce qui est impossible. Comment se sentir bien dans sa peau dans pareil contexte ?

Un jour, la réalité physique du vieillissement représentera un véritable défi pour chacune de nous. Les signes extérieurs de ce phénomène font partie du problème, mais ils n'en constituent pas la totalité. Les pressions sociales qui incitent les femmes à nier le vieillissement ou à faire comme s'il n'existait pas

– comme s'il fallait être immunisées contre le passage du temps – rendent les choses encore plus difficiles à vivre.

Je pense qu'il est possible de changer le discours sur les femmes et le vieillissement – et cela commence par des réflexions comme celles que nous avons ici. Au lieu de déblatérer les unes sur les autres en disant que nous n'avons plus l'air d'avoir 25 ans, encourageons un authentique dialogue, en toute franchise, sur ce que nous ressentons, sur nos interrogations, sur nos peurs et nos espoirs. Entendons-nous pour accorder davantage de valeur au fait d'être une meilleure mère, fille, sœur, épouse, amie, collègue et mentor pour ceux qui nous entourent, au lieu de prétendre que ces accomplissements ont moins de valeur qu'une peau lisse et des fesses rebondies.

Il existe quantité de manières de paraître plus jeune. Mais ce que j'ai observé chez les femmes que je côtoie, c'est que le seul moyen de *se sentir* plus jeune est d'accepter la réalité qu'on est effectivement en train de vieillir – et de l'assumer. Un adolescent ne ressemble pas à un bébé, une femme de 50 ans ne ressemble pas à une femme de 20 ans. C'est normal. Et c'est très bien ainsi.

J'aimerais donc proposer un autre message : que la communauté que nous formons s'entende sur le fait que chaque âge par lequel passent les femmes possède sa beauté spécifique. Changeons nos normes en matière de beauté et souvenons-nous que la faculté d'apprendre et d'évoluer ainsi que la gentillesse sont les qualités que nous apprécions et chérissons authentiquement chez nos amies, chez nos sœurs et chez nos mères – ainsi qu'en nous-mêmes.

Inutile de nous conformer aux images dont on nous bombarde à chaque coin de rue. Non, nous ne sommes pas contraintes d'accepter le message erroné qui se cache derrière ces photos retouchées. Choisissons nos propres modèles, des femmes qui inspirent à se montrer sous son meilleur jour – pas sous le meilleur jour d'une autre. Soyons la version la plus saine, la plus flamboyante possible de *nous-mêmes*.

## LA BEAUTÉ AUTHENTIQUE

Au fil des ans, j'ai dessiné différentes versions de mon visage en me maquillant. Chaque variante reflétait une norme différente en matière de beauté, une image de ce que je pensais qui me rendait séduisante aux yeux des autres à ce moment de ma vie. En vieillissant, j'ai pu affiner mes compétences dans le maniement de l'eye-liner, mais aussi mes idées sur ce qui nous rend belles.

Aujourd'hui, lorsque je dis qu'une femme est belle, est-ce que cela signifie qu'elle a une belle ossature, des yeux lumineux, des cheveux bien coiffés, des muscles qui montrent qu'elle fait de l'exercice, des courbes voluptueuses? Peut-être. Il est plus probable que je veuille dire qu'elle est rayonnante, qu'elle est énergique et qu'il émane d'elle une compréhension et une acceptation de ce qu'elle est et du monde qui l'entoure. Sur le chemin de la cinquantaine, j'aspire à mériter le prochain jalon de mon existence. Je veux avoir vécu, avoir appris des choses nouvelles chaque jour qui m'a conduite jusque-là. J'accepte que je ne serai plus la même à 50 ans qu'aujourd'hui. Mais j'espère que j'aurai gagné en sagesse, que je serai plus en forme, plus emplie de compassion, plus à l'écoute du monde qui m'entoure. Voilà les images sur lesquelles j'aimerais me concentrer en m'imaginant vieillir – loin de cette compulsion pour la jeunesse, pour hier, pour une image de celle que je ne serai plus jamais. Telle est la vie à laquelle j'aspire. Une vie où je ne regarde pas en arrière pour contempler ce que j'avais, mais où je regarde vers l'avant, pour penser à ce que je deviendrai.

Récemment, j'ai assisté à une fête réunissant des amis et des membres de ma famille, avec des femmes de tous les âges. Il y avait des nourrissons, des enfants, des fillettes prépubères aux genoux saillants, leurs grandes sœurs ados d'un âge légèrement moins ingrat, des femmes dans la vingtaine, la trentaine, la quarantaine, la cinquantaine et la soixantaine. J'ai été frappée de voir à quel point chaque beauté était différente, unique. Leurs sourires étaient à nuls autres pareils, tout comme la carnation de leurs peaux, leurs cheveux, leurs gestuelles, la manière dont elles passaient les bras autour du cou des êtres chers ou dont elles distribuaient fourchettes et serviettes autour d'elles en riant. Elles étaient toutes tellement belles, d'une beauté qui n'avait rien à voir avec l'âge, mais avec la lumière qui illuminait chacun de ces individus, avec leur manière d'appréhender le monde et de s'inscrire en lui.

Parmi elles, il y avait une femme que je connais depuis que j'ai 16 ans et elle 17. Elle a été une jeune fille magnifique et elle reste superbe. En la regardant au soleil, je me suis dit qu'il serait extraordinaire de continuer à la voir durant les trente ou quarante années à venir, combien il serait exaltant d'accomplir avec elle cette extraordinaire traversée de la vie, depuis les jeunes filles que nous étions. Ma mère était également là. Elle aussi était très belle, ce qui n'avait rien à voir avec ses compétences en maquillage (bien que ses yeux bleus restent sublimes lorsqu'ils sont mis en valeur), mais avec la manière dont elle sourit et dont elle parvient à rendre tous les gens autour d'elle sereins, en leur donnant le sentiment qu'on s'occupe d'eux. C'est une femme magnifique, car gentille et généreuse, aimante, ayant les pieds sur terre et fidèle à elle-même.

Je constate, de plus en plus, que les femmes autour de moi ne recourent pas à des interventions pour «paraître» plus jeunes. Elles s'attachent plutôt à préserver le bien-être de leur esprit, de leur corps et de leur mental. Les unes sont en forme et pleines d'énergie, les autres possèdent l'éclat et le rayonnement de la jeunesse, d'autres encore ont un solide sens de l'humour qui leur permet de rire de la vie. Mais ce que toutes ont en commun, à profusion, c'est le fait qu'elles acceptent leur périple, avec tous ses aléas. C'est ce qui leur donne leur vitalité, et leur permet de relever chaque nouveau défi avec la sagesse accumulée au fil des ans. Elles sont devenues les femmes qu'elles ont toujours été destinées à être.

Telle est la véritable grâce. Telle est la véritable beauté.

CHAPITRE 2

# LA DURÉE DE VIE S'EST ALLONGÉE

*Petite histoire de la longévité*

**IL Y A QUELQUES** années, deux de mes amis, Judd Apatow et Leslie Mann, ont réalisé un film très drôle, *This Is 40*, qui montre un homme et une femme aux prises avec la « *midlife crisis* » et avec les problèmes de couple associés. Ce qui rend ce film si extraordinaire, c'est qu'il traite à la fois avec humour et sensibilité d'un sujet très présent dans notre culture. Tout le monde connaît la notion de « *midlife crisis* » – cette crise de la quarantaine où il faut accepter l'idée que l'on vieillit tout en voulant rester jeune et pertinent. L'élément intéressant de ce mot est le préfixe de « *mid* », comme dans « *middle* », milieu, qui sous-entend que nous avons l'outrecuidance de considérer que la quarantaine est le milieu de notre vie.

Si nous trouvons aujourd'hui que souffler ses quarante bougies signifie qu'on commence à vieillir, il faut savoir qu'autrefois, on *était* déjà vieux à 40 ans. Vraiment vieux. Du genre gériatrique. Car, en 1850, l'espérance de vie d'une femme était d'environ 40 ans. Moins de deux cents ans plus tard, cette espérance a été multipliée par deux. Oui, parfaitement, *par deux !*

Je dois avouer que cela m'a choquée de découvrir que voici quelques générations seulement, les femmes de mon âge étaient considérées comme vieilles. 40 ans était synonyme de fin de vie. Aujourd'hui, c'est plutôt un tremplin pour l'avancement professionnel et la création d'une famille, de nouveaux apprentissages et le développement personnel. Aujourd'hui, les quadras travaillent comme des fous, font carrière, font vivre leur couple et fondent des familles, tout en s'entraînant pour un marathon et en apprenant à faire pousser des herbes aromatiques et à préparer eux-mêmes leurs confitures. Ou bien ils ont de grands enfants et entament la deuxième phase de leur existence, libérés de la responsabilité parentale, ce qui leur permet de se concentrer de nouveau sur eux-mêmes.

Nous comptons parmi les premières générations pour qui la quarantaine est davantage un prolongement de la trentaine que le préambule de nos 70 ans. Mes amis quadras plaisantent volontiers sur le fait qu'ils vieillissent, mais ils sont les premiers à dire que dans l'ensemble, ils se sentent encore très jeunes. Ce qui ne veut pas dire que nous soyons à l'abri des signes qui nous rappellent discrètement notre vieillissement. Nos corps se mettent à communiquer avec nous de manières inédites et expriment parfois des besoins différents. J'ai bien conscience que la marge de manœuvre que j'avais à 35 ans ne sera pas la même qu'à 45 ans. Je m'efforce d'être attentive à mes choix au quotidien pour assurer mon bien-être, en déterminant où je peux mieux faire et où je peux me permettre de me laisser aller un peu plus. Aujourd'hui, je vois et je ressens l'impact de ces choix, qu'il soit positif ou négatif, sur ma peau, ma chair et mes muscles, mon énergie et mon humeur beaucoup plus rapidement qu'avant. Mais je continue à avoir de l'énergie à en revendre et des muscles puissants. Et je ne ménage pas mes efforts pour cela. Je sais que la discipline et la force qui en résultent sont les atouts dont j'aurai besoin pour vieillir en bonne santé.

**Autrefois, on était vieux à 40 ans. Nous comptons parmi les premières générations pour qui cet âge est davantage un prolongement de la trentaine que le préambule de nos 70 ans.**

Je vais continuer à y travailler, car j'ai conscience que cette chance de vivre encore des décennies et de continuer à apprendre et à grandir au fil des ans est nouvelle. Si l'âge de 40 ans signifiait toujours la fin de l'existence, et non le début d'une nouvelle tranche de vie, je n'aurais jamais eu le bonheur de me marier.

Je serais en train de manger les pissenlits par la racine, au lieu de planifier les quarante années à venir avec l'amour de ma vie. N'est-il pas dommage qu'au lieu d'applaudir lorsque arrivent nos anniversaires, au lieu de les apprécier, d'être reconnaissantes pour toutes ces années gagnées, nous soyons si nombreuses à mentir au sujet de notre âge? Les femmes sont régulièrement culpabilisées de vieillir. On nous donne le sentiment que prendre de l'âge – et surtout, paraître plus vieille – est un échec personnel.

Lorsque Sandra et moi avons découvert que, il y a 165 ans, nos sœurs avaient un pied dans la tombe à 40 ans – notre âge! – cela a changé notre regard sur la quarantaine. Le fait que nous puissions vieillir suffisamment pour avoir l'air vieilles n'est certainement pas un échec. C'est le fruit de ce qui est sans doute la plus grande réussite de l'histoire de l'humanité.

## LA CÉLÉBRATION DE LA QUARANTAINE

Pour apprécier pleinement notre quarantaine, prenons un peu de recul et considérons l'Histoire de l'humanité, ainsi que nos histoires personnelles et familiales, dans leur ensemble. Au siècle passé, la médecine a accompli des progrès considérables. D'ailleurs, nos existences tout entières en témoignent. Si nous étions nées un siècle plus tôt, nous serions nombreuses à ne pas avoir survécu – c'est mon cas, c'est aussi celui de Sandra.

Quand j'avais trois mois, je me suis réveillée un beau matin avec une légère fièvre. Ma mère a appelé le médecin, qui lui a conseillé de surveiller l'évolution de ma température. En début d'après-midi, ma fièvre était si forte que ma mère n'a pas eu besoin du thermomètre pour comprendre que mon état de santé était préoccupant. Elle a téléphoné à mon père pour lui demander de nous retrouver à l'hôpital. Dès notre arrivée, j'ai été prise en charge. Aux urgences, les médecins de garde m'ont prescrit un traitement, je suis rentrée à la maison avec mes parents et quelques jours plus tard, j'étais rétablie. Lorsque Sandra était petite, sa mère a découvert une étrange éruption cutanée: son corps était couvert d'innombrables minuscules points rouges. Ils se sont précipités chez le pédiatre, qui a diagnostiqué une scarlatine et lui a prescrit des antibiotiques. Quelques jours plus tard, elle était en pleine forme. Quelle chance d'être nées à une époque où des médicaments comme la pénicilline sont facilement disponibles! Car avant les découvertes de la médecine moderne, il n'était pas rare de voir mourir les enfants atteints de fièvre[1].

Et qu'en est-il de ces événements moins spectaculaires, de ces faits quotidiens que nous remarquons à peine? Quand je me coupe, cela ne me préoccupe pas plus que cela: je nettoie la plaie à l'eau oxygénée, j'applique une crème antibiotique et quelques jours plus tard, tout est oublié. Or avant qu'existent ces produits antibactériens et antibiotiques, aujourd'hui disponibles dans toutes les pharmacies, des infections dangereuses[2] nous guettaient. Autrefois, on pouvait mourir d'une éraflure, alors que vous et moi, nous ne nous posons même pas la question de savoir si notre santé est en péril.

Nous avons tous des anecdotes de ce type à raconter. Des genoux écorchés. Des poux attrapés auprès des enfants des voisins. Des otites et des maux de gorge. Autant de bobos soignés avec une visite chez le médecin. Régulièrement, comprimés, crèmes et piqûres nous sauvent la vie. Or pendant la majeure partie de l'histoire de l'humanité, des infections dues à des coupures ont provoqué des septicémies. Des maladies comme les pneumonies et les angines à streptocoque, voire les diarrhées, mettaient des vies en péril.

**Le fait de pouvoir vieillir suffisamment pour avoir l'air vieille n'est pas un problème, mais plutôt un progrès. Sans doute la plus grande réussite humaine.**

Aujourd'hui, en Occident, des maladies qui constituaient autrefois une menace terrible, aussi loin que remontent les premiers témoignages écrits, ont été quasi éradiquées. Des maux qui ont tué des rois et des reines ne nous préoccupent plus guère. Nous vivons la seule période de l'Histoire où les êtres humains ne vivent pas dans la terreur permanente de contracter la variole. Si nous avons cette chance, c'est parce que des médecins et des gens ordinaires ont cherché à améliorer nos conditions de vie, ont étudié leur environnement, puis ont appliqué leurs découvertes, pour préserver la santé de tous.

C'est pourquoi le vieillissement, à bien des égards, est un phénomène des temps modernes. Fait fascinant, nous avons quasiment le même ADN que nos ancêtres, mais nous vivons beaucoup plus longtemps qu'eux. Sur le plan génétique, un individu ayant vécu dans la Rome de l'Antiquité et qui aurait eu une bonne alimentation, un sommeil régulier et qui aurait réussi à échapper aux maladies, aux guerres, aux lions et aux gladiateurs aurait pu vivre très vieux. Sauf que le contexte de la Rome antique rendait presque impossible à quiconque de fêter son 80$^{e}$ anniversaire. C'était d'ailleurs le cas dans la plupart des lieux de la planète jusqu'au XX$^{e}$ siècle.

## INDUIRE L'IMMUNITÉ

Durant des millénaires, la variole a été l'ennemi public numéro un[3]. Ce mal est mentionné dans les ouvrages médicaux anciens de Perse, d'Inde et de Chine. Les vestiges de momies égyptiennes témoignent de sa présence. On pense même que la variole aurait contribué au premier déclin de l'Empire romain[4]. Puis quand les Croisés sont rentrés chez eux, traversant tout le continent européen, la variole les a suivis. Plus tard, lorsque l'Europe a envoyé explorateurs et émissaires au-delà des mers, vers les nouvelles terres de l'Ouest, la variole était du voyage.

Au XVII^e^ siècle, la maladie faisait 400 000 victimes par an en Angleterre[5], et il n'existait aucun remède[6]. Mais dans certaines régions du monde, comme la Chine, la Turquie et l'Afrique – ravagées par la variole depuis des siècles –, il existait un traitement traditionnel offrant une protection contre la maladie. En Chine, un procédé appelé l'inoculation avait été mis au point dès le XII^e^ siècle, la population ayant constaté que les survivants de la variole étaient protégés de la maladie. Les guérisseurs ont alors piqué des personnes saines avec des aiguilles infectées dans le but de leur transmettre le mal[7]. Ce traitement a non seulement aidé les personnes à survivre à la variole qui touchait leurs proches, mais leur a aussi assuré une immunité contre les expositions futures.

Des marchands turcs avaient bien essayé de présenter cette méthode aux Européens, mais en vain. On restait dubitatif. Il fallait à la variolisation un émissaire de choix pour être acceptée par la médecine occidentale[8]. Elle a fini par le trouver en la personne de Lady Mary Montagu, l'épouse de l'ambassadeur d'Angleterre en Turquie.

En 1715, Lady Montagu est partie à Constantinople avec son mari, un séjour qui a changé la face du monde. En Turquie, elle a découvert la méthode locale permettant de lutter contre la variole. « Il y a ici des femmes âgées qui pratiquent cette intervention à chaque automne », écrivit-elle. « La femme arrive avec un petit récipient contenant la meilleure variété de variole, et elle vous demande quelle veine vous souhaitez ouvrir... Elle incise alors aussitôt celle que vous lui avez désignée avec une grande aiguille... et introduit dans la veine autant de venin pouvant tenir sur la pointe de son aiguille. »

Lady Montagu connaissait bien la variole[9]. La maladie avait emporté son frère, et elle avait laissé de terribles cicatrices sur son visage à elle, qui lui rappelaient jour après jour ce qui pourrait arriver à ses enfants en cas de contamination. Elle était prête à tout pour les protéger. Elle a d'abord fait inoculer la maladie à son jeune fils, par le médecin de l'ambassade. Puis elle a importé la méthode en Angleterre et a demandé au même médecin de faire de même avec sa petite fille, devant un parterre de médecins de la cour. La méthode a fini par s'imposer – précurseur de la vaccination telle que nous la connaissons aujourd'hui.

## LA LUTTE CONTRE UN ENNEMI INVISIBLE

La première avancée ayant permis d'allonger la durée de vie a été la découverte de l'invisible, à savoir des microbes qui nous entourent – dans l'air, sur notre peau, dans nos aliments – et qui peuvent nous rendre malades. Les bactéries et les virus sont deux types de microbes, invisibles à l'œil nu, qui se transmettent directement d'un organisme à l'autre, ou par l'intermédiaire de la nourriture, de l'eau ou de l'air. En gros, où que vous alliez, quoi que vous mangiez, qui que vous touchiez, ils sont là : les microbes.

Les bactéries sont de minuscules organismes unicellulaires qui possèdent la faculté de prospérer dans des conditions inhospitalières, des régions les plus froides sur terre aux zones les plus chaudes, dans les cheminées hydrothermales sous-marines. Certaines bactéries sont pathogènes, ce qui veut dire qu'elles peuvent provoquer des maladies, très graves pour certaines. Les bactéries sont à l'origine de pathologies comme le choléra, la tuberculose et la gonorrhée. Or on peut éliminer quantité de bactéries dangereuses simplement en se lavant les mains à l'eau chaude et au savon. Avant, jusqu'au milieu du XIXe siècle, les gens ne se lavaient les mains que lorsqu'elles étaient sales – et non par crainte de voir une armée bactérienne invisible venir leur gâcher leur journée.

Jusqu'à l'époque moderne, dans la guerre opposant les humains aux microbes, ces derniers étaient toujours victorieux. Pour améliorer l'espérance de vie des patients, il a fallu que la médecine découvre que de nombreuses maladies étaient dues aux bactéries et aux virus présents sur nos corps et dans nos corps. Pour mettre au point des médicaments pouvant éliminer les microbes et sauver des vies, il fallait réussir à voir ce qui était si longtemps resté invisible. Mais une fois cette étape franchie, une nouvelle bataille restait à gagner : faire accepter cette découverte.

## SE LAVER LES MAINS : UNE IDÉE RÉVOLUTIONNAIRE

Au milieu du XIXe siècle, en Europe, une jeune mère sur deux cents mourait dans l'année suivant son accouchement. Après la naissance de leur enfant, les femmes étaient nombreuses à contracter ce qu'on appelait une fièvre puerpérale[10], une infection des organes reproducteurs souvent mortelle.

Un médecin s'est intéressé à ce phénomène pour en trouver l'explication. Ignaz Philipp Semmelweis, praticien dans un hôpital viennois en 1860, avait

## LES MOTS DE LA LONGÉVITÉ

- **ESPÉRANCE DE VIE** : durée de vie moyenne d'un individu, en fonction de l'époque à laquelle il vit et de son environnement.
- **DURÉE DE VIE** : durée de vie réelle d'une personne.
- **LONGÉVITÉ MAXIMALE** : record de longévité pour une espèce donnée (chez l'être humain, c'est une femme qui détient le record de 122,5 ans).
- **LONGÉVITÉ EN BONNE SANTÉ** : les années de vie où l'on est en bonne santé.
- **LONGÉVITÉ** : durée de vie potentielle.

remarqué que les taux d'infection n'étaient pas les mêmes dans les deux salles d'accouchement de l'établissement. Les femmes qui mettaient leurs enfants au monde dans la salle des étudiants en médecine étaient trois fois plus nombreuses à contracter une fièvre puerpérale que les jeunes mères de la salle où officiaient des sages-femmes. Le Dr Semmelweis a voulu comprendre pourquoi les femmes et les bébés étaient aussi nombreux à mourir dans la première salle ? Pourquoi les jeunes mères avaient-elles de meilleures chances de survie lorsque leurs bébés étaient mis au monde par des sages-femmes ?

Les sages-femmes avaient certes une meilleure formation et davantage d'expérience que les étudiants, mais cela ne pouvait pas constituer la seule explication. Souvenez-vous qu'à l'époque, on ignorait encore tout de la propagation des microbes. Les étudiants en médecine ne savaient pas que l'endroit d'où ils venaient, avant d'entrer en salle d'accouchement, avait une importance. Le Dr Semmelweis a remarqué qu'ils venaient de leurs cours où ils disséquaient des cadavres. Parfaitement. Les étudiants passaient directement de la salle de dissection à la salle d'accouchement, sans se laver les mains. Ils transmettaient donc des bactéries, responsables des infections.

Lorsque le Dr Semmelweis a demandé aux étudiants de se laver les mains avant chaque examen, le taux de mortalité[11] due à la fièvre puerpérale a chuté considérablement. Autrefois première cause d'infections post-partum, cette maladie a quasiment été éradiquée dans les pays industrialisés.

C'est au Dr Semmelweis qu'on attribue l'introduction dans la pratique médicale du concept d'antisepsie[12], consistant à se désinfecter les mains et à débarrasser les surfaces des microbes. Sa découverte a totalement modifié nos connaissances sur les microbes et les maladies. Cette avancée a eu un impact de taille sur la longévité humaine, améliorant la durée de vie de quantité de femmes et d'enfants. Les investigations du Dr Semmelweis sont à l'origine des panneaux désormais présents dans toutes les toilettes d'entreprises aux États-Unis, priant les salariés de se laver les mains.

Parmi les autres avancées déterminantes pour l'allongement de la longévité humaine, citons également la découverte des antibiotiques, et notamment de la pénicilline. Avant le milieu du XXe siècle, tailler des rosiers dans son jardin pouvait être une tâche dangereuse. La découverte des antibiotiques a changé notre vie. En luttant contre les bactéries, les chercheurs ont amélioré l'espérance de vie des enfants, des jeunes adultes et des femmes[13]. La découverte de la pénicilline a permis d'augmenter de dix ans la durée de vie humaine.

Avec l'allongement de la durée de vie, les maladies mortelles ont changé, les infections cédant la place aux pathologies associées au vieillissement, comme les maladies cardiovasculaires. Dans les années 1950, le nombre de septuagénaires a atteint des chiffres records, et les maladies cardiovasculaires sont devenues la première cause de mortalité[14] aux États-Unis, tant pour les hommes que pour les femmes. Elles restent la première cause de décès aujourd'hui, en partie parce que les progrès scientifiques ayant permis d'améliorer l'espérance de vie ont aussi conduit à l'apparition d'inventions susceptibles de nuire à la santé, comme les aliments industriels et les innovations favorisant la sédentarité.

## UNE VIE PLUS LONGUE[15]

| ANNÉE | ESPÉRANCE DE VIE CHEZ LES FEMMES | ESPÉRANCE DE VIE CHEZ LES HOMMES |
|---|---|---|
| 1850 | 40 | 38 |
| 1900 | 51 | 48 |
| 1950 | 72 | 66 |
| 2000 | 80 | 75 |

## BON CŒUR

Jusqu'au milieu du XXe siècle, l'infarctus est resté un mystère impénétrable pour le monde médical. Il existait de nombreuses théories à son sujet, reposant pour la plupart sur des suppositions, car il n'y avait pas suffisamment de données permettant de comprendre véritablement comment prévenir cette maladie qui faisait tant de victimes aux États-Unis. En 1948, le National Heart Institute (qui appartient au NIH) a lancé l'étude de Framingham[16], l'une des réalisations médicales les plus significatives de cette époque. Plus de cinq mille hommes et femmes âgés de 30 à 62 ans vivant dans la ville de Framingham, dans le Massachusetts, ont participé à cette étude longitudinale qui a évalué leur santé tous les deux ans, sur plusieurs décennies. (L'étude est toujours en cours. En 1971, une nouvelle cohorte de plus de 5 000 participants a été recrutée, composée des enfants du premier groupe ; puis en 2002, les petits-enfants du groupe d'origine sont eux aussi venus participer à l'étude.) Le suivi d'une cohorte si importante sur une période prolongée a permis aux chercheurs de comprendre que parmi les dénominateurs communs des maladies cardiovasculaires, il y a l'hypertension artérielle, le tabagisme et un taux de cholestérol élevé. L'étude de Framingham, qui a servi de modèle aux études longitudinales ultérieures, a permis aux médecins d'identifier les personnes à risque[17] et d'appliquer des mesures préventives. C'est aussi la première étude à grande échelle incluant des femmes[18], un point important sur lequel nous reviendrons en détail plus tard.

Lorsque l'étude de Framingham a démarré, les traitements des maladies liées à l'âge visaient essentiellement à atténuer les symptômes[19] et à améliorer la qualité de vie du patient, sans soigner la maladie. Puis dans les années 1950, d'importants progrès ont été accomplis en matière de chirurgie. Les avancées réalisées durant la seconde guerre mondiale ont permis une meilleure spécialisation des procédures chirurgicales. Désormais, les médecins avaient une meilleure connaissance[20] des outils de diagnostic, de l'anesthésie et des transfusions sanguines, plus largement disponibles. De plus, avec la diffusion des antibiotiques, les opérations à risque étaient devenues plus sûres. Forts d'une assurance nouvelle, les chirurgiens se sont intéressés en priorité au cœur.

Les années 1960 ont vu les débuts des transplantations cardiaques[21]. D'abord expérimentée sur un chimpanzé, la technique a pu être appliquée à l'homme à la fin des années 1960[22]. Des techniques révolutionnaires comme celle-ci, ainsi que le développement d'unités de soins coronariens, la prise en charge de l'hypertension et l'amélioration de la prise en charge de la maladie coronarienne ont constitué autant de réponses à la menace que représentaient les maladies cardiovasculaires.

Entre 1950 et la fin du XXe siècle, si les maladies cardiovasculaires sont restées la première cause de mortalité, chez l'homme comme chez la femme, le nombre de décès dus à ces pathologies a toutefois été divisé par deux[23]. Parallèlement, la biologie cellulaire a accompli des progrès spectaculaires. Les découvertes dans le domaine de la biochimie et de la physiologie ont permis d'améliorer les diagnostics et les thérapies, comme l'échographie et le scanner. Toutes ces avancées ont livré des informations plus précises sur le corps humain, ce qui a permis une amélioration de l'espérance de vie[24].

## DE BON CONSEIL

Bien des médecins considèrent que le plus difficile, pour préserver la santé de leurs patients, est d'assurer que ceux-ci se conforment aux recommandations – les médecins peuvent nous dire de mieux prendre soin de nos corps ou nous prescrire des médicaments, mais ils ne peuvent pas nous obliger à suivre leurs conseils.

Au cours des dernières décennies, les pouvoirs publics se sont efforcés de sensibiliser la population au caractère nocif du tabac, du manque d'exercice physique et de la malbouffe. En dépit de ces efforts, presque 20 % des adultes aux États-Unis continuent à fumer[25], presque 70 % des adultes sont obèses ou en surpoids[26], et moins de 40 % de la population consomme les cinq fruits et légumes conseillés chaque jour[27]. Autant d'indicateurs montrant que bien des gens ont besoin d'entendre, de comprendre et d'appliquer les messages sur les bons choix en matière de santé.

Le fait est que pour quantité d'Américains, ces choix sont limités. Les prix, l'accès aux aliments bénéfiques pour la santé et l'éducation sont de véritables problèmes qui expliquent l'obésité. Quantité de familles à faibles revenus se nourrissent d'aliments industriels ou de fast-foods bon marché, bourrés de graisses nocives, de sel, de sucres cachés et de conservateurs. L'un de nos plus grands défis, à la fois sur le plan collectif et sur le plan individuel, consiste à faire changer cet environnement dans lequel les choix nocifs sont moins chers et plus accessibles que les alternatives bénéfiques pour la santé.

Le fait est que notre mode de vie a une incidence directe sur le risque de tomber malade. Si notre espérance de vie ne continue pas à augmenter, et si l'espérance de vie de la génération à venir est plus faible que celle de leurs parents, ce sera dû à ce que ceux-ci ont inculqué à leurs enfants.

Et la durée de vie ne cesse de s'accroître. Nous commençons à mieux comprendre les causes de quantité de maladies liées à l'âge, la prise en charge de leurs symptômes et la prévention de certaines d'entre elles. Il existe désormais des tests de dépistage et de diagnostic précis des cancers et d'autres maladies chroniques avant qu'elles n'atteignent un stade mortel. Quantité de médicaments sont largement disponibles pour prendre en charge l'hypertension. Et tout comme nous savons tous désormais qu'il est essentiel de se laver les mains pour limiter la propagation de bactéries, rares sont les gens qui ignorent que fumer est mauvais pour la santé.

Ce n'est pas un hasard ni une mutation génétique fortuite qui nous ont permis de vivre ces années supplémentaires de vacances et de repos, de célébrer ces anniversaires de naissance et de mariage. Ces années bonus sont le fruit d'une meilleure connaissance du monde dans lequel nous vivons et des dangers qui nous guettent. Elles résultent de l'engagement d'innombrables personnes travaillant dans des universités, des hôpitaux et d'autres centres du savoir, déterminées à faire avancer la science. Ce sont les connaissances acquises au cours des cent cinquante dernières années qui nous permettent de considérer aujourd'hui, à juste titre, que la quarantaine constitue le milieu de notre existence.

## LE COÛT DU TSUNAMI GRIS

Pouvoir vivre plus longtemps, passer davantage d'années sur terre et consacrer plus de temps à ceux qui vous sont chers est une chance incroyable. Mais comme toutes les opportunités s'offrant à nous, elle a aussi des conséquences.

Pour la première fois de l'Histoire de l'humanité, la planète compte aujourd'hui plus d'individus de plus de 65 ans que d'enfants de moins de 5 ans[28]. C'est ce que les chercheurs appellent le « tsunami gris ».

En raison du tsunami gris, le vieillissement de la population est un sujet pertinent pour tout individu, quelle que soit sa date de naissance. En effet, durant l'essentiel de l'Histoire de l'humanité, les êtres humains n'ont pas vécu très vieux, comme nous l'avons vu plus haut. Par conséquent, les enfants étaient toujours plus nombreux que les personnes âgées. Or cette situation ne va pas tarder à s'inverser, et nous devons connaître l'impact économique et social de cette évolution, afin de déterminer le meilleur moyen de faire face à ce phénomène.

La première vague du tsunami qui déferlera sur nous sera composée des baby-boomers, la première génération d'Américains ayant pleinement profité

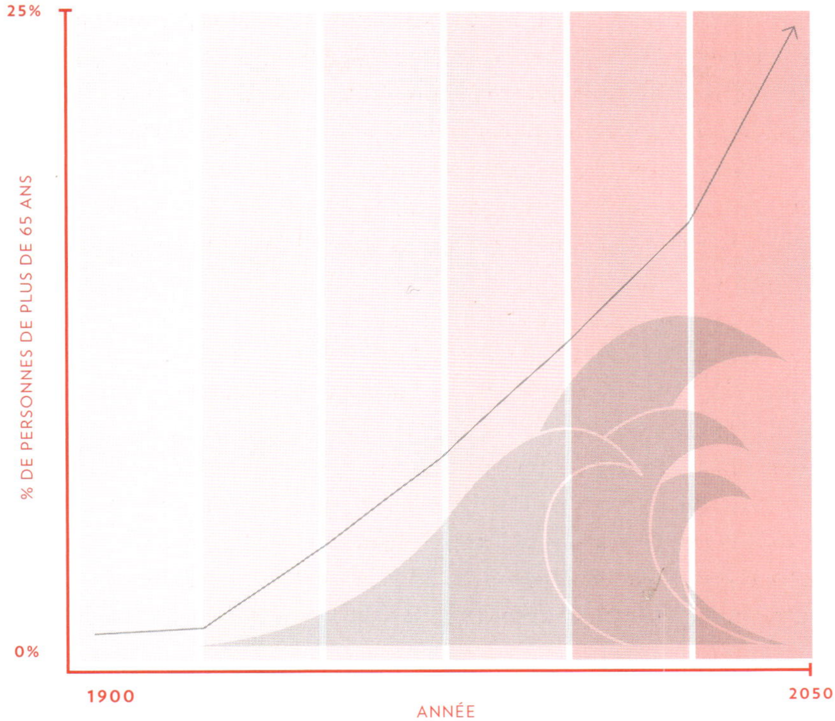


des progrès de la médecine moderne. Les autres feront partie des vagues à venir. Et à mesure que de nouveaux progrès médicaux feront leur apparition, la science repoussera sans doute plus loin encore les frontières de l'espérance de vie. Or cette longévité a un coût. Les adultes en bonne santé prendront leur retraite plus tard, ce qui signifie que les responsables politiques que nous élisons devront revoir l'âge du départ en retraite ainsi que les montants perçus par chacun, les chefs d'entreprise devront modifier leurs recrutements. Il se peut que les hiérarchies traditionnelles soient, elles aussi, à bousculer. Beaucoup de personnes d'un certain âge pourront occuper des postes à faible niveau de responsabilité, sous les ordres de collègues plus jeunes.

Autre nouveauté dont il faudra tenir compte : plus de gens vivant vieux, cela signifie plus de personnes malades. Avec le vieillissement de la population, les coûts de santé vont exploser. Pas seulement pour les assurances santé publiques, mais aussi pour les assurances privées. Et les femmes seront en première ligne.

Pourquoi ? Parce que en matière de soins prodigués aux conjoints, parents, frères et sœurs, belles-familles et amis, malades ou vieillissants, ce sont les femmes qui composent l'essentiel des accompagnants. Aux États-Unis, 66 % des aidants sont des femmes[29]*. Dans les années à venir, elles seront plus nombreuses que jamais à être les aidants de conjoints et de parents vieillissants, et cette charge aura un coût, à la fois sur le plan physique et financier.

**66 % des aidants sont des femmes. Dans les années à venir, elles seront plus nombreuses que jamais à être les aidants de conjoints et de parents vieillissants, et cette charge aura un coût, à la fois sur le plan physique et financier.**

Selon les estimations, l'accompagnement assuré par les femmes aux États-Unis représenterait entre 148 et 188 milliards de dollars par an[30]. Dans la mesure où accompagner un proche réduit d'environ 40 % le nombre d'heures que ces femmes peuvent consacrer à leur travail, le manque à gagner cumulé pour un aidant au cours de sa vie sera supérieur à 300 000 dollars. On sait que les aidants sur le long cours subissent les effets du stress[31] et qu'ils sont plus nombreux à partir en retraite prématurément[32], avec des taux de retraite minorés dus à leurs horaires de travail réduits.

Selon les prévisions, le tsunami gris affectera chacun de nous et aura des effets à la fois individuels et nationaux, physiques et émotionnels, économiques, sociaux et politiques, et même écologiques. La planète paiera elle aussi le prix de ce phénomène, avec des ressources naturelles exploitées au-delà de leurs limites pour pourvoir aux besoins de toutes ces vies supplémentaires.

Ces informations ont entamé votre enthousiasme au sujet de l'allongement de la durée de vie ? Mon conseil : intégrez ces données à votre équation personnelle sur la manière dont vous aimeriez vivre, en tant qu'être humain qui vieillit

* Le chiffre est de 62 % en France. Selon une enquête BVA de 2009, les aidants familiaux estiment à 20 % la baisse de leurs revenus du fait du soutien apporté à un parent vieillissant, soit parce qu'ils ont dû prendre des congés sans solde ou réduire leur temps de travail, soit parce qu'ils se seraient vu refuser une promotion.

– et surtout, en tant que femme qui vieillit – puis faites ce qui est en votre pouvoir, non seulement pour apprécier ce temps supplémentaire, mais aussi pour vous informer au mieux sur ce qu'il est possible de faire pour prendre soin de vous. Encouragez ceux que vous aimez et qui partageront votre route à prendre soin d'eux, du mieux possible. À mon sens, c'est la meilleure stratégie possible. En réalité, c'est la seule stratégie envisageable.

Sachant que cette vague déferlera sur la planète, la meilleure option, pour nous et pour nos familles, est d'être suffisamment en forme pour parvenir à surfer dessus.

CHAPITRE 3

# LA JEUNE SCIENCE DU VIEILLISSEMENT

*Comment étudie-t-on le vieillissement ?*

LE PHÉNOMÈNE DU VIEILLISSEMENT étant récent, son étude n'en est qu'à ses débuts. Le département du principal organisme américain dédié à la recherche et à l'étude du vieillissement est né à peu près à la même époque que moi, au début des années 1970. Ce n'est qu'en 1974 que le National Institute on Aging[1] (NIA, Institut national du vieillissement) a vu le jour. C'est l'un des 27 instituts et centres de recherche composant les NIH, les National Institutes of Health, les instituts de recherche médicale américains.

Le NIA alloue des fonds à la recherche sur le vieillissement et sur la santé des personnes qui vieillissent. C'est aussi la principale source fédérale de financement de la recherche sur la maladie d'Alzheimer[2], domaine auquel est affectée une grande partie de son budget de recherche, qui est d'environ un milliard de dollars[3] (sur le budget total des NIH, 1 dollar sur 400 est consacré aux recherches sur le vieillissement). En 2007, une partie de ces fonds a été utilisée pour lancer un domaine émergent, celui de la géroscience. Les NIH ont alloué 25 millions de dollars au Buck Institute, un centre de recherche biomédicale à but non lucratif, pour ses travaux sur l'âge et son lien avec les maladies chroniques[4].

En novembre et en décembre 2014, nous avons effectué plusieurs déplacements aux États-Unis pour en savoir davantage sur la science du vieillissement. À cette occasion, nous avons rencontré un groupe de chercheurs qui s'apprêtaient à publier un article collectif intitulé « Geroscience » – disponible (en anglais) sur Internet, sur le site du magazine *Cell*[5]. Le texte plaide de manière éloquente en faveur d'une nouvelle approche interdisciplinaire de la recherche sur le vieillissement.

Parmi ses auteurs, on trouve des scientifiques de renom. Certains, comme le Dr Brian Kennedy du Buck Institute, dirigent des travaux de recherche sur le vieillissement pour des organismes à but non lucratif. D'autres, comme le Dr Elissa Epel de l'université de Californie, enseignent et font de la recherche dans des universités prestigieuses. D'autres encore, comme le Dr Felipe Sierra, directeur du département de biologie du vieillissement au National Institute on Aging, occupent des postes de direction dans des organismes publics. La publication de cet article a marqué la première collaboration entre scientifiques du secteur privé, du monde universitaire, du secteur public et d'organismes indépendants afin d'envisager conjointement une nouvelle approche de l'étude du vieillissement. C'est aussi la première collaboration de scientifiques issus de diverses disciplines – de la biologie cellulaire aux mathématiques en passant par la génétique, l'endocrinologie et la pharmacologie – dans cet objectif commun.

Les auteurs de l'étude ont suggéré une idée révolutionnaire, à savoir qu'à l'avenir, la recherche aborde les diverses maladies liées à l'âge en considérant qu'elles possèdent une unique cause commune : le vieillissement lui-même.

## LES OPPORTUNITÉS DE LA GÉROSCIENCE

La géroscience s'intéresse aux relations entre le vieillissement et les maladies liées à l'âge. La racine « géro » vient du nom du dieu grec du vieillissement, Géras[6]. Dans la mythologie grecque, la plupart des dieux étaient représentés comme des créatures jeunes, fortes et belles à physionomie humaine. Géras, lui, était chétif et fripé. Loin d'être aussi vigoureux que Zeus, Géras (dont le nom est synonyme de « don d'honneur », ou « privilège de l'âge ») possédait toutefois d'autres atouts. Car la jeunesse, en s'effaçant, cède la place à l'honneur, au courage, à la sagesse et à d'autres qualités.

Le terme « géroscience » paraît bien choisi pour la nouvelle science du vieillissement, Géras constituant l'illustration parfaite des relations qu'entretiennent les hommes avec ce phénomène : une peur de l'affaiblissement physique, associée à la conscience que l'âge et l'expérience sont indissociables de l'épanouissement. De nos jours, la géroscience aspire à concilier ces deux aspects en étudiant comment l'être humain peut rester fort et en forme avec l'âge.

Selon les spécialistes de géroscience, le vieillissement est le principal facteur de risque pour diverses maladies chroniques[7] comme les affections cardiovasculaires, le cancer, le diabète de type 2, l'ostéoporose et les maladies neurodégénératives (y compris la maladie d'Alzheimer). Pendant des décennies, la médecine a étudié les maladies chroniques liées à l'âge indépendamment les unes des autres, au lieu de les étudier collectivement. En nous intéressant aux maladies cardiovasculaires comme des pathologies distinctes du cancer, lui-même distinct de la maladie d'Alzheimer, nous passons à côté d'une possibilité précieuse de comprendre ce qui peut en constituer le dénominateur commun. La question révolutionnaire soulevée par le domaine de la géroscience est la suivante : et s'il y avait une manière différente d'envisager le processus du vieillissement ? Pourrions-nous modifier la vitesse de son évolution ?

## S'il y avait une manière différente d'envisager le processus du vieillissement, pourrions-nous modifier la vitesse de son évolution ?

Spécialiste du vieillissement et responsable du consortium interdisciplinaire de recherche sur la géroscience du Buck Institute[8], le Dr Gordon Lithgow nous a expliqué qu'il pourrait y avoir un parallèle entre les découvertes du passé qui ont permis un allongement de notre durée de vie et les découvertes actuelles sur le vieillissement. Au XIXe siècle, l'espérance de vie s'est accrue lorsque les scientifiques ont compris que quantité de maladies mortelles avaient une cause commune. La tuberculose, la variole et la grippe adoptaient des formes différentes et se propageaient de manière différente, mais elles étaient toutes dues au contact du malade avec des organismes minuscules invisibles à l'œil nu. La découverte des bactéries et des virus a permis aux scientifiques de mettre au point des traitements efficaces contre les maladies provoquées par ces microbes.

Les scientifiques ont pris conscience que le même principe peut être appliqué aux maladies liées à l'âge. Les crises cardiaques, les cancers et le diabète adoptent des formes différentes. Cependant, si nous parvenons à comprendre leur dénominateur commun, nous pourrons non seulement vivre plus vieux, mais aussi vieillir en meilleure santé.

Réfléchissez-y un instant. Si le vieillissement constitue l'origine commune de ces maladies et si nous parvenons à améliorer notre connaissance du vieillis-

## LES CELLULES SOUCHES : KÉSAKO ?

Il existe deux grands types de cellules souches naturellement présentes dans l'organisme : les cellules souches embryonnaires et les cellules souches adultes. Infiniment précieuses pour la recherche, les premières possèdent la capacité de se diviser et de se transformer en d'autres types de cellules. Elles proviennent d'embryons humains, qui contiennent des cellules pouvant se différencier en l'une des trois couches de cellules primaires[9] (l'ectoderme, l'endoderme et le mésoderme) et sont potentiellement susceptibles de devenir tout type de cellule du corps humain.

Les cellules souches adultes, ou somatiques, se trouvent dans les tissus des organes. On sait désormais que les êtres humains adultes possèdent des cellules souches[10] dans le cerveau, la moelle osseuse, les vaisseaux sanguins, la peau, les dents, le cœur, les intestins, le foie, les ovaires et les testicules. Ces cellules capables de guérir et de réparer peuvent se transformer[11] en tout autre type de cellule nécessaire à un organe donné. Elles peuvent rester dormantes durant une période prolongée, jusqu'à ce que l'organisme ait besoin d'elles pour produire des cellules ou jusqu'à ce qu'une maladie ou une blessure les incite à intervenir. Certaines peuvent aussi être activées par l'exercice physique[12]. La difficulté de soigner des maladies avec des cellules souches adultes est que celles-ci ne sont pas nombreuses au sein de nos tissus, et que même lorsqu'elles ont été prélevées et isolées en laboratoire, leur multiplication n'est pas aisée.

C'est là qu'interviennent les cellules souches pluripotentes induites. Le prix Nobel de médecine 2012[13] a été attribué aux chercheurs qui ont découvert que des cellules mûres – des cellules adultes normales, par exemple des cellules de peau – peuvent être reprogrammées pour devenir des cellules immatures, comparables à des cellules embryonnaires, et peuvent être utilisées à des fins thérapeutiques, dans l'ensemble du corps. Depuis cette découverte majeure, des chercheurs de tous pays créent des cellules souches pluripotentes induites et les incitent à se diviser pour obtenir des cellules osseuses, des cellules épithéliales (tissus) et des cellules cardiaques, dans le but, un jour, de former des os, de la peau et des cœurs.

Ces cellules souches pluripotentes induites ont ceci d'exaltant qu'elles offrent une alternative aux cellules embryonnaires et constituent un vaste vivier de cellules souches adultes pour la recherche et les traitements. De plus, ces cellules peuvent être dérivées d'un individu précis[14]. *Vos propres cellules* pourront donc, un jour, être transformées en nouvelles cellules cardiaques si vous souffrez de troubles de cet ordre, ou en cellules produisant la dopamine pour remplacer celles détruites par la maladie de Parkinson si vous êtes affecté par cette pathologie. Au cours des prochaines années, c'est certain, nous entendrons encore beaucoup parler de médecine régénérative et de transplantations. Les scientifiques sont extrêmement optimistes quant aux perspectives thérapeutiques qu'offrent les cellules souches.

sement à l'échelle cellulaire[15], nous pourrons peut-être vivre en bonne santé et en pleine forme, jusqu'au jour où nous mourrons paisiblement dans notre sommeil. Avec le temps, le corps s'affaiblit naturellement et l'âge constitue un risque pour quantité de maladies. Cependant, un facteur de risque n'est pas un diagnostic. C'est une incitation à l'action, un appel aux armes et à l'attention. Une bonne connaissance des risques peut nous inciter à devenir les artisans de notre forme et de notre résilience.

## L'ÉTUDE DU VIEILLISSEMENT

Nous vieillissons à une époque où la science s'attache à comprendre les mécanismes de ce processus. Les recherches ont lieu dans des laboratoires, dans des salles de réunion, à des bureaux et avec l'aide d'outils technologiques. Les sujets qui participent aux études prennent des médicaments, testent différents modes d'alimentation, de sommeil et d'exercice physique, ou bien renoncent à toute intimité en répondant à des dizaines de questions, le tout pour nous permettre de mieux comprendre l'impact de l'âge sur l'organisme. Les cohortes participant à ces études sont de taille variable, allant de cent personnes à des centaines de milliers. Lorsque vous verrez les résultats des études les plus récentes s'afficher partout, sur les réseaux sociaux, dans le journal télévisé ou même en une de votre journal, souvenez-vous que chaque étude possède sa propre méthodologie en matière de collecte des données. La fiabilité du résultat dépend du nombre de participants, et aussi de la qualité de la conception de cette étude et des éléments auxquels s'intéressent les chercheurs – des facteurs comme l'heure, la température, le sexe des participants et leur âge peuvent avoir une incidence sur la fiabilité de l'étude.

La recherche s'appuie sur différentes méthodes. L'une d'elles est l'étude par observation, qui s'intéresse à l'impact des choix des individus sur leur bien-être. Certaines, comme l'étude de Framingham sur les maladies cardiovasculaires, sont longitudinales[16], ce qui signifie qu'elles suivent les participants durant une période donnée. Les études longitudinales, qui peuvent s'étendre sur des décennies, ont été fort utiles pour mieux comprendre le vieillissement.

Les études par observation peuvent également porter sur une sélection d'individus[17] qu'elles vont comparer, pour voir comment leurs choix se ressentent sur leur santé. On parle alors d'étude transversale. Ainsi, une étude de ce type a comparé des personnes d'un certain âge présentant des profils de santé similaires, pour déterminer les effets d'une carence en vitamine D[18] (résultat : cela peut vous saper le moral, mais aussi nuire à votre capacité à réfléchir).

D'autres études ne se contentent pas d'observer, mais interviennent : elles sont dites interventionnelles[19]. Elles réunissent plusieurs groupes d'individus, qui vont être comparés. Les chercheurs demandent à un groupe d'adopter un comportement spécifique, pour en observer l'impact sur la santé, tandis que l'autre groupe sert d'élément de comparaison. Par exemple, pour comprendre l'effet sur la mémoire des niveaux d'intensité de l'activité physique, les chercheurs ont réparti 62 personnes âgées en bonne santé en trois groupes. Durant six mois, un groupe a fait de l'exercice physique d'intensité moyenne, le deuxième groupe a fait de l'exercice de faible intensité et le troisième groupe n'a pas fait de sport du tout. L'étude a montré que l'exercice physique a des bienfaits importants pour la mémoire[20] et pour le volume du cerveau, avec peu de différences entre des pratiques à faible ou moyenne intensité.

**Avec le temps, le corps s'affaiblit naturellement et l'âge constitue un risque pour bon nombre de maladies. Cependant, un facteur de risque n'est pas un diagnostic, seulement une incitation à plus de vigilance.**

Les chercheurs qui s'intéressent au vieillissement observent des êtres humains, mais aussi des cellules humaines, des cellules animales, des bactéries, des moisissures et des champignons. Ils réalisent des expériences sur des animaux de laboratoire (parfois sur des animaux sauvages), allant des éponges et des vers[21] jusqu'aux souris et aux singes en passant par les rats-taupes nus. L'étude et la manipulation de gènes animaux permettent aux scientifiques de mieux comprendre le processus de vieillissement de l'être humain. Bien que les vers ne nous ressemblent guère de l'extérieur, ils possèdent, tout comme les mouches, quantité de gènes et de mécanismes biologiques comparables aux nôtres[22]. Comme nous, les vers et les mouches vieillissent – et bien que plus vite que nous. Lorsqu'ils travaillent sur des mouches et des vers, les chercheurs peuvent effectuer plusieurs séries d'expériences et en tirer des conclusions en un an. Le travail sur des êtres humains dans des études par observation, en revanche, prend une vie entière – plus de temps qu'un scientifique n'en dispose.

La biologie comparative apporte, elle aussi, de précieux enseignements. Les rats-taupes nus[23], qui sont des rongeurs de la taille d'une souris à l'apparence effrayante, vivent entre 17 et 28 ans, tandis que les souris et les rats ne vivent que 3 à 5 ans. D'où vient cette disparité ? En comparant des animaux proches[24] aux durées de vie très différentes, les chercheurs espèrent identifier les gènes spécifiques expliquant que certains mammifères vivent plus longtemps que d'autres.

Lorsqu'une piste se révèle prometteuse concernant l'allongement de la durée de vie – la durée de vie en bonne santé – les scientifiques appliquent des méthodologies de plus en plus complexes pour, à terme, tester des médicaments ou des traitements sur l'homme, afin de déterminer s'ils sont sûrs. À chaque étape, ils évaluent l'efficacité des méthodes utilisées. Ce n'est pas parce que la manipulation d'un gène, ou d'un chemin neuronal, ou d'une hormone allonge la durée de vie d'une mouche que l'effet sera le même pour une souris ou pour l'être humain.

Et ce n'est pas parce que cela porte ses fruits sur l'homme que l'effet sera le même sur la femme, comme nous le verrons un peu plus loin.

## VIVRE VIEUX EN BONNE SANTÉ, EST-CE POSSIBLE ?

L'espérance de vie d'un individu ne nous dit pas combien de temps il pourrait vivre dans les meilleures conditions possibles. Elle nous indique combien de temps cet être pourrait vivre en prenant en considération la réalité de son environnement. Nous pouvons louer la science qui a permis de doubler notre durée de vie, mais nous ne pouvons confier aux médecins l'entière responsabilité de nous maintenir en bonne santé.

Ce sont nos gènes qui constituent la base de notre santé. Notre environnement et nos choix de mode de vie, jour après jour, ont une influence décisive sur la manière dont nous vieillirons, sur ce qui nous rend malade et sur la manière dont notre corps guérit. Avec l'âge, l'affaiblissement est inévitable. Et rester en forme est un choix. Les maladies liées à l'âge ne sont pas une fatalité. Il est toujours plus difficile, me semble-t-il, de changer ses habitudes ou ses comportements lorsqu'on ne comprend pas pourquoi c'est salutaire. Dans l'absolu, des conseils comme « mange sainement » ou « fais du sport tous les jours » ne me parlaient pas. C'est pourquoi je trouve les informations présentées ici si importantes. Comment pourrait-on demander aux gens de comprendre pourquoi il faut manger plus de légumes ou pourquoi l'entretien musculaire est si important pour les femmes s'ils ne comprennent pas pourquoi ? Les grands consommateurs de médias que nous sommes savent que certaines choses « sont bonnes pour la santé », mais nous ne savons pas toujours pour quelles raisons.

**Nous savons que certaines choses sont bonnes pour la santé, mais sans toujours comprendre pourquoi. Efforçons-nous de compléter nos connaissances pour mieux comprendre comment nos choix de vie peuvent affecter ou préserver notre santé et notre longévité.**

Efforçons-nous de compléter nos connaissances sur ces questions. Essayons de mieux comprendre l'impact de nos choix sur notre santé à l'échelle cellulaire et la manière dont les changements survenant dans nos cellules se ressentent sur notre santé générale, et plus particulièrement sur notre santé lorsque nous vieillirons. Nous pouvons devenir les défenseurs de notre santé. Et ça, ça commence par la maîtrise de certains savoirs.

CHAPITRE 4

# LA MÉDECINE ET LES FEMMES

*Le fait d'être une femme a-t-il un impact sur votre santé et sur votre suivi médical ?*

**LES FEMMES VIVENT PLUS** longtemps que les hommes. Une petite fille née aux États-Unis en 2010[1] avait une espérance de vie de 81 ans. Pour un petit garçon, elle était de 76 ans*. Cette différence a de quoi éveiller notre curiosité, surtout lorsqu'on sait qu'il s'agit d'une constante partout dans le monde. L'espérance de vie varie d'un pays à l'autre (ce qui est dû en partie à des éléments comme la disponibilité d'eau potable, l'accès aux soins et la stabilité de la région), mais partout l'espérance de vie des femmes[2] est supérieure à celle des hommes.

Aux États-Unis, au cours de leur plus longue existence, les femmes recourent davantage aux services de santé[3] et consomment plus de médicaments que les hommes. Voici quelques années, des chercheurs de la Mayo Clinic, un grand centre hospitalier universitaire américain, ont fait les gros titres des journaux en annonçant que presque 70 % des Américains[4] prenaient au moins un médicament prescrit par leur médecin par jour. Ils ont également indiqué que ce sont les femmes et les personnes âgées qui consomment le plus de médicaments[5]. À mesure que les gens vieillissent, ils se voient prescrire davantage de médicaments, et la qualité et la pertinence de ces traitements ont un impact direct sur

*En France, à la même date, elle est de 84,6 ans pour une fille et 78 ans pour un garçon.

leur santé. Plus vous prenez de médicaments, plus il est important de prendre les bons, aux bonnes doses, au bon moment.

La santé et les soins sont inextricablement liés. À chaque visite chez le médecin, à chaque fois que vous avalez un comprimé, vous faites confiance à votre médecin et à votre pharmacien, mais aussi aux facultés de médecine, aux laboratoires pharmaceutiques, aux centres de recherche médicale, aux scientifiques – et à leurs connaissances sur les femmes et sur les travaux de recherche les plus récents concernant la santé des femmes et le corps des femmes.

Beaucoup de gens détestent aller chez le médecin, ce que je peux comprendre. Patienter dans une salle d'attente pendant sa pause déjeuner ou se faire faire une prise de sang alors qu'on est en retard pour un rendez-vous n'a rien d'amusant. Pourtant, je prends mon suivi médical très au sérieux. Je vais chez le médecin quand je suis malade. Et j'y vais aussi quand je suis en bonne santé, pour éviter le plus longtemps possible de tomber malade. Je veux savoir où en est ma santé aujourd'hui, pour avoir un élément de comparaison pour plus tard. Je veux utiliser la médecine à des fins préventives, pour préserver ma santé en vieillissant.

Les chercheurs sont en train de découvrir que cette pratique pourrait expliquer en partie la longévité des femmes. Les femmes sont plus nombreuses à aller chez le médecin que les hommes, ce qui pourrait nous aider à vivre plus longtemps. C'est aussi le cas d'autres choix opérés par les femmes[6], dans leur ensemble, comme par exemple s'abstenir de fumer. Les femmes sont moins nombreuses que les hommes à fumer, ce qui réduit le risque de quantité de maladies. Les hommes boivent aussi davantage. Les femmes mangent mieux, ce qui favorise leur forme et leur longévité. Par ailleurs, elles prennent moins de risques que les hommes, ce qui signifie moins de blessures, et donc une meilleure santé : selon les Centers for Disease Control and Prevention, les blessures accidentelles constituent la troisième cause de mortalité chez l'homme[7] et la sixième chez la femme[8]*. Les femmes valorisent également l'amitié, l'amour et les relations humaines. Nous sommes des êtres sociaux, investis dans notre famille, notre entourage et nos relations humaines – autant de choix qui contribuent à une vie plus longue.

Cependant, la longévité des femmes n'est pas uniquement liée à nos choix de

---

* En France, les décès par accidents sont la quatrième cause de mortalité pour les femmes (et la troisième pour les hommes).

## LA DOYENNE DE L'HUMANITÉ

Si l'espérance de vie est aujourd'hui deux fois plus élevée qu'autrefois, il se pourrait bien qu'elle soit encore inférieure de quarante ans à la durée de vie maximale[9], estimée à environ 120 ans par la majorité des scientifiques.

Pour cela, ils s'appuient sur l'expérience d'individus comme Jeanne Calment, la femme ayant vécu le plus longtemps[10]. Née en 1875, elle est décédée en 1997. Elle avait un an lorsque Alexander Graham Bell a inventé le téléphone. Et à 13 ans, elle a rencontré Vincent Van Gogh. Lorsqu'elle avait 18 ans, les frères Wright ont effectué pour la première fois un vol à bord d'un avion. Elle a connu deux guerres mondiales, elle a vu les maladies infectieuses enrayées par la médecine et elle a vu apparaître Internet et les techniques médicales contemporaines.

Lorsque Jeanne Calment avait 90 ans, un notaire, âgé de moins de 50 ans, lui a acheté sa maison en viager. Il est mort à 77 ans, et Jeanne Calment lui a survécu. Elle a vécu chez elle jusqu'à 110 ans et est morte à l'âge de 122 ans.

vie. Chez les primates, comme les chimpanzés[11], les femelles vivent plus longtemps que les mâles – et les singes ne prennent pas de rendez-vous chez le médecin. Alors, pourquoi les individus de sexe féminin vivent-ils plus longtemps ? Les scientifiques cherchent des réponses au plus profond de nos cellules, dans leurs codes génétiques. Les cellules des hommes et des femmes ne sont pas identiques, et ce qui rend vos cellules uniques détermine toutes vos spécificités – y compris la durée de votre vie.

## ÊTRE UNE FEMME, QU'EST-CE QUE CELA IMPLIQUE SUR LE PLAN BIOLOGIQUE ?

Vous êtes une femme et vous êtes donc composée de millions de microscopiques cellules féminines. Ces cellules sont spécifiques – les informations génétiques contenues dans chacune d'elles sont ce qui différencie votre corps de celui d'un homme, sur le plan biologique. Vos cellules féminines possèdent des caractéristiques propres, tout comme les organes qu'elles composent, car les organes féminins présentent une taille et une forme différente de leurs équivalents chez l'homme.

Par exemple, le cœur des femmes possède une architecture spécifique. Plus petit que celui des hommes, il a des vaisseaux fins disposés en maillage, différents des « tubes » plus épais qui relient le cœur d'un homme à son système cardiovasculaire. Chez la femme, des plaques de cholestérol peuvent venir se déposer sur l'intérieur des artères[12], au lieu de former un caillot plus visible, comme cela se produit généralement dans les cœurs d'hommes. C'est pourquoi les maladies cardiovasculaires sont plus difficiles à détecter chez les femmes. Ceci explique aussi que les symptômes de crise cardiaque soient différents chez la femme et chez l'homme, et que les patientes aient besoin d'une prise en charge différente, à l'hôpital et par la suite. Chez la femme, le risque de mauvaise interprétation des symptômes en cas de crise cardiaque est bien plus élevé que chez l'homme, alors que les femmes sont plus nombreuses que les hommes à succomber à des maladies cardiovasculaires chaque année aux États-Unis[13].

Le cœur des femmes bat aussi à un rythme spécifique. Il arrive que celui-ci soit perturbé (on parle alors d'arythmie cardiaque). En fonction de l'importance de cette perturbation, les troubles sont gênants ou gravissimes. De plus, certains médicaments et les défibrillateurs[14] – qui ont essentiellement été testés sur des hommes – peuvent provoquer des complications mortelles chez la femme.

La spécificité de la biologie féminine se traduit également par des facteurs de risque particuliers pour certaines maladies. Ainsi, les femmes sont plus nombreuses que les hommes à souffrir de dépressions[15], de troubles de l'alimen-

**Les cellules féminines possèdent des caractéristiques propres, tout comme les organes qu'elles composent : les organes de la femme présentent une taille et une forme différente de leurs équivalents chez l'homme.**

tation et de troubles anxieux, comme le trouble de stress post-traumatique. Or les problèmes de santé mentale constituent des facteurs de risque pour quantité de maladies. Une étude réalisée en Australie sur une période de douze ans auprès de plus de 10 000 femmes de 47 à 52 ans a montré que le risque d'AVC était deux fois plus élevé chez celles qui souffraient de dépression[16].

Or il y a quelques décennies encore, personne ne parlait de cellules féminines, et le monde médical et scientifique a mis un certain temps à comprendre combien il est important de tenir compte du sexe de nos cellules.

Aujourd'hui, nous connaissons mieux l'impact de la biologie spécifique au genre sur la recherche, les diagnostics et les traitements, ce qui se ressent sur la qualité de suivi des femmes.

### D'OÙ VIENT LE SEXE DES CELLULES ?

Un individu en bonne santé possède 46 chromosomes dans chaque cellule. Votre sexe dépend de deux de ces 46 chromosomes[17]. Les autres, appelés autosomes, déterminent quasiment toutes vos autres caractéristiques. Il existe deux types de chromosomes sexuels, les X et les Y. Les femmes possèdent deux chromosomes X, les hommes un chromosome X et un chromosome Y. Le chromosome X est beaucoup plus grand que le Y, ce qui lui donne une importance considérable : outre qu'il détermine le sexe de la personne, il contient aussi des gènes supplémentaires, donc des informations supplémentaires. Le chromosome Y, plus petit, est moins riche en informations.

Le sexe d'un individu est déterminé par le père : lors de la fécondation, un spermatozoïde, qui compte 23 chromosomes (22 autosomes et 1 sexuel[18]), rencontre un ovocyte qui compte 23 chromosomes (22 autosomes et 1 sexuel). De cette fusion naît une cellule humaine complète, appelée zygote.

**Le chromosome X est beaucoup plus grand que le Y et contient aussi davantage de gènes, donc d'informations.**

Comme toutes les cellules de la femme sont de type XX, ses ovules sont forcément porteurs d'un chromosome X. Les hommes, eux, possèdent un chromosome X et un chromosome Y : leurs spermatozoïdes peuvent donc contenir un chromosome de l'un ou de l'autre type. L'ovule fécondé sera-t-il masculin ou féminin ? Tout dépend du chromosome sexuel du spermatozoïde.

Si vous êtes une femme, le spermatozoïde dont vous êtes issue portait un chromosome X. Lorsque le zygote de sexe féminin s'est divisé, toutes les cellules produites étaient de sexe féminin, pour donner l'individu que vous êtes. Un zygote se divise et se réplique et se divise et se réplique et se divise et se réplique. Après toutes ces réplications, il forme une masse composée de cellules souches embryonnaires féminines, qui vont continuer à se diviser pour, à terme, devenir des cellules cardiaques, ou des cellules de foie, ou des cellules de peau, ou des

1 Chromosome femelle

2 Chromosome mâle

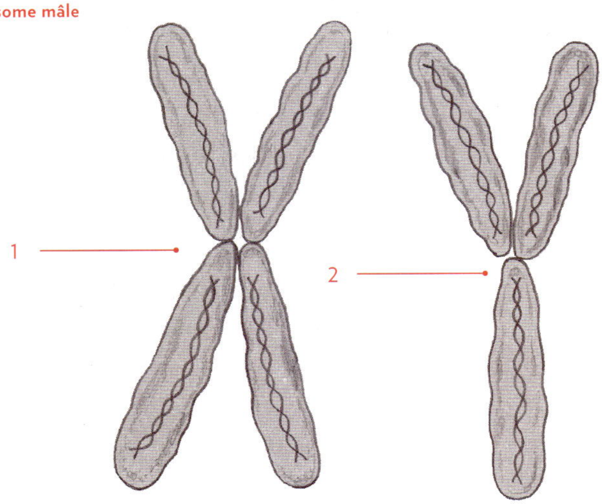


cellules sanguines ou des cellules de cerveau. Et tous les organes qui en résulteront seront des organes féminins composés de cellules féminines.

Les gènes situés sur le chromosome X sont appelés gènes liés au sexe. Certains sont codés spécifiquement pour les caractéristiques anatomiques de la femme. Il y en a aussi qui sont responsables de plus de trois cents maladies génétiques, dites « liées à l'X ». Le fait que nous possédions deux chromosomes X dans chacune de nos cellules pourrait en partie expliquer que les femmes vivent plus longtemps que les hommes – si l'un de nos X contient un gène défaillant[19], il nous reste un autre X qui peut prendre le relais. Le daltonisme rouge-vert[20] en est un exemple courant. Les hommes sont plus nombreux que les femmes à être daltoniens, car lorsque le gène de la couleur est déficient sur leur chromosome X, ils n'en ont pas d'autre. Posséder deux X, c'est comme avoir une petite robe noire de rechange dans son armoire – et mieux encore, disposer de quelques années de vie de plus pour la porter.

Une raison de plus d'être heureuse d'être une femme !

## DISPARITION DE LA MÉDECINE DU BIKINI[21]

Demandez à une femme médecin quinquagénaire quel modèle de l'anatomie humaine on lui a présenté au cours de ses études : elle vous parlera de cet homme

## HYSTÉRIE ET HAPPY END

Pendant des siècles, la médecine a considéré les femmes comme des hommes miniatures, dotés d'organes génitaux différents – des organes dont on pensait qu'ils rendaient instables mentalement. Les bibliothèques abritent le fruit d'un millénaire et demi d'articles médicaux, de la Grèce de l'Antiquité aux écrits de l'époque victorienne, qui traitent de l'« hystérie[22] » comme d'un mal courant chez la femme. D'ailleurs, le terme vient du mot *hysterikos*, qui signifie « de l'utérus ».

Lorsqu'une femme paraissait stressée, qu'elle commençait à présenter des troubles de la mémoire ou qu'elle paraissait fragile sur le plan émotionnel, par exemple si elle avait un trop fort besoin d'attention, les médecins diagnostiquaient volontiers une hystérie. Les remèdes allaient de l'inhalation de sels aux rapports sexuels. On conseillait aux femmes célibataires de se marier. Quant aux femmes mariées, on leur recommandait de faire l'amour avec leurs conjoints ou d'aller faire du cheval[23]. Une autre pratique assez répandue consistait, pour le médecin ou la sage-femme, à stimuler la patiente jusqu'à lui faire atteindre l'orgasme[24], aussi appelé « paroxysme hystérique ».

Jusqu'à la fin du XIXe siècle, on a considéré que les trois quarts des femmes[25] souffraient d'un « problème de santé », avec pour certaines « une tendance à créer des problèmes ». Comme ces troubles ne peuvent généralement pas être réglés en une seule consultation, ces femmes ont constitué un immense marché thérapeutique.

Aux États-Unis, ce n'est qu'en 1980 que l'American Psychiatric Association a rayé la « névrose hystérique[26] » de la liste des diagnostics officiels.

d'environ 70 kg qui constituait l'exemple type présenté dans les cours – et de son double féminin, qui ne se distinguait du premier que par ses 60 kg, sa paire de seins et son utérus. Les étudiants en médecine n'étaient pas formés à traiter différemment le corps masculin et le corps féminin, sauf pour ce qui avait trait aux organes génitaux – les zones couvertes par un bikini. D'où le nom de la formation concernant cette zone : la médecine du bikini.

La médecine du bikini est le fruit de siècles de méconnaissance de l'anatomie féminine, qui ont débuté avec cette approche hystérique de l'hystérie. La disparition de ce modèle obsolète et l'émergence d'une meilleure compréhension de la biologie féminine sont en grande partie liées aux avancées accomplies par une génération de penseurs, d'orateurs et d'individus courageux et déterminés, qui ont exigé le changement, dans le cadre du mouvement des droits des femmes. La vision moderne de la santé des femmes que nous prenons désormais pour acquise ne remonte qu'aux années 1960, où des femmes de toutes les régions des

États-Unis se sont mises en quête d'informations sur leur biologie et ont exigé une médecine de qualité, et notamment un meilleur suivi dans le domaine de la procréation et une absence de restriction de leurs droits liés à la reproduction. Elles ont permis au législateur et aux professionnels de santé de comprendre que les droits des femmes et le bien-être médical étaient inextricablement liés.

Ainsi, l'année de ma naissance, en 1972, le gouvernement fédéral américain a autorisé l'accès des femmes non mariées à la contraception. Cela veut dire qu'en 1970, une célibataire américaine n'avait *pas le droit* de gérer sa fertilité. En 1989 (j'avais 17 ans), le Congrès américain a affecté des fonds spécifiques à l'étude de la santé des femmes. Dans les années 1990, 30 % des gynécologues obstétriciens étaient des femmes[27] contre 7 % seulement dans les années 1960. Leurs efforts, ainsi que l'action de quantité d'autres médecins et scientifiques, ont accru l'attention portée à la santé des femmes, y compris de celles d'un certain âge, préparant ainsi le suivi médical dont nous bénéficierons par la suite.

**La disparition de la médecine du bikini et l'émergence d'une meilleure compréhension de la biologie féminine sont en grande partie liées aux avancées accomplies par une génération de penseurs et d'individus courageux qui ont exigé ce changement dans le cadre du mouvement des droits des femmes.**

## L'INFLUENCE DU SEXE SUR LES MÉDICAMENTS

Lors de notre visite au NIH, nous nous sommes entretenus longuement avec le Dr Janine Clayton, directrice de l'ORWH (Office of Research on Women's Health, Centre de recherche sur la santé des femmes) du NIH. Ce centre, fondé voici une quinzaine d'années seulement, a pour mission de promouvoir les initiatives sur la santé des femmes dans le monde médical, d'informer le grand public sur des questions liées à la santé féminine et de financer des programmes qui étudient le rôle du sexe du patient dans la médecine. Depuis des années, le Dr Clayton et son équipe se démènent pour inciter leurs collègues du NIH à tenir compte, dans leurs travaux, des questions liées à la santé et aux besoins des femmes.

Compétente, accessible et influente, elle nous a expliqué que le fait d'être une femme affecte l'efficacité et la puissance des médicaments. Or tandis que le nombre de médicaments prescrits aux femmes ne cesse d'augmenter, ces préparations ne sont pas toutes testées correctement pour être prises par celles-ci. Et les études démontrent régulièrement que les médicaments n'ont pas le même effet sur les hommes et sur les femmes[28].

Lorsque nous avalons un comprimé ou que nous nous faisons vacciner, le produit se propage dans le corps par le réseau sanguin pour atteindre nos tissus et nos organes. Les médicaments n'ont pas le même effet sur les femmes et sur les hommes pour plusieurs raisons :

### NOS ORGANES SONT DIFFÉRENTS

Le foie d'une femme et le foie d'un homme métabolisent différemment les médicaments[29].

### NOTRE POIDS EST DIFFÉRENT

Les hommes sont généralement plus grands et plus lourds que les femmes. Leurs organes sont plus grands et nécessitent des dosages plus élevés que ceux d'une femme, plus petite.

### NOTRE CORPS A UNE COMPOSITION DIFFÉRENTE[30]

Les femmes ont une masse graisseuse plus importante. Or certains médicaments sont attirés par les tissus adipeux. Ils restent donc plus longtemps dans le corps des femmes, avec des effets prolongés.

### NOUS AVONS DES HORMONES FÉMININES[31]

Nos hormones influent sur la manière dont l'organisme assimile les médicaments. Des éléments comme une contraception orale, la ménopause et le traitement hormonal de la ménopause pourraient également affecter la réaction de l'organisme aux médicaments.

Les antalgiques et les anesthésiants sont absorbés et métabolisés différemment par les femmes, dont la sensibilité aux agents de blocage neuromusculaire est plus élevée de 30 %[32] comparée à celle des hommes, et qui nécessitent donc des doses moins élevées. Les études ont montré que l'homme et la femme ne réagissent pas de la même manière aux opioïdes[33], comme l'OxyContin ou l'OxyNorm (Percocet). Certains médicaments, comme le Valium, sont éliminés plus rapidement du corps de la femme que de celui de l'homme. Pour d'autres, c'est l'inverse. Les études réalisées sur les animaux montrent également que les mâles et les femelles réagissent différemment au sevrage. Il est essentiel d'avoir conscience de ces différences, car les États-Unis sont touchés par ce que le NIH a qualifié de véritable « épidémie » de femmes prenant des doses trop élevées d'antalgiques prescrits, avec un accroissement spectaculaire du nombre de décès[34]. Et les plus exposées au risque d'overdose mortelle d'antalgiques prescrits sont les femmes de 45 à 54 ans[35].

## Jusqu'à récemment, les laboratoires pharmaceutiques ne testaient leurs médicaments que sur des cellules masculines (des animaux mâles ou des hommes).

Cependant, toutes ces connaissances sont assez récentes. Longtemps, les laboratoires pharmaceutiques ont testé leurs médicaments uniquement sur des cellules masculines, des animaux mâles et des hommes. Cette pratique a produit quantité de données qui ne sont pas d'une fiabilité totale pour prescrire ces substances aux femmes. Nombre d'études auxquelles nous nous fions les yeux fermés et de manière obsessionnelle consignent des variables comme l'heure et la température, mais oublient un petit détail : celui du sexe de la personne. Même lorsqu'on teste sur des animaux des médicaments destinés à soigner des maladies touchant essentiellement des femmes, le sexe de l'animal n'est pas toujours pris en considération[36]. C'est vrai aussi pour les femmes participant aux études.

En raison des fluctuations hormonales au cours du cycle, les tests réalisés sur des femmes peuvent se révéler beaucoup plus compliqués à exploiter que ceux pratiqués sur des hommes. Mais si l'on ne prend pas en considération les variations hormonales, il est impossible de déterminer l'incidence des traitements au cours du mois. De plus, la grossesse représente aussi une difficulté en matière d'essais médicaux[37]. Dans les années 1960, des milliers de femmes enceintes participant à une étude ont pris du thalidomide et ont donné naissance à des bébés souffrant de graves malformations. Cette tragédie a eu un effet durable sur la communauté scientifique, rendant les chercheurs hésitants à intégrer des femmes aux essais sur des médicaments de manière générale. Cependant, en renonçant à inclure des femmes aux études et à créer des essais

## POSEZ DES QUESTIONS !

Quand vous choisissez un forfait téléphonique, de nouveaux vêtements ou un plat sur une carte, vous posez certainement beaucoup de questions avant de vous décider. À combien d'heures de communication aurai-je droit ? Est-ce que ce jean existe en différentes longueurs ? Est-ce que les pâtes sont maison ?

Poser des questions permet d'obtenir ce que l'on veut et ce dont on a besoin. Avez-vous la même attitude dans le cabinet du médecin ? Des SMS illimités, le pantalon parfait et un bon repas valent la peine d'évaluer toutes les options disponibles – il en va de même pour votre santé.

Lors de notre visite au NIH, nous avons rencontré son directeur, le Dr Francis Collins. Nous lui avons demandé ce que le grand public avait besoin de savoir en matière de soins de santé, selon lui. Il nous a répondu que la priorité, pour tout le monde, est de s'informer. La recherche sur le vieillissement (tout comme les autres connaissances médicales) est en perpétuelle évolution. Il nous est impossible de nous fier à la médecine d'hier pour nous soigner aujourd'hui.

C'est pourquoi il est important de poser quantité de questions à votre médecin, et de continuer à le ou la questionner si vous n'êtes pas sûre d'avoir bien compris la réponse. Nous avons discuté avec des médecins qui nous ont confié être sidérés par L'ABSENCE de questions de la part de leurs patients. Ils nous ont dit que ceux-ci ne les questionnent pas systématiquement sur les médicaments qu'ils viennent de se voir prescrire – à quoi ils servent, comment ils agissent, quels sont les avantages, les risques et les effets secondaires. Tous les praticiens nous ont incitées à vous inciter à poser davantage de questions.

Tout le monde mérite d'avoir un médecin qui écoute les questions de ses patients et qui prend le temps d'y répondre. Qui présente les alternatives et les options disponibles. Qui respecte ses patients et qui prend leurs symptômes au sérieux.

Le Dr Seth Uretsky, spécialiste de maladies cardiovasculaires et directeur médical du centre d'imagerie cardiovasculaire du Morristown Medical Center, rencontre souvent des patients qui ont le sentiment que leurs symptômes n'ont pas été pris en considération par leurs médecins. Or pour lui, il est important que le patient ait confiance en son médecin et qu'il se sente à l'aise avec lui. Il est crucial de trouver un praticien qui vous écoute, qui vous consacre du temps et qui explique sa réflexion à ses patients : lorsque ceux-ci se sentent compris par leurs médecins, le suivi médical est bien meilleur.

Si votre médecin vous donne l'impression de ne pas avoir le temps d'écouter vos préoccupations ou si vous avez le sentiment qu'il ou elle ne prend pas vos questions et vos symptômes au sérieux, il est temps d'en changer.

plus sûrs, nous avons aussi tourné le dos à la possibilité de collecter des données importantes.

Fort heureusement, les choses sont en train de changer. Depuis 2014, le NIH impose aux laboratoires qui demandent des subventions pour leurs recherches de tenir compte du sexe des individus dans la conception et l'analyse des expériences. Ces recherches sont d'une importance capitale, car les médicaments, nous l'avons dit plus haut, n'ont pas les mêmes effets sur les hommes et sur les femmes – même ceux d'usage courant, comme le vaccin contre la grippe. Comparée à un homme, une femme a besoin de la moitié de la quantité de vaccin antigrippe pour produire la même quantité d'anticorps[38].

Les femmes ont besoin de doses appropriées et de médicaments conçus pour agir efficacement sur les organismes féminins. Il faut donc que les travaux de recherche tiennent compte de notre sexe, de nos cellules et de nos vies. Plus nous disposerons de connaissances sur la biologie féminine, mieux nous serons en mesure de nous assurer des soins de qualité en vieillissant.

Depuis ma naissance, les soins pour les femmes ont connu une amélioration spectaculaire. Lorsque j'étais petite, le monde médical a subi une évolution qui a eu un impact profond sur ma vie de femme. Je n'avais pas conscience des changements sociaux qui se produisaient autour de moi – et je ne savais certainement pas que les avancées en matière de droits des femmes étaient si étroitement liées aux progrès dans la santé des femmes. Aujourd'hui, j'ai conscience, Mesdames, que nous avons vécu un moment historique.

Quels que soient vos problèmes de santé, sachez que vous n'êtes pas seule. Nous sommes des millions de femmes, ce qui nous rend fortes. Nous sommes engagées dans une conversation qui dure depuis des centaines d'années, avec des droits durement acquis et des savoirs transmis par des générations de femmes (et d'hommes) qui nous ont précédées.

Et quantité de changements restent à venir.

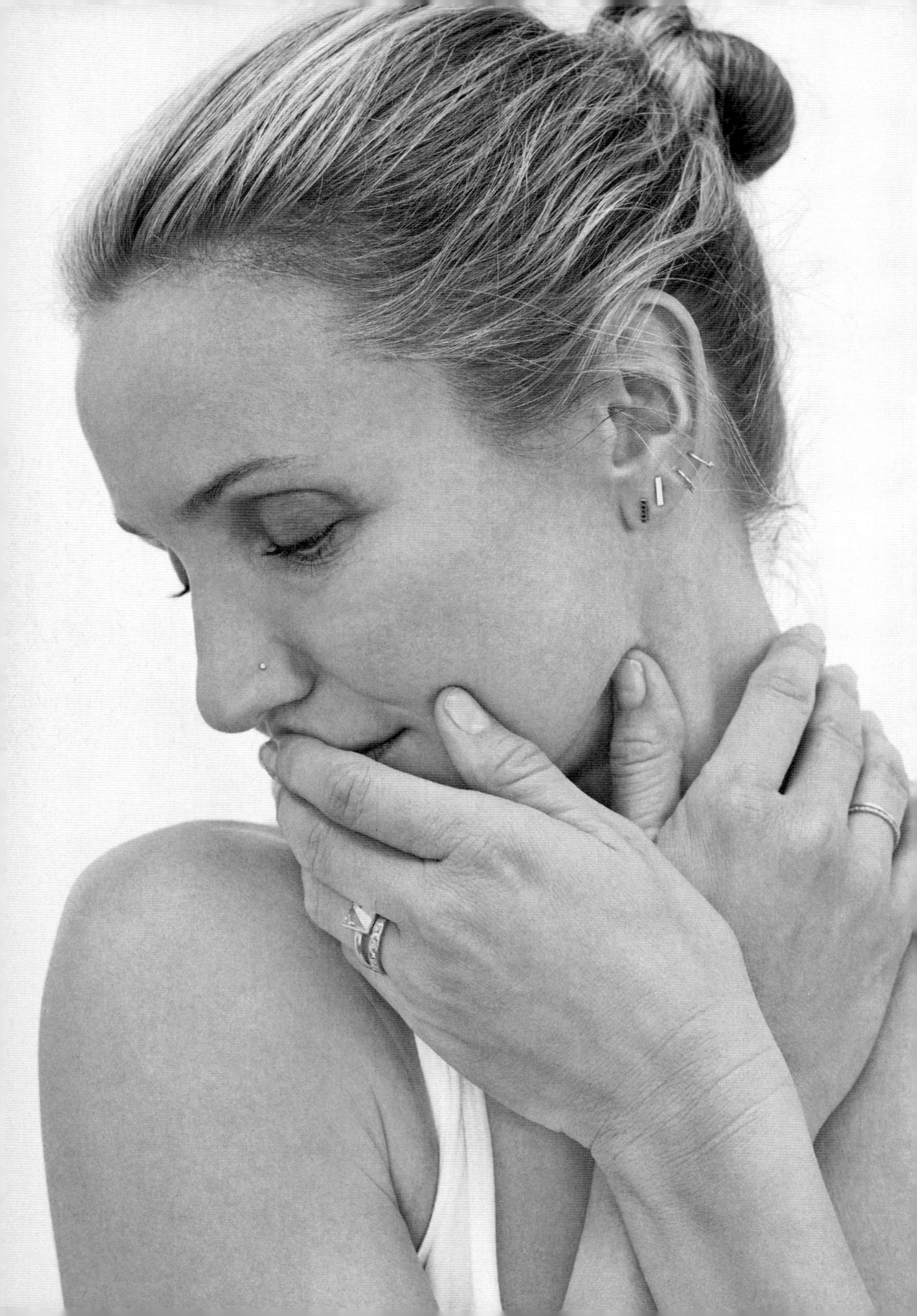

PARTIE 2

# COURBES ET VIRAGES

## La biologie du vieillissement

MES 50 ANS ONT ÉTÉ UN CHOC, CAR ILS ONT MARQUÉ LA FIN DU MILIEU DE MA VIE. MAIS UNE FOIS SURMONTÉ CE CHOC, MES 60 ANS ONT ÉTÉ EXTRAORDINAIRES. MES 70 ANS ONT ÉTÉ EXTRAORDINAIRES. ET J'AI ADORÉ VIEILLIR, VRAIMENT.

– GLORIA STEINEM

CHAPITRE 5

# LA RELATIVITÉ DU TEMPS

*L'impact biologique de nos gènes, de nos choix et de nos comportements*

ENFANT, J'ADORAIS ÊTRE AVEC mes grands-parents. Âgée de sept ans de plus que mon grand-père, ma grand-mère était une boule d'énergie. Elle était mon dieu pour la force et les compétences. Sa maison ressemblait à une ferme, avec des animaux et un jardin qu'elle entretenait elle-même. Elle ne conduisait pas. Quand il fallait acheter de la nourriture pour ses poulets et ses lapins, elle y allait à pied. Le magasin était à un kilomètre et demi de chez elle, puis elle rentrait en portant deux sacs de 5 kg de nourriture, un dans chaque main, même en plein été. Et quand il fallait en rapporter davantage, elle prenait un chariot avec elle. Enfant, je lui ai demandé pourquoi elle portait des sacs aussi lourds sur une distance aussi longue par une chaleur écrasante. Elle m'a répondu : « Parce que j'aime bien ça. Et parce que ça me maintient en forme. » Sa réponse m'a impressionnée. Et j'y pense à chaque fois que je dois me faire violence pour aller plus loin, pour travailler plus dur, pour tenir bon. Quand une petite voix dans ma tête me souffle : « Stop ! Pourquoi tu t'infliges ça ? Ça suffit ! », je me dis : « Parce que j'aime bien ça. Et parce que ça me maintient en forme. » C'est l'héritage que ma grand-mère m'a laissé et chaque jour je l'en remercie.

Mon grand-père avait un mode de vie très différent. Il occupait un emploi sédentaire dans un bureau, il fumait et il chiquait. Et il préférait la viande rouge aux légumes. À 63 ans, il est mort d'une crise cardiaque alors que j'avais 8 ans. Ma grand-mère, elle, a dépassé l'âge de 90 ans et elle est restée en forme bien après ses 70 ans. Porter des sacs de nourriture, ainsi que toutes les autres tâches qu'elle accomplissait régulièrement, l'a maintenue en forme et résiliente.

Mais même l'exercice physique intense ne préserve pas toujours des maladies. À 73 ans, ma grand-mère a eu un cancer du sein, qui est aujourd'hui considéré comme une maladie liée à l'âge. Elle souffrait aussi d'arythmie cardiaque. Elle a dû subir deux opérations chirurgicales importantes, une mastectomie et la pose d'un pacemaker. Pendant sa convalescence, elle est venue s'installer chez nous, et j'ai passé cet été-là à cuisiner, à l'aider à faire sa toilette et à lui faire la lecture pour qu'elle s'endorme. Il y avait une cloche dans sa chambre, qu'elle sonnait le matin à son réveil. Je venais alors auprès d'elle, pour l'accompagner à la salle de bains. Pour la première fois de sa vie, elle était dispensée de ses tâches épuisantes et de ses responsabilités quotidiennes – et elle aimait bien être auprès de sa famille, qui l'aidait et qui s'occupait d'elle.

**Votre date de naissance ne détermine pas votre espérance de vie ni votre forme. C'est avant tout la manière dont vous vivez qui affecte la manière dont vous vieillissez.**

Une fois rétablie, elle a repris son mode de vie actif, jardinant et s'activant dans la maison. Cependant, elle avait vieilli et elle était plus fatiguée. Elle n'avait plus la même énergie incroyable qu'avant son combat contre le cancer. Quelque temps plus tard, elle a considéré qu'elle avait assez travaillé. Elle n'avait plus envie de s'occuper de ses animaux, ni de son jardin. Elle voulait une vie moins fatigante – mon père et ma mère lui ont donc proposé de venir vivre chez nous.

Dans un premier temps, elle est restée active. Elle se déplaçait dans la maison et elle passait du temps dans la cuisine. Mais petit à petit, elle s'est mise à compter de plus en plus sur nous. Et cette femme autrefois si autonome a commencé à se fier à moi pour la tenir pendant qu'elle marchait avec son déambulateur. Alors qu'avant, elle restait avec nous dans le salon, elle a commencé à passer le plus clair de ses journées dans son lit, demandant aux membres de la famille de venir lui rendre visite dans sa chambre. Elle a cessé de manger à table et nous a priés de lui servir ses repas au lit. Moins elle en faisait, plus sa santé déclinait. Je pouvais comprendre qu'à son âge, elle n'avait plus envie d'effectuer ses tâches épuisantes, mais ç'a été dur et perturbant pour moi de la voir changer. Elle n'a plus jamais remonté la pente.

J'étais enfant à l'époque, mais la voir changer m'a montré combien même les personnes les plus fortes peuvent devenir fragiles. J'ai compris qu'il est important de travailler aussi dur que possible, le plus longtemps possible, pour vieillir en forme.

## D'OÙ TENEZ-VOUS CE QUE VOUS SAVEZ SUR LE VIEILLISSEMENT ?

Enfant, j'ai vu autour de moi des gens vieillir de manières très différentes et cela m'a beaucoup appris sur ce que je pouvais espérer me concernant. Et vous, d'où tenez-vous vos premières expériences du vieillissement ? Pour beaucoup d'entre nous, nous nous sommes forgé des idées sur le sujet en observant des membres de notre famille. Vos grands-parents étaient-ils en bonne santé et actifs ? Ou bien paraissaient-ils vieux et infirmes ? Et vos parents ? Les attitudes que nous avons intégrées concernant le vieillissement et la vie des personnes âgées ont une incidence sur notre propre vieillissement.

Votre date de naissance ne détermine pas l'âge que vous atteindrez, ni votre forme. Vous pouvez parfaitement être née la même année qu'une autre personne, voire le même jour et le même mois qu'elle, sans évoluer de la même manière – c'est avant tout la vie que vous menez qui affecte la manière dont *vous* vieillissez. S'il existe bel et bien des changements liés à l'âge qui touchent tout le monde, l'âge biologique d'un individu (son état de santé de l'intérieur) est un indicateur de santé bien plus décisif que son âge chronologique (le nombre d'années qu'il a vécu). C'est le vieillissement de nos cellules qui permet véritablement de mesurer notre âge.

Quantité de facteurs influent sur la manière dont un individu vieillit. Il y a bien évidemment la composante génétique, qu'on nous rappelle à chaque fois qu'un médecin nous demande nos antécédents médicaux. Cependant, d'autres éléments interviennent. Si certaines études relient la longévité aux gènes hérités de nos parents[1], nos choix de vie, notre environnement[2] et notre attitude ont un impact tout aussi important sur notre durée de vie et la santé dans l'âge. L'âge réel d'un individu – sur le plan biologique – est la résultante de tous ces facteurs.

La formidable mobilité de ma grand-mère en toute saison montre bien que la santé et l'autonomie d'un individu ne sont pas uniquement liées à son âge. Mes grands-parents ont tous vieilli de manière différente, qui était liée à leur patrimoine génétique, mais qui constituait aussi un prolongement de leurs personnalités et de leurs modes de vie. Enfant, je savais que ma grand-mère avait 7 ans de plus que mon grand-père. Mais aujourd'hui, j'ai compris que sur le plan biologique, au plus profond de ses cellules, elle était certainement beaucoup plus jeune que son âge chronologique.

Certes, nul ne résiste aux outrages du temps. Mais plus longtemps nous parviendrons à trouver en nous l'énergie et les réserves pour nous dépasser, pour croire qu'il est possible de vieillir en restant vigoureux, plus nous aurons de chances de rester fort et autonome.

## VIEILLIR, UN PHÉNOMÈNE TRÈS PERSONNEL

La nature nous a donné les gènes avec lesquels nous sommes venus au monde. À l'âge adulte, notre environnement et nos choix de vie contribuent à déterminer la manière dont nous vieillissons et comment nous nous sentons. Ces deux éléments sont personnels, la manière dont vous vieillissez l'est aussi. C'est ce qui explique en partie la complexité de l'étude du vieillissement : il n'y a pas de réponses types. Au départ, tout individu est un amas de cellules, qui se développe en fonction des gènes encodés dans son ADN, autrement dit de son génotype[3]. Le génotype est ce dont on hérite de ses deux parents. En gros, c'est le plan utilisé par la nature pour vous créer et vous construire. Dès leur naissance, les bébés sont pesés et mesurés. C'est un indicateur de santé utile, qui permet de comparer la taille et le poids des nourrissons. Mais lorsque l'enfant commence à marcher, son environnement a déjà affecté son développement, tout autant que ses gènes.

Dès notre plus jeune âge, l'environnement a une incidence sur notre santé. Grandir dans un contexte très stressant, par exemple, a un impact différent sur les gènes qu'une vie au sein d'un foyer paisible et sécurisant. Alexandra Crosswell, une chercheuse de l'université de Californie à San Francisco, a étudié un groupe de patientes atteintes d'un cancer du sein pour déterminer l'incidence d'une exposition au stress durant l'enfance sur la santé de l'adulte. Elle a constaté que les participantes ayant subi des maltraitances, un délaissement ou un environnement chaotique dans leur enfance présentaient par la suite des biomarqueurs d'inflammation, associés à des problèmes de santé et de bien-être[4].

La vie a une incidence réelle sur notre santé. Le stress, les traumatismes et le tabac ont un impact. L'amour, la sécurité et la consommation de légumes verts ont un impact. Ces éléments n'ont pas seulement un effet de court terme sur notre bien-être. Comme l'indiquent les résultats de l'étude du Dr Crosswell, ils peuvent aussi jouer un rôle capital sur le long terme. Comment ? Votre mode de vie – vos expériences, les lieux où vous vivez, vos choix – peut modifier la manière dont vos gènes s'expriment[5].

Certains gènes sont comme des interrupteurs, pouvant être mis sur marche ou arrêt par les expériences que nous vivons[6]. Une bonne alimentation, l'exercice physique et un faible niveau de stress peuvent contribuer à « éteindre » certaines de vos prédispositions génétiques à développer différentes maladies, tandis que le tabac, une mauvaise alimentation et un mode de vie sédentaire peuvent les mettre sur « marche ». Et les gènes altérés en raison du mode de vie peuvent être transmis à la génération suivante[7]. Ce qui signifie que l'ADN que chacun de nous a reçu de ses parents a été marqué non seulement par le mode de vie de ceux-ci, mais aussi par celui des grands-parents et des arrière-grands-parents. L'étude de ce phénomène biologique s'appelle l'épigénétique[8]. Cette discipline relativement récente de la génétique repose sur l'idée que les effets de notre vie sur nos gènes peuvent se transmettre, comme un héritage.

**Notre ADN est marqué non seulement par le mode de vie de nos parents, mais aussi par celui de nos grands-parents et arrière-grands-parents. L'étude de ce phénomène biologique s'appelle l'épigénétique.**

Le tempérament dynamique de ma grand-mère a influencé le regard que je porte sur le vieillissement. Cependant, les effets de ses choix sur ma santé sont peut-être plus marquants encore. Si elle était particulièrement active étant jeune, ses gènes pourraient bien avoir été transmis à ma mère, puis à moi. Si je vis longtemps, en restant en bonne santé et en forme en vieillissant, sera-ce parce que ma grand-mère était en forme dans sa jeunesse ? Ou parce que je m'informe sur la santé et sur le corps, et parce que je fais mon possible pour prendre soin de moi, tant physiquement que sur le plan émotionnel ? Si je vieillis bien, est-ce que ce sera grâce à moi ? Ou grâce à mes gènes ? Au final, ce sera l'un et l'autre. Mon génotype a été affecté par la vie que j'ai menée. L'association de la nature et de mon mode de vie produit mon phénotype[9] – les caractéristiques « observables » qui résultent de l'interaction entre les gènes et l'environnement.

Mon phénotype, tout comme le vôtre, inclut des caractéristiques physiques, comme la couleur des cheveux et des yeux, ainsi que des éléments de comportement et de personnalité, par exemple si on prend du poids rapidement ou si on est anxieux ou serein. Chaque être humain possède un phénotype qui lui est propre, personne dans le monde n'a le même que vous. Même les vrais jumeaux[10], qui possèdent donc le même génotype, ont des phénotypes uniques, car il est impossible d'avoir exactement la même vie, de faire exactement les mêmes choix et d'avoir exactement les mêmes expériences que quelqu'un d'autre. Avec l'âge, nos phénotypes ont un impact décisif sur notre santé et sur la probabilité de développer les maladies liées à l'âge. Le génotype, c'est la nature. Le phénotype, c'est l'association de la nature et de la vie qu'on a menée.

Avec l'âge, nos corps subissent un ensemble d'évolutions et de changements, détectables à l'échelle cellulaire et visibles en surface. Ces changements n'auront pas le même impact sur vous que sur vos amis ou sur les membres de votre famille.

## VIEILLIR AU FIL DES DÉCENNIES

Depuis toujours, votre corps change, car cette machine extraordinaire possède la faculté de grandir, de guérir, de se reproduire et, oui, de vieillir. Peut-être avez-vous atteint un âge auquel vous avez subi suffisamment de changements pour accepter que votre corps connaîtra encore quelques évolutions ? La vitesse à laquelle on vieillit et les changements qui accompagnent l'âge diffèrent d'une personne à l'autre. Nous vieillirons tous, mais pas de la même manière. Cependant, certains changements toucheront tout le monde.

Les changements dus au vieillissement ont commencé lorsque vous étiez encore jeune. En effet, chez tous les organismes vivants, du ver de terre à l'être humain, ce processus débute grosso modo à l'âge où la maturité sexuelle est atteinte[11]. Ce qui veut dire qu'au moment où vos seins étaient les plus fermes, où vous ne pensiez pas au vieillissement, sauf peut-être pour pouvoir entrer en boîte de nuit, le processus était en train de s'amorcer dans votre corps.

Les changements ont commencé à se manifester dans vos tissus au moment où vous avez eu le droit de vote. Les tissus de vos poumons, ces formidables baudruches qui permettent de respirer, se sont mis à perdre de leur élasticité, et les muscles qui entourent et soutiennent votre cage thoracique ont commencé à rétrécir. Ce qui veut dire qu'à chaque souffle depuis votre majorité, vous inhalez un tout petit peu moins d'oxygène que la fois précédente[12]. Bien évidemment, vous ne vous en êtes sans doute jamais rendu compte. Peut-être parce qu'à en croire certaines recherches, les compétences cognitives se mettent, elles aussi, à décliner à partir de 24 ans[13] !

## Pour tous les organismes vivants, les transformations liées au vieillissement débutent à l'âge de la maturité sexuelle.

À la trentaine, les changements qui surviennent dans le corps deviennent visibles et perceptibles. Par exemple, on commence à perdre de la masse musculaire[14], en partie parce qu'on a moins d'hormones de croissance et moins de testostérone que dix ans plus tôt. Au même âge, le nombre de cellules composant vos reins diminue. La taille de ces organes diminue, ils filtrent le sang moins efficacement[15]. Vers 30 ans, l'être humain a atteint le point culminant de sa masse osseuse[16], ce qui signifie qu'il est extrêmement important de l'accroître avant l'âge de 35 ans, par le biais de l'exercice physique et de l'alimentation (voir chapitre 9 pour en savoir davantage).

Lorsque arrive la quarantaine, vous avez sans doute de plus en plus de mal à lire la carte au restaurant avec une lumière tamisée. C'est parce que le cristallin de l'œil s'épaissit avec l'âge[17]. Vous vous offrez donc d'élégantes lunettes de lecture. Et là, d'autres signes de vieillissement vous sautent aux yeux : des cheveux blancs dus à une baisse de la production de mélanine[18] dans les follicules pileux et des ridules, conséquences d'une baisse de la sécrétion de collagène[19] dans les cellules de la peau. Peut-être votre dos commence-t-il à vous faire souffrir, en raison de tensions musculaires, d'une hernie discale ou simplement d'un mode de vie trop sédentaire ? Et si, lorsque vous buvez du vin au restaurant, vous prenez un verre de trop, votre gueule de bois, le lendemain, sera autrement plus désagréable qu'à 20 ou 30 ans, en partie parce que le foie ne sait plus éliminer l'alcool aussi efficacement qu'avant[20].

La période de la vie où le vieillissement est manifeste – je ne parle pas de ces changements à peine perceptibles de la vingtaine, mais de la réalité sans fard du vieillissement qu'on découvre à la cinquantaine – est appelée sénescence[21]. Ce terme vient du latin *senectus*, vieux, qui a donné les mots « sénile » et « sénateur ». À ce stade, les cellules sont de plus en plus nombreuses à avoir subi l'impact de plusieurs décennies de vie – on les appelle cellules sénescentes[22]. Durant la sénescence, les effets de l'âge deviennent plus manifestes en surface. À mesure que le temps passe, et qu'il y a de plus en plus de cellules sénescentes, l'individu vieillit de plus en plus (nous en reparlerons en détail au chapitre 6).

À la cinquantaine, vous aurez moins de muscle, moins d'os et moins de graisse sous la peau[23], ainsi que moins de collagène et d'élastine, les protéines qui donnent à la peau sa fermeté et sa souplesse. Les fines ridules de la quarantaine se creusent, la peau de toutes les zones de votre corps commence à se flétrir quelque peu. Vos cycles deviennent sans doute irréguliers, et il se peut que vous commenciez à ressentir les bouffées de chaleur, les sueurs froides ou les difficultés de concentration qui accompagnent la transition vers la ménopause.

À la soixantaine[24], votre peau devient plus sèche, ce qui signifie que cette « acné d'ado » qui vous a embêtée jusqu'à la quarantaine n'est désormais plus qu'un mauvais souvenir. Cependant, votre peau est aussi plus fragile et des taches brunes peuvent faire leur apparition. Si vous êtes sédentaire, il se peut que vos articulations vous donnent du fil à retordre, parce que les cartilages s'usent, les articulations sont moins bien lubrifiées et les muscles s'affaiblissent. La digestion ralentit, et de nouveaux symptômes gastro-intestinaux peuvent faire leur apparition, comme des reflux acides ou de la constipation. Le métabolisme ralentit un peu, ce qui peut conduire à une prise de poids. La vessie peut contenir moins d'urine et ses muscles s'affaiblissent. Attention aux fuites urinaires en riant ou en toussant. (Il se peut aussi que vous ayez besoin d'aller aux toilettes plus souvent.) Après 65 ans, le risque de maladie d'Alzheimer augmente[25] (même si les symptômes peuvent commencer à apparaître vingt ans plus tôt).

À 70 ans, vos papilles gustatives sont moins nombreuses qu'avant et moins sensibles[26], ce qui peut entraîner une perte d'appétit. Il se peut aussi que votre odorat soit altéré, car les nerfs du nez discernent moins bien qu'avant les odeurs légères. La peau de votre cou est plus flasque qu'avant et peut-être avez-vous désormais des bajoues. Le métabolisme continue à ralentir, tandis que le risque de maladie cardiovasculaire augmente. Actuellement, c'est la première cause de décès entre 75 et 84 ans[27].

À partir de 80 ans, votre mobilité peut être réduite[28]. 33 % des plus de 80 ans ont du mal à marcher, plus de 25 % ont du mal à se lever de leur chaise. À cet âge,

## LA COURBE EN U DU BONHEUR

À en croire les études, le sentiment de bonheur et de satisfaction augmente avec l'âge. Outre les rides et les cheveux blancs, l'âge peut aussi être porteur de sentiments positifs, comme un plaisir et une satisfaction accrus. Il n'existe pas de boule de cristal permettant de voir ce que l'avenir nous réserve, mais quantité d'études montrent que les personnes d'un certain âge sont plus heureuses que les jeunes[29].

D'ailleurs, dans toutes les régions du monde, les études montrent que les individus les plus heureux se trouvent dans la tranche de 82-85 ans. Les scientifiques ont même établi une courbe matérialisant la hausse et la baisse du niveau de bonheur au cours de l'existence, qui présente une forme de U. Cette courbe, représentée ci-dessous, montre que nous sommes assez heureux à 18 ans. Puis le bonheur diminue à la vingtaine et à la trentaine, avant de remonter à la cinquantaine.

LA COURBE EN U DU BONHEUR

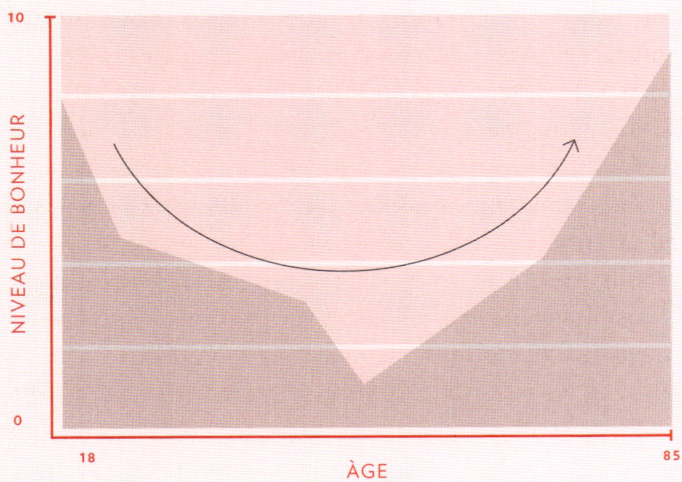


D'autres études révèlent que le stress augmente à la vingtaine et à la trentaine, puis que le stress et les soucis tels que les perçoivent les personnes interrogées diminuent après 50 ans[30]. Notre capacité à gérer nos relations avec notre entourage s'améliore aussi avec l'âge. Tout comme la sagesse.

L'idée que l'âge possède aussi une facette positive n'est pas une vue de l'esprit. De plus, avoir de bonnes raisons de se réjouir de vieillir est excellent pour la santé physique – et manifestement, vieillir est excellent pour le mental.

le risque de développer simultanément plusieurs maladies chroniques augmente (comme l'arthrite, l'hypertension et le diabète) tout comme la probabilité de prendre au moins trois médicaments.

Comme vous le savez, notre espérance de vie est aujourd'hui supérieure à 80 ans. Et un petit pourcentage de la population soufflera ses 100 bougies[31]. Ces centenaires sont des sujets d'études passionnants pour les scientifiques qui s'intéressent au vieillissement, car ils constituent un modèle de ce qui pourrait, un jour, être possible pour l'ensemble de la population. Pourquoi certaines personnes dépassent-elles l'espérance de vie de 80 et quelques années, de loin ? Quel est l'ingrédient magique qui leur permet de vivre si vieilles ?

Certains chercheurs pensent que la superlongévité n'est pas seulement liée à la santé physique, mais aussi à la personnalité de l'individu. Des études réalisées sur des centenaires ont montré que les personnes atteignant l'âge de 100 ans et plus sont, dans l'ensemble, des individus positifs. Ils ne sont ni névrosés ni excessivement anxieux. La plupart d'entre eux sont consciencieux et appliqués, disposés à gérer les aspects pratiques de la vie, et en mesure de le faire. Ils sont aussi plus enclins à prendre soin de leur santé. Les individus qui ont une attitude positive sont également plus nombreux à manger correctement, à faire de l'exercice[32], à ne pas boire trop d'alcool, à ne pas fumer et à aller régulièrement chez le médecin. Avec l'âge, leur aptitude à fonctionner est plus élevée que celle de leurs pères, moins soucieux de leur santé. Les centenaires étudiés sont aussi, en général, des gens confiants et faciles à vivre, extravertis et sociables, cherchant toujours le lien avec les autres. La leçon à retenir : les gens qui portent un regard positif sur le monde et sur le rôle qu'ils y jouent ont tendance à vivre plus longtemps que les autres.

## CHANGEMENT D'ATTITUDE

La Nun Study[33], une étude longitudinale entamée en 1986, a mis en évidence un lien manifeste entre l'attitude et la longévité. Cette étude s'est intéressée à la vie d'un groupe de religieuses catholiques âgées de 75 à 95 ans. Les chercheurs ont collecté les journaux intimes écrits par ces religieuses – des carnets qu'elles avaient tenus toute leur vie – et ils les ont étudiés attentivement, en s'intéressant à leur contenu émotionnel. Ils ont découvert que les sœurs ayant exprimé le plus d'émotions positives dans leur jeunesse ont vécu plus longtemps que celles qui avaient fait état d'émotions plus négatives par le passé.

Les recherches montrent aussi qu'une attitude positive face au vieillissement rejaillit sur la longévité. Ainsi, une étude a souligné que les personnes douées de cette faculté vivent environ sept ans et demi de plus que celles qui redoutent de vieillir[34].

La peur du temps qui passe, l'angoisse face aux changements induits par l'âge peuvent rendre le vieillissement plus difficile. En revanche, aborder cette étape de façon saine a des retombées positives sur la santé[35]. Les gens qui envisagent sereinement l'idée de vieillir vivent mieux cette évolution, tant sur le plan physique qu'émotionnel.

**La science a observé qu'une attitude positive face au vieillissement rejaillit sur la longévité. Une étude a ainsi constaté que des personnes qui ont une vision positive de l'âge vivent environ sept ans et demi de plus que celles qui redoutent de vieillir.**

Cette approche positive n'est pas seulement le fait d'une nature heureuse. La personnalité et le rapport à la vie sont marqués par divers facteurs, comme votre ADN[36], votre environnement, votre milieu social et votre culture. Une attitude positive est certes un trait de personnalité, mais c'est aussi une qualité qui se cultive, par l'éducation, la prise de conscience et l'information.

Depuis les années 1990, le Dr Becca Levy, chercheuse à Yale, s'intéresse au lien entre l'attitude et l'âge. Ses travaux ont montré que des individus ayant été exposés à une attitude positive au sujet du vieillissement ont présenté une amélioration de leurs capacités physiques, comme par exemple la vitesse de marche. Les bienfaits montrés dans l'étude – dus simplement au fait de faire savoir à ces personnes qu'il est possible de vieillir en forme et en bonne santé – étaient comparables à ceux généralement obtenus en faisant de l'exercice physique[37].

C'est incroyable : le simple fait de découvrir que vous pouvez vieillir en étant en forme peut améliorer votre santé.

CHAPITRE 6

# LE MIROIR ET LE MICROSCOPE

*Les secrets du vieillissement cellulaire*

À **LA NAISSANCE D'UNE DE** mes nièces, voici quelques années, ses frères et sœurs étaient tous en âge d'aller à l'école. Celle qui était jusque-là la petite dernière de la famille était émerveillée par la peau du bébé, si douce et si soyeuse.

« Sa peau est si douce, répétait-elle. J'aimerais que la mienne soit ainsi. »

Je lui ai répondu : « Mais tu as 8 ans ! Ta peau est aussi douce que la sienne. »

« Non, la sienne est beaucoup plus douce. C'est magnifique. »

J'ai fait alors ce qu'aurait fait toute tante qui se respecte et je lui ai parlé du cycle de la vie.

« Écoute, ai-je dit. Elle est magnifique. Tu es magnifique. Ta peau à toi était aussi douce quand tu es née. La peau de tata était aussi douce, la peau de mamie aussi. Quand j'avais 8 ans, ma peau était soyeuse comme la tienne aujourd'hui. Et un jour, tu auras une peau comme la mienne. Nous allons tous de l'avant. J'avance dans le temps, tu avances dans le temps. Nous sommes comme des fruits sur un arbre. Il y a d'abord une petite graine, puis une fleur, ensuite un fruit. Et quand ce fruit est trop mûr, il tombe par terre et des animaux viennent le manger. Il s'intègre alors à la terre. »

Les yeux écarquillés, elle m'a fixée en se demandant comment j'avais bien pu passer de la peau soyeuse de sa petite sœur au jour où nous nous ferions tous dévorer par des animaux sauvages.

J'ai donc résumé : « En gros, dès ta naissance, tu commences à mourir. »

Elle s'est exclamée : « Oh, mais enfin, Tata ! »

Tous les enfants ont surenchéri : « Arrête, Tata, c'est horrible ! »

Oui, c'est horrible. Nous naissons avec une peau soyeuse, et puis elle vieillit avec nous – ainsi que tout ce qu'elle entoure. Les rides sont une manifestation extérieure des changements qui surviennent au sein de nos cellules. Les effets de l'âge sur notre peau sont parfois l'un des premiers signes indiquant que le temps passe et que nous devons nous hâter pour avancer aussi vite que lui.

**La qualité de vos organes résulte de vos gènes, de votre hygiène de vie et de votre environnement. Tout comme les rides proviennent de changements survenant au plus profond des cellules de la peau, les troubles cardiaques sont liés à des modifications survenant au plus profond des cellules cardiaques, sanguines, pulmonaires et autres.**

## TOUT VIEILLISSEMENT EST UN VIEILLISSEMENT CELLULAIRE

Ce que vous apercevez à la surface de votre corps est à l'image de ce qui se passe à l'intérieur. Si vous ne « voyez » pas les effets du vieillissement sur vos organes internes, vous pouvez voir indubitablement les outrages du temps sur votre plus grand organe, qui est aussi le seul organe externe : votre peau. Comme pour toutes les parties de votre anatomie, votre peau d'aujourd'hui est à la fois le fruit de vos gènes et de votre environnement. La surface que vous découvrez en regardant dans la glace est un reflet de l'apparence de la peau de votre mère à votre âge, associée à ces longues journées passées à la plage, à tous les oublis de crème solaire[1], aux cigarettes fumées, aux verres de vin que vous avez bus, ainsi qu'au nombre de fois où vous avez ri et froncé les sourcils.

Les rides sont la manifestation extérieure du processus qui se déroule au sein des cellules. La peau de tous les êtres humains vieillit naturellement. Cependant, certaines habitudes, comme des expositions prolongées au soleil, amplifient les effets du vieillissement sur la peau. Les rayons ultraviolets (UV) accélèrent de manière spectaculaire la formation des rides[2] en dégradant le collagène et en faisant perdre de l'élasticité à la peau – un processus appelé « photo-vieillissement ». L'exposition aux UV provoque également des taches brunes[3]. Sans danger, elles constituent toutefois un excellent indicateur de la quantité de dommages dus aux UV que vous avez accumulés au cours de votre existence. Et une trop longue exposition au soleil, c'est bien connu, peut aussi provoquer un cancer de la peau.

La qualité de tous vos organes – visibles ou non – résulte de vos gènes, de votre hygiène de vie et de votre environnement. Tout comme les rides sont le fruit de changements survenant au plus profond des cellules de la peau, les troubles cardiaques résultent de modifications survenant au plus profond des cellules cardiaques, des cellules sanguines, des cellules pulmonaires et autres. Ces changements sont induits par une mauvaise alimentation, par l'absence d'activité physique, par le tabac et par le stress – qui viennent s'ajouter au patrimoine génétique et aux altérations naturelles accompagnant le vieillissement.

C'est pourquoi nous disons que la santé commence dans les cellules, car tout ce qui vous concerne prend racine dans vos cellules. La forme et la structure de votre cœur. Le rythme de ses battements. La qualité du sang qui circule dans vos veines et vos artères, la qualité de celles-ci. Tout comme la nature de vos cheveux, de vos ongles et de votre peau.

## LE CV D'UNE CELLULE

Si vos cellules faisaient acte de candidature pour décrocher un job au sein de votre organisme, elles mentionneraient sur leurs CV à la fois leurs compétences communes et leurs spécialités. Toutes les cellules ont des jobs spécifiques. Les cellules cardiaques battent. Les cellules musculaires se contractent. Mais quel que soit son emplacement, chaque cellule assume deux fonctions fondamentales qui vous maintiennent en vie : elles produisent de l'énergie[4] et elles produisent des protéines. Certaines d'entre elles se divisent également pour donner de nouvelles cellules. Tout au long de votre existence, ces fonctions du vivant sont répétées, toujours et encore.

Ces fonctions sont tellement utilisées et réutilisées pour la santé et la subsistance qu'elles deviennent un élément du processus de vieillissement. Cependant, nos organismes possèdent des mécanismes protecteurs intégrés pour ces fonctions, des outils auxquels le corps peut recourir pour remettre les cellules d'aplomb – et minimiser les dommages dus au temps.

L'essentiel de l'énergie nécessaire à la vie[5] est produit par les mitochondries, lors d'un processus appelé respiration cellulaire. Les mitochondries sont des éléments de la cellule qui servent de centrale énergétique à l'organisme. Mais comme la plupart des producteurs d'énergie, elles génèrent beaucoup de déchets. Et lorsque ces déchets ne sont pas éliminés comme il se doit, ils peuvent contaminer tout leur entourage. Les sous-produits de la génération d'énergie cellulaire – les radicaux libres[6] – peuvent endommager l'ADN. Les molécules voisines, comme les protéines et les lipides, risquent elles aussi d'être affectées. Toute cette instabilité – qui résulte, souvenez-vous, de notre besoin naturel d'énergie – peut conduire à des maladies chroniques[7] associées à l'âge, depuis les maladies cardiovasculaires au cancer en passant par le diabète et les inflammations chroniques.

**Quel que soit son emplacement, chaque cellule assume deux fonctions fondamentales qui vous maintiennent en vie : elles produisent de l'énergie et elles produisent des protéines.**

La production de protéines est une activité essentielle de la cellule, l'être humain étant essentiellement constitué de protéines – notre organisme doit en produire perpétuellement, pour nous permettre de grandir, de guérir et de continuer à vivre. L'ADN est un code contenant des instructions pour construire quantité de protéines différentes, chacune dotée d'une mission spécifique. L'observation d'une protéine au microscope permet de voir qu'elles sont repliées selon des formes complexes, comme des petits origamis. Ce sont ces formes particulières qui permettent aux protéines d'assurer correctement leurs missions spécifiques. Lorsque nous vieillissons, les nouvelles protéines ne sont pas toujours pliées comme elles le devraient[8]. Il arrive que l'intérieur gluant des protéines soit tourné vers l'extérieur. Dans ce cas, ces protéines peuvent s'agglutiner pour former des plaques potentiellement dangereuses et impliquées dans des pathologies liées à l'âge, comme la maladie d'Alzheimer et la maladie de Parkinson.

## GROS PLAN SUR VOS FABULEUSES CELLULES[9]

Chaque cellule abrite un univers miniature, un monde autonome qui transforme substances chimiques et molécules pour produire du vivant. Cela émerveille et rend humble lorsqu'on sait que chaque souffle d'air, chaque bouchée de nourriture contribue à fournir les ingrédients dont nos cellules ont besoin pour nous faire vivre.

Une excellente solution, pour se familiariser avec ses cellules, consiste à prendre du papier et un crayon – ou des crayons de couleur, c'est encore plus amusant – et de dessiner une cellule, organite par organite. Commencez par la MEMBRANE CELLULAIRE, qui est le manteau. Elle maintient les fluides dans la cellule, protège celle-ci des intrus et sert de représentant qui informe les autres cellules du type de celle qu'elles ont en face d'elles. La membrane est couverte de récepteurs, des protéines spécifiques qui communiquent avec le monde extérieur et qui contribuent à décider qui a le droit d'entrer et qui doit attendre dehors. Parmi les substances cherchant à pénétrer dans la cellule, il y a notamment les hormones, les médicaments, le sodium et le glucose. C'est la membrane qui décide si elle va les accueillir ou les éconduire. Si des substances pénètrent dans la cellule alors qu'elles n'ont rien à y faire, ou si des protéines cellulaires doivent être dégradées, il y a au sein des cellules des LYSOSOMES, qui contiennent des enzymes spéciales capables de digérer tout ce qu'elles croisent.

Une fois passé la membrane cellulaire, on se retrouve dans le liquide visqueux du CYTOPLASME. C'est là que se situent les organites. Tout comme l'organisme a des organes qui assimilent l'énergie et éliminent les déchets, les cellules possèdent des organites qui assurent les mêmes fonctions. Les usines qui produisent des protéines au sein de la cellule sont appelées RIBOSOMES. Les protéines synthétisées par les ribosomes sont ensuite envoyées à l'extérieur de la cellule vers les organes et les tissus qui en ont besoin par l'intermédiaire de l'APPAREIL DE GOLGI, un genre de bureau de poste intercellulaire. Pour faire une expédition locale, l'organisme utilise plutôt le RÉTICULUM ENDOPLASMIQUE, qu'on pourrait comparer à un coursier à vélo.

Au centre de l'univers cellulaire, il y a le NOYAU. Celui-ci possède un NUCLÉOLE, qui produit les ribosomes. C'est aussi dans le noyau que vivent vos 46 chromosomes, qui contiennent l'essentiel de l'ADN (vos mitochondries en recèlent quelques-uns, que vous tenez de votre mère. Mais nous en reparlerons plus loin).

L'ADN présent dans le noyau des cellules contient les instructions pour vos gènes, à la fois pour ceux qui sont exprimés – autrement dit, qui ont été activés par le temps ou par votre environnement – et pour ceux qui ne le sont pas. Et puis il y a les MITOCHONDRIES, les centrales énergétiques. Elles utilisent l'oxygène des cellules pour convertir le sucre et les graisses en ATP, autrement dit en énergie humaine utilisable. Les mitochondries génèrent l'énergie utilisée par la cellule pour assurer toutes les fonctions métaboliques.

1 Lysosome
2 Appareil de Golgi
3 Mitochondrie
4 Membrane cellulaire
5 Nucléole
6 Noyau
7 Cytoplasme
8 Ribosome
9 Mitochondrie
10 Réticulum endoplasmique

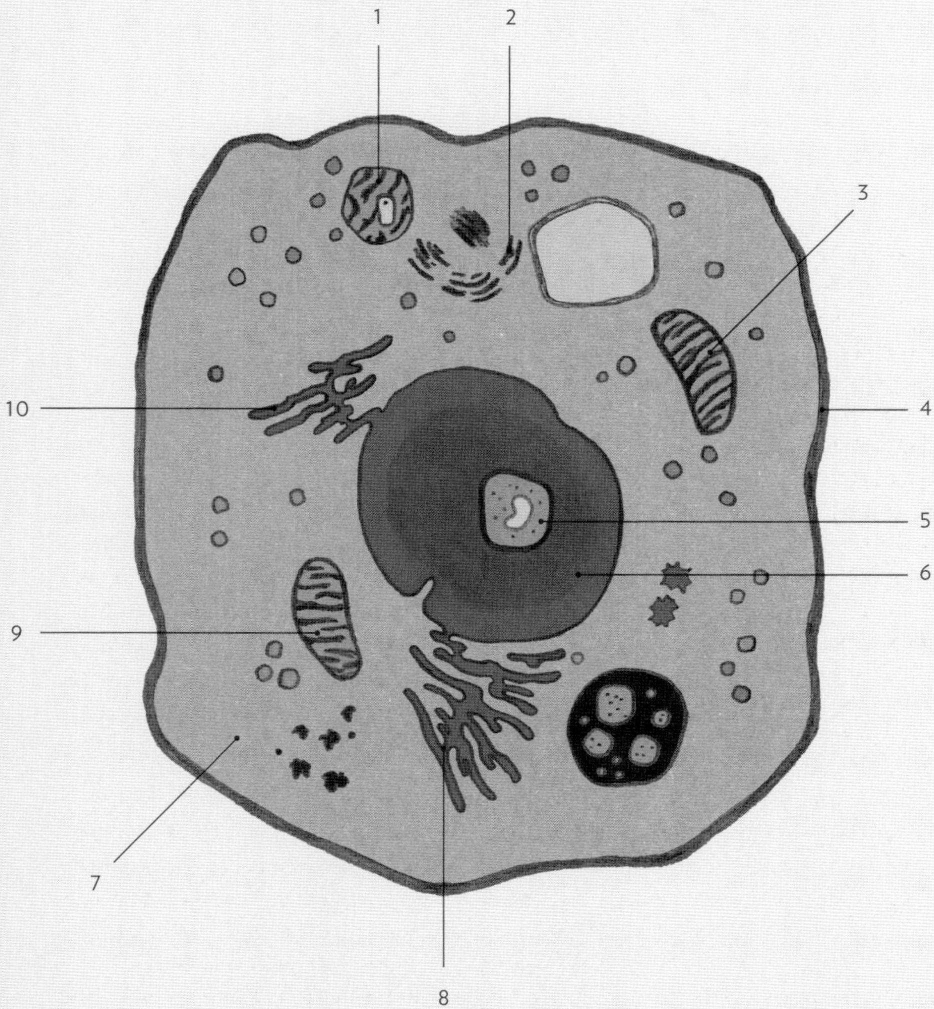

En réalité, à quoi serviraient toutes les protéines et toute l'énergie imaginables s'il n'y avait pas assez de cellules pour les utiliser ? Le corps a besoin d'être approvisionné de manière constante en nouvelles cellules fraîches, pour conserver les organes en bonne santé et en état de fonctionner. Les nouvelles cellules sont créées lorsqu'une « vieille » cellule se divise pour créer une copie identique d'elle-même. À chaque fois que cela se produit, la cellule doit copier son matériel génétique avec une précision totale. Une division cellulaire exacte est essentielle à la santé, surtout avec l'âge, car des cellules qui ne se divisent pas correctement[10] peuvent à terme muter en cellules cancéreuses ou en d'autres types de cellules malades.

Le fait est que quand nous vieillissons, nos cellules sont un peu moins en mesure d'accomplir les tâches essentielles de la vie que lorsqu'elles étaient jeunes (et nous aussi). Les processus par lesquels les cellules produisent de l'énergie, des protéines et de nouvelles cellules nous maintiennent en vie, mais ils recèlent aussi le potentiel de créer des situations de danger dans le corps. N'est-il pas incroyable de penser que chaque partie du corps est composée de ces minuscules éléments et que notre santé dépend d'eux ? Mais mieux on comprend le vieillissement des cellules, mieux on sait comment guérir son corps de l'intérieur, en prenant soin de ses cellules et en favorisant leurs mécanismes protecteurs naturels.

## ANTIOXYDANTS : POURQUOI LES LÉGUMES VERTS À FEUILLES PROTÈGENT NOS CELLULES

Si vous mangez sainement ou si vous consommez des produits anti-âge, la notion d'antioxydants vous est sans doute familière. Ce terme apparaît souvent sur les étiquettes des aliments et des crèmes pour la peau, et on nous chante leurs louanges. Nous sommes nombreuses à savoir vaguement que les antioxydants sont bénéfiques, sans trop comprendre de quoi il s'agit précisément, ni pourquoi ils sont si bons pour la santé.

Les antioxydants, présents par exemple dans la vitamine C et E, aident le corps à combattre les effets nocifs de l'oxydation, un processus naturel qui survient au sein des cellules lorsqu'elles produisent de l'énergie. Bien que les antioxydants sous forme de compléments alimentaires soient souvent présentés par leurs fabricants comme une véritable fontaine de Jouvence, il y a peu de preuves scientifiques montrant que la consommation de ces compléments est efficace dans la prévention des maladies chroniques. Il semblerait même que des doses élevées de certains antioxydants, comme la vitamine C et E, pourraient être nocives[11]. En revanche, la consommation régulière de légumes, de céréales complètes et de fruits naturellement riches en antioxydants constitue la meilleure stratégie pour rester en bonne santé en vieillissant.

Les mitochondries des cellules utilisent 95 % de l'oxygène que vous respirez pour alimenter la respiration cellulaire[12]. Cependant, cette production d'énergie génère aussi un stress pour les cellules : c'est le stress oxydant. Nécessaire à la respiration cellulaire, l'oxygène est également dangereux pour vos cellules. Pour pouvoir survivre dans l'atmosphère riche en oxygène du corps, les cellules doivent transformer en eau les déchets issus de la production d'énergie. Sans cette astuce biologique, l'oxygène est toxique[13]. Vous connaissez l'effet de l'oxydation sur les vieux outils et sur les clôtures – lorsque le fer oxyde, cela donne de la rouille. Avez-vous envie que le même phénomène se produise dans vos cellules ? Sûrement pas.

Voilà comment fonctionne la respiration cellulaire : quand vous mangez, les cellules de la totalité de votre corps, des muscles au cerveau, dévorent et brûlent les nutriments contenus dans les aliments, qui sont transportés jusqu'à eux par l'intermédiaire du sang. Les glucides sont dégradés en sucres simples, comme le glucose, pour devenir à terme de l'ATP (adénosine triphosphate), une molécule impatiente de venir fournir de l'énergie à vos cellules. Vos mitochondries vont transformer l'ATP en énergie utilisable capable de faire bouger votre corps, tout comme le moteur d'une voiture transforme l'essence ou l'électricité en énergie pouvant déplacer le véhicule. Cette énergie utilisable s'appelle de l'ADP.

Lorsque vous faites de l'exercice, le corps répond au besoin d'énergie accru en produisant davantage de mitochondries[14]. Plus vous faites de sport, plus il vous faut d'ATP et plus votre corps va construire d'usines pour fournir cette énergie.

Dans ce processus de création et d'utilisation de l'énergie, nos cellules s'appuient sur un échange d'électrons d'une molécule à l'autre ou d'un composé à l'autre (un composé chimique étant une molécule constituée de plusieurs éléments). Ce processus alimente les muscles en énergie, mais il laisse aussi certaines molécules ou certains composés avec moins d'électrons qu'au départ. Or des molécules qui ont perdu un électron sont instables, affamées[15]. Il leur manque une partie d'elles-mêmes. Elles deviennent alors des radicaux libres et attaquent d'autres molécules, comme des bandits de grand chemin, pour les dépouiller de leurs électrons et les endommager au passage. Une fois dépouillées, les victimes deviennent à leur tour des agresseurs, attaquant d'autres molécules jusqu'à ce qu'elles aussi aient trouvé l'électron qu'elles cherchaient.

C'est là qu'interviennent les antioxydants, qui protègent les cellules et les mitochondries du stress oxydant provoqué par les bandits de grand chemin voleurs d'électrons. Ils le font par le biais de travaux d'intérêt général : ils s'approchent des radicaux libres et leur offrent leurs électrons, ce qui stabilise les radicaux libres. Les vitamines C et E peuvent agir comme antioxydants[16] en protégeant les cellules des composés oxydés et des radicaux libres, en donnant leurs électrons aux composés qui en ont besoin. Cela empêche ces composés de se mettre en chasse et d'endommager au passage d'autres molécules.

**Vous avez pu constater l'effet de l'oxydation sur les vieux outils : lorsque le fer oxyde, cela donne de la rouille. Avez-vous envie que le même phénomène se produise dans vos cellules ? Sûrement pas.**

On disait autrefois que les muscles squelettiques – qui assurent quantité de fonctions, allant du maintien du corps en position verticale à la marche en passant par le hochement de tête – souffraient de l'oxydation mitochondriale avec l'âge. Or une nouvelle étude suggère que leur déclin pourrait être dû à la sédentarité ou à la maladie, et non à l'âge. Pour le démontrer, les chercheurs ont comparé la fonction mitochondriale de douze sportifs d'un certain âge à celle de neuf jeunes sportifs – et ils n'ont pas constaté de déclin important des muscles squelettiques avec l'âge[17]. Raison de plus pour faire du sport.

Le cerveau est particulièrement menacé par le stress oxydant et par les dommages qu'il peut provoquer. Bien que son poids soit infime comparé au reste du corps, le cerveau est exigeant et affamé – les neurones ont besoin de beaucoup d'énergie[18], tout le temps. Sans un approvisionnement régulier en glucose provenant de l'alimentation et en oxygène – le cerveau utilise 20 % du sang riche en oxygène[23], alors qu'il ne représente que 2 % de la masse corporelle – les neurones meurent. Cependant, les radicaux libres issus de la production d'énergie peuvent gravement endommager les cellules du cerveau. Ces dégâts oxydants pourraient jouer un rôle dans la maladie d'Alzheimer[24].

## GROS PLAN SUR LES MITOCHONDRIES

Si on coupait une mitochondrie en deux pour voir ce qu'il y a à l'intérieur, on verrait quelque chose qui ressemble à une œuvre d'art moderne : un magnifique ensemble de courbes et de plis. Sans les mitochondries, nous serions incapables de produire toute l'énergie nécessaire à la vie. Hormis leur caractère esthétique et leurs capacités à produire de l'énergie, les mitochondries sont aussi extraordinaires pour quantité d'autres raisons.

Tout d'abord, elles ont été des cellules indépendantes[19], avant d'être englouties par une cellule plus grande. Incroyable, non ? On suppose que dans la nuit des temps, une petite cellule procaryote – une créature unicellulaire – aurait pénétré dans une cellule procaryote plus grande. Le grand organisme n'a pas digéré le plus petit, les deux créatures ont au contraire appris à coexister. La plus grosse fournissait la nourriture, la plus petite, à l'intérieur, apportait l'énergie. En partant de cette union, des créatures de plus en plus grandes auraient évolué, jusqu'à donner les êtres humains, leurs descendants.

Tous les organismes pluricellulaires possèdent des mitochondries[20]. Dans la mesure où celles-ci étaient autrefois des cellules indépendantes, on comprend qu'elles possèdent leur propre ADN. Bien que le génome compte entre 20 000 et 25 000 gènes au total[21] (selon le projet génome humain), seuls 37 gènes se trouvent au sein des mitochondries[22]. Et tandis que l'ADN contenu dans le noyau des cellules nous vient de nos deux parents, l'ADN des mitochondries est transmis uniquement par les mères. Pour cela, cet ADN mitochondrial reste intact au fil des générations. Si vous avez déjà essayé de déterminer vos origines par le biais d'un prélèvement d'ADN effectué à l'intérieur de vos joues, c'est l'ADN mitochondrial qui a apporté des informations précieuses.

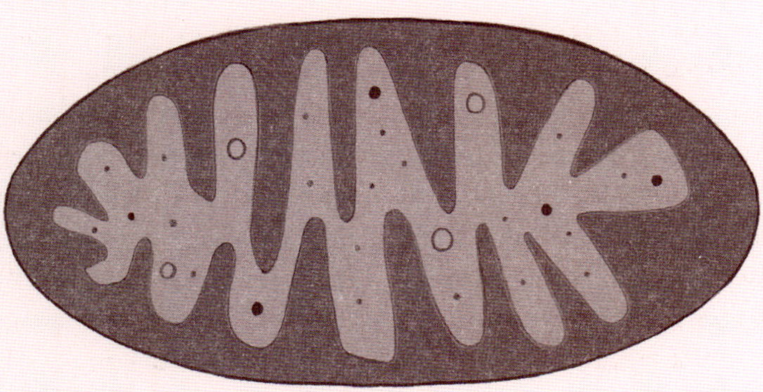

## LA DIVISION CELLULAIRE ET VOS TÉLOMÈRES

La plupart des cellules se divisent, toujours et encore. C'est ainsi que vous êtes passé du stade de cellule unique à celui d'être humain adulte. C'est ainsi que vos tissus et vos organes se régénèrent au fil du temps, c'est ainsi que la peau cicatrise. La division cellulaire est fondamentale. Chaque cellule est un réceptacle précieux qui renferme les informations sur votre vie : votre ADN.

L'ADN est comparable à un long collier de perles, contenant chacune un minuscule fragment d'information vous concernant : vos gènes. Les gènes renferment les consignes nécessaires à la production de protéines et à toutes les autres fonctions cellulaires. Ils sont organisés et regroupés en chromosomes. Votre collier d'ADN est composé de deux brins de ce code génétique, tout replié dans cette structure en « double hélice ». Une fois déplié, le brin d'ADN mesure 2 m[25] – et abrite toutes les informations génétiques contenues dans chacune de nos microscopiques cellules. Lorsqu'une cellule se divise, elle doit copier toutes ces informations à l'identique. Pour cela, des enzymes viennent séparer les deux brins, puis parcourent chaque chaîne sur toute sa longueur pour créer les moitiés manquantes. Une défaillance ou une erreur de copie lors de la réplication peut mettre en péril la santé de la personne.

À chaque fois qu'une cellule se divise – ce qui peut se produire très souvent, notamment dans l'estomac où les cellules se renouvellent tous les cinq jours[26] – les extrémités des brins d'ADN sont très fragiles. Lorsque l'ADN est copié à d'innombrables reprises, il arrive que les extrémités des brins s'endommagent – et que des informations génétiques importantes se perdent. Or des modifications dans nos informations génétiques peuvent provoquer des mutations susceptibles d'entraîner l'apparition de maladies[27].

Heureusement, nos cellules ont des mécanismes spécifiques pour préserver notre santé et assurer notre survie : il s'agit de protections situées à l'extrémité des brins d'ADN, appelées télomères[28]. Ces télomères comptent parmi les plus petits éléments de l'organisme, mais ils assurent l'une des missions les plus importantes qui soient : protéger les extrémités fragiles des chromosomes – un peu comme ces morceaux de plastique au bout des lacets, qui empêchent le tissu de se défaire. Les télomères interviennent à chaque fois que vos cellules se divisent, protégeant l'ADN de dégâts susceptibles de menacer votre santé.

Nos connaissances sur les télomères nous viennent en grande partie des travaux d'une chercheuse, le Dr Elizabeth Blackburn, qui a commencé à séquencer les extrémités de l'ADN dans les années 1980. Ses travaux, qui lui ont valu, à elle et à son équipe, le prix Nobel de médecine en 2009, montrent que tout comme les télomères protègent les chromosomes, nos cellules possèdent aussi une protection intégrée pour les télomères : il s'agit de la télomérase[29], une enzyme qui contribue à réparer et à allonger les télomères raccourcis et abîmés.

À mesure que nous vieillissons et que nos cellules continuent à se diviser, nos télomères deviennent de plus en plus courts. D'ailleurs, la longueur des télomères[30] est un indicateur de votre santé à l'échelle cellulaire. Des télomères courts indiquent que vous pourriez tomber malade. Lorsque les télomères sont trop courts[31] pour protéger les chromosomes, il est probable que votre matériel génétique ne sera pas copié de manière parfaite lors de la division cellulaire et que des cellules subiront une sénescence.

Cependant, la division cellulaire n'est pas la seule cause du raccourcissement des télomères – un élément important pour quiconque souhaite savoir comment vieillir en bonne santé. Les scientifiques s'intéressent à l'incidence de facteurs environnementaux, comme le stress, sur notre santé cellulaire.

**Les télomères comptent parmi les plus petits éléments de l'organisme, mais ils assurent une mission de la plus haute importance : ils protègent les extrémités fragiles des chromosomes.**

Pour en savoir davantage sur ce sujet, nous sommes allées à l'université de Californie, à San Francisco, pour y rencontrer Elissa Epel, une psychologue qui nous a livré des informations passionnantes sur le fonctionnement de nos cellules. Il y a quinze ans, elle a rencontré le Dr Blackburn pour aborder avec elle le vieillissement cellulaire sous un angle interdisciplinaire et étudier l'impact du stress psychologique sur nos cellules.

Le Dr Epel a réalisé une étude faisant intervenir deux groupes de mères. Les premières avaient une progéniture en bonne santé, les secondes des enfants atteints d'une maladie chronique. Les chercheurs ont mesuré les télomères et la télomérase de toutes ces mères. Ils ont découvert que celles soumises à un stress chronique[32] dû aux soins prodigués au quotidien avaient des télomères plus courts et moins de télomérase. D'autres études ont montré que les femmes qui étaient les principales aidantes de conjoints atteints de démence avaient elles aussi des télomères plus courts. Les femmes obèses ont des taux de télomérase inférieurs à la moyenne. D'autres travaux ont montré qu'une mauvaise alimentation et un manque d'exercice peuvent également entraîner un raccourcissement des télomères[33].

Avant les travaux d'Elissa Epel et d'Elizabeth Blackburn, les scientifiques pensaient que seuls nos gènes déterminaient la longueur des télomères. Puis on a découvert que le stress et nos modes de vie nous affectent sur le plan biologique, et que ces modifications sont mesurables au sein des cellules.

**Dans l'ensemble, les femmes ont des télomères plus longs que les hommes, ce qui pourrait en partie expliquer qu'elles vivent plus longtemps.**

Que pouvons-nous faire pour protéger nos télomères ? Des études ont montré qu'une alimentation riche en nutriments, un repos suffisant et la gestion du stress sont associés à des télomères plus longs. Le sexe de la personne intervient également. Les femmes ont, dans l'ensemble, des télomères plus longs que les hommes[34], ce qui pourrait en partie expliquer, pour certains scientifiques, qu'elles vivent plus longtemps que les hommes.

## LE MODE « VEILLE » DE NOS CELLULES : COMPRENDRE LA SÉNESCENCE

Comprendre la sénescence est essentiel pour quiconque s'intéresse au vieillissement. Comme toutes les autres parties de notre corps, nos cellules sont un peu moins en forme avec l'âge. Quand une cellule est trop vieille pour pouvoir se diviser correctement et quand ses télomères ont raccourci au point de ne plus être efficaces, elle peut devenir sénescente. La sénescence correspond à un stade de dormance, un genre de « mode veille » cellulaire. Les chercheurs estiment que cette pause constitue une protection déterminante contre le cancer[35], qui survient lorsque des cellules endommagées se divisent et créent de nouvelles cellules. Les organismes qui ne connaissent pas la sénescence meurent généralement jeunes, souvent en raison d'un cancer. Lorsqu'il est à son efficacité maximale, le système immunitaire détecte les cellules sénescentes et les élimine régulièrement[36]. Le corps les remplace par des cellules saines, capables de se diviser en toute sécurité et correctement.

À 50 ans, notre organisme compte bien plus de cellules sénescentes que dans notre jeunesse, et celles-ci deviennent de plus en plus nombreuses au fil des ans[37]. Cependant, les cellules sénescentes sont-elles pour autant responsables du vieillissement ? C'est l'une des questions à laquelle les chercheurs tentent de répondre. Diverses études ont montré que détruire les cellules sénescentes chez les souris empêche celles-ci de développer certaines pathologies liées à l'âge (comme la cataracte) et de s'affaiblir[38].

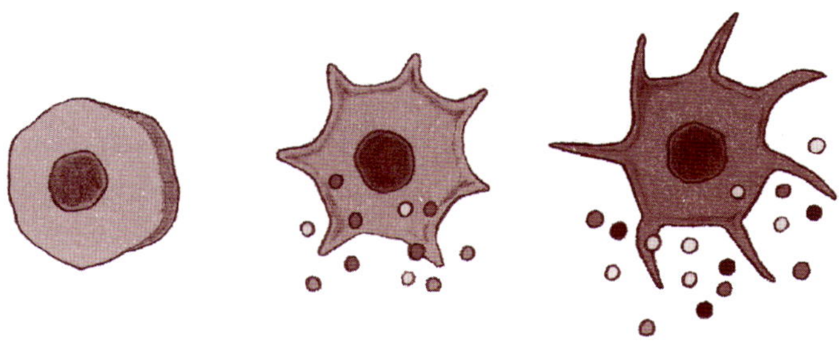

CELLULE SAINE CELLULE SÉNESCENTE CELLULE EN FIN DE VIE

Nous avons eu l'honneur de rencontrer le Dr Judith Campisi, du Buck Institute. Cette experte travaille sur le lien entre la sénescence, le vieillissement et le cancer. Notre entretien a été si animé qu'après notre départ, ses collègues installés un étage plus haut l'ont appelée pour lui demander si elle n'avait pas fait une fête en oubliant de les inviter. Car pendant qu'ils s'adonnaient tranquillement à leurs recherches, nous avons eu une discussion passionnante et nous avons observé une cellule sénescente au microscope. Nous avons appris que bien que la sénescence protège des mutations susceptibles de conduire au cancer, les cellules sénescentes libèrent aussi des substances inflammatoires qui peuvent, à terme, accélérer le processus de vieillissement. Des études ont montré que ces substances peuvent aussi contribuer à la formation de tumeurs[39]. Cependant, on sait également que les sécrétions de cellules sénescentes améliorent l'aptitude de l'organisme à cicatriser[40] et envoient aux cellules du système immunitaire le signal qu'il faut réparer des tissus endommagés.

De plus amples recherches sont en cours dans le laboratoire du Dr Campisi pour mieux comprendre toutes les implications de la sénescence sur notre organisme et les bienfaits que nous pourrions tirer de ce mécanisme de protection cellulaire tout en minimisant ses aspects négatifs.

## DES CELLULES SAINES POUR UN CORPS SAIN

Nous avons tous commencé notre existence sous la forme d'un organisme unicellulaire appelé zygote, le plus grand type de cellule du corps humain. En neuf mois seulement, cette unique cellule, alimentée par l'énergie de la respiration cellulaire et utilisant des éléments de construction issus de la nutrition, s'est divisée, des millions de fois, pour vous créer vous, un joli petit bébé. En ce moment, jour après jour, vos cellules assurent les fonctions vitales qui vous permettront de vieillir une année de plus, puis encore une année.

Les protections cellulaires de l'organisme – les télomères, l'apoptose, la sénescence – sont essentielles pour corriger les erreurs, car comme les êtres humains, les cellules peuvent se tromper. Si nous apercevons les effets du vieil-

### COMME LES FEUILLES MORTES

Lorsque les télomères d'une cellule sont trop courts, la cellule peut devenir sénescente et hiberner un temps. Il se peut aussi qu'elle meure.

La mort de certaines cellules est claire et nette. Dans d'autres cas, le processus est différent. Lorsque survient une blessure ou une maladie, un groupe de cellules peut imploser, disséminant alors des toxines nocives dans les cellules environnantes, ce qui crée une zone inflammatoire. Ce processus, appelé nécrose[41], provoque la mort irréversible des tissus. Mais lorsque des cellules isolées sont touchées, l'essentiel de la mort cellulaire survient par le biais de l'apoptose[42], un processus biologique normal. La racine grecque de ce terme signifie « feuilles tombant des arbres ». Dans ce type de mort cellulaire, la cellule suit simplement son programme jusqu'à sa conclusion naturelle – lorsqu'il est temps de disparaître, elle se replie proprement. Le système immunitaire remarque alors les modifications survenant à la surface de la cellule et envoie des globules blancs l'encercler, l'entourer et la dévorer – c'est l'un des extraordinaires mécanismes intracellulaires pour réduire, réutiliser, recycler. Par l'apoptose, une cellule morte subvient aux besoins d'autres cellules en disparaissant[43], un peu comme la feuille d'un arbre, une fois tombée au sol, vient nourrir le végétal dont elle est issue[44].

lissement en surface, nous ne voyons jamais le résultat de la majorité des dommages pouvant être dus à ce processus – les erreurs susceptibles de survenir lors de la division et de la respiration cellulaires –, car le corps excelle à se réparer.

Tout au long de son existence, le corps, lorsqu'il est en bonne santé, est dans un état perpétuel de transformation, de renouvellement et de renaissance, au niveau le plus microscopique qui soit. Notre santé commence dans nos cellules. Tout signe de vieillissement visible et perceptible à la surface, toute poche, ride et douleur commencent dans vos cellules. Dynamiques, celles-ci réagissent à votre environnement, au niveau de stress auquel vous êtes soumise, à votre alimentation, à vos hormones et à l'expression de vos gènes. Les cellules naissent, suivent leur destin puis meurent, pour vous permettre de continuer à vivre et à vieillir.

Elles sont les héroïnes méconnues qui permettent au corps d'accomplir un voyage dans le temps biologique.

CHAPITRE 7

# CHANGEMENTS DE FORMES

*Comment le corps féminin évolue au fil du temps*

MON CORPS A CHANGÉ. Un jour, en me séchant après ma douche, j'ai remarqué que la peau de mes cuisses n'était plus pareille. Tout comme le reste de mon corps, mes cuisses commencent à présenter des signes indiquant qu'elles sont mortelles. Ce que cela implique pour moi, très concrètement, c'est que si je ne veille pas à maintenir la masse musculaire de mes cuisses en continuant à faire de l'exercice, je constaterai un beau jour que mes quadriceps fatiguent et me font mal en montant les escaliers, les bras chargés de courses. Voici peu de temps encore, je pouvais zapper quelques jours de sport. Cela affectait mon énergie et mon humeur, mais mon corps restait assez résilient. Il ne me fallait alors que quelques jours d'entraînement intensif pour que tout redevienne comme avant et que je retrouve une sensation de vigueur. Aujourd'hui, j'ai l'impression que plus rien ne redevient comme avant – et qu'il faut bien plus de quelques jours pour constater un changement.

Mon corps est différent de ce qu'il était voici encore quelques années à peine. Ces vingt dernières années, j'ai entretenu ma forme à des niveaux d'intensité différents. Par moments, je me tenais à un entraînement très rigoureux et chronophage, à d'autres je préférais maintenir un niveau de forme physique plus facile à intégrer à ma vie quotidienne. Chacun de ces niveaux a produit des résultats différents, mentalement, physiologiquement et esthétiquement. Je me suis toujours efforcée de choisir des exercices adaptés aux besoins de mon corps et à mon âge.

Aujourd'hui, pour être aussi en forme qu'il y a dix ans, je devrais faire beaucoup plus de sport. Bien sûr, je savais que ce jour finirait par arriver. Il n'empêche que cela a été un choc lorsque cela s'est produit. Je m'étais tellement habituée à mon corps et je savais exactement ce qu'il fallait faire pour obtenir les résultats souhaités. Mais aujourd'hui, alors que j'ai la quarantaine, mon corps évolue différemment. Et certains de ces changements échappent à mon contrôle.

La forme que prendra notre corps avec l'âge dépend de la santé et de la résilience de tous les systèmes de l'organisme, qui fonctionnent en synergie.

Les altérations liées à l'âge semblent arriver sans prévenir et subitement, et c'est ce qui nous fait peur. Mais, en réalité, nos corps changent depuis notre naissance. À mesure que nos cellules se sont divisées, encore et encore, nos anatomies ont évolué. Perdant leurs rondeurs, les adorables bébés potelés sont devenus des petits enfants curieux, puis des adolescents longilignes, avec toutes les modifications physiques qui surviennent au cours de ces années. Une fois que nous avons atteint notre maturité sexuelle, les changements se sont faits moins perceptibles (sauf si vous avez eu une ou plusieurs grossesses, un état qui entraîne des changements très, très visibles !).

Notre évolution physique est liée à nos gènes et à nos hormones, qui contribuent à tout régir, du système respiratoire à la circulation sanguine en passant par la peau et les muscles. La forme que prendra notre corps avec l'âge dépend de la santé et de la résilience de tous les systèmes de l'organisme, qui fonctionnent en synergie.

## CE QU'IL FAUT SAVOIR SUR LES HORMONES[1]

Soif, faim, fatigue, désir – nombre de nos sensations physiques et émotionnelles du quotidien commencent par quelques gouttes d'hormones qui envoient des signaux au cerveau. En réalité, toute notre expérience de la vie est influencée par un ballet intriqué de substances chimiques – y compris les changements que subit le corps avec l'âge.

Les hormones sont des messagers chimiques produits par divers organes et glandes. Leur mission : communiquer des informations au cerveau et aux différentes parties du corps. Le mot « hormone » vient du grec *horman*[2], qui signifie « exciter » – et nous le savons, les hormones peuvent avoir un effet assez excitant, il est vrai ! Elles jouent un rôle fondamental dans quantité de processus permettant de rester en vie et en bonne santé, comme former de nouveaux muscles et os, digérer, préserver l'hydratation et la glycémie. À mesure que nous grandissons, que nous nous développons[3] et que nous vieillissons, le dosage de nos hormones change, tout comme les messages qu'elles envoient.

**Nombre de nos sensations commencent par quelques gouttes d'hormones qui envoient des signaux au cerveau. En réalité, toute notre expérience de la vie est influencée par un ballet intriqué de substances chimiques.**

Les hormones sont produites par le système endocrinien[4], qui se compose d'un ensemble de glandes et d'organes situés dans l'ensemble du corps. L'hypophyse – une minuscule glande de la taille d'un petit pois située dans le cerveau – est la « glande maîtresse » de ce système : elle orchestre le fonctionnement de nombreuses autres glandes dans le corps. Derrière l'hypophyse se trouve l'hypothalamus, la zone du cerveau qui assure l'homéostase, à savoir l'équilibre interne entre tous les systèmes de l'organisme. L'hypothalamus produit des hormones et des impulsions électriques qui envoient des signaux à l'hypophyse, comme un policier chargé de la circulation, pour lui dire quelles hormones produire, et quand.

Parmi les hormones produites par l'hypophyse, il y a l'hormone de croissance, ou HGH, dont le niveau fluctue au cours d'une vie : il augmente durant l'enfance[5] où il contribue à stimuler la croissance des os et des cartilages, il culmine ensuite à la puberté, puis décline naturellement après la quarantaine. L'hypophyse produit également l'hormone folliculo-stimulante[6], ou FSH, qui stimule les ovaires pour permettre l'ovulation. Durant la transition vers la ménopause, la production de FSH augmente. Les dosages de cette hormone dans le sang[7] sont d'ailleurs l'un des moyens dont disposent les médecins pour évaluer si une femme est ménopausée ou pas. Après la ménopause, le taux de FSH reste élevé.

L'hypophyse sécrète également la TSH, ou thyréostimuline, qui stimule la thyroïde, une glande du cou qui intervient dans quantité de mécanismes de régulation, de la température corporelle à la puissance des muscles en passant par le rythme cardiaque. Chez la personne jeune, la TSH est libérée en fonction du cycle éveil-sommeil, la production de TSH se poursuivant tout au long de la journée pour culminer le soir. Lorsque nous vieillissons, ce pic du soir s'atténue, ce qui peut parfois provoquer une sous-production de TSH – ou hypothyroïdie.

Les problèmes de thyroïde sont plus courants chez la femme que chez l'homme. L'hypothyroïdie est aussi plus répandue chez les plus de 60 ans[8]. Lorsque l'hypothalamus envoie un signal électrique au lieu d'un signal hormonal, l'hypophyse peut libérer de l'hormone antidiurétique (ou ADH), qui participe à l'équilibre en eau de l'organisme en incitant les reins à réabsorber les liquides. Le taux d'ADH dans le sang augmente avec l'âge[9], ce qui est lié au risque de développer de l'hypertension et une maladie cardiovasculaire. Un taux élevé d'ADH accroît également le risque de déshydratation chez les personnes âgées[10], car leurs reins sont moins sensibles et réagissent moins à l'ADH.

Le cerveau compte une autre glande endocrine, l'épiphyse ou glande pinéale, qui sécrète la mélatonine. Vous connaissez sans doute cette hormone, que certaines personnes prennent en comprimés en cas de troubles du sommeil. Elle aide le corps à reconnaître le moment où il est temps de se dire que la journée est terminée et qu'il faut se reposer. La mélatonine agit également sur la libération d'hormones liées à la fonction reproductrice chez la femme et sur le moment de cette libération. Elle intervient dans la régulation des cycles menstruels et dans le début de la ménopause[11].

## NOS OVAIRES, NOTRE VIE

Vos ovaires contiennent tous les ovocytes que votre corps produira au cours de son existence. Cependant, les ovaires interviennent dans bien d'autres activités que la reproduction. Tout d'abord, ils entretiennent une conversation permanente avec le cerveau. Les ovaires sont de vraies commères – pendant toute votre vie, ils discutent de vous avec votre cerveau.

Vous êtes venue au monde avec deux ovaires entièrement développés, situés de part et d'autre de votre pubis, comme des fruits attachés à des tiges qui seraient

## COMPRENDRE LES MALADIES THYROÏDIENNES

Avec l'âge, vous entendrez sans doute de plus en plus parler des maladies de la thyroïde, car le risque augmente chez la femme en vieillissant. Après la ménopause, il s'accroît même de manière spectaculaire.

La thyroïde sécrète des hormones qui régissent quantité de fonctions vitales de l'organisme, notamment le métabolisme. Les problèmes de thyroïde peuvent entraîner des troubles menstruels, des difficultés à procréer et des problèmes pendant la grossesse[12]. Les femmes venant d'accoucher peuvent présenter une thyroïdite du post-partum[13]. Cette inflammation de la thyroïde, qui touche 10 % des femmes, provoque souvent fatigue et irritabilité. On estime que 2 % des adultes d'un certain âge[14] souffrent d'hyperthyroïdie (fonctionnement excessif de la thyroïde) et 1 personne sur 25 d'hypothyroïdie (fonctionnement insuffisant de la thyroïde).

**QUELQUES SYMPTÔMES DE L'HYPERTHYROÏDIE[15]**

- Irritabilité, troubles de l'humeur, nervosité, hyperactivité et anxiété
- Transpiration, sensibilité aux températures élevées
- Tremblements des mains
- Perte de cheveux
- Absence de règles ou règles moins abondantes (si vous êtes toujours réglée)

**QUELQUES SYMPTÔMES DE L'HYPOTHYROÏDIE**

- Troubles du sommeil
- Sensation de fatigue
- Difficultés de concentration
- Sécheresse de la peau et des cheveux
- Déprime
- Frilosité
- Douleurs dans les muscles et les articulations
- Règles fréquentes et abondantes (si vous êtes toujours réglée)

- Avec l'âge, les individus souffrant d'hypothyroïdie associée à un taux de cholestérol élevé ont un risque accru de maladie cardiovasculaire[16]. L'hyperthyroïdie quant à elle augmente le risque d'ostéoporose.

On peut facilement dépister les maladies thyroïdiennes et les traitements sont efficaces[17]. L'hypothyroïdie se soigne avec des hormones thyroïdiennes de remplacement, l'hyperthyroïdie avec des bêtabloquants ou des antithyroïdiens. Si vous avez des symptômes inhabituels évoquant une maladie thyroïdienne, parlez-en à votre médecin.

les trompes de Fallope, elles-mêmes reliées à l'utérus. Les autres organes du système reproducteur sont d'un joli rose[18], tandis que les ovaires, plus minimalistes, sont gris. Et ces petites fabriques d'hormones comptent parmi les organes les plus importants du corps, surtout avec l'âge.

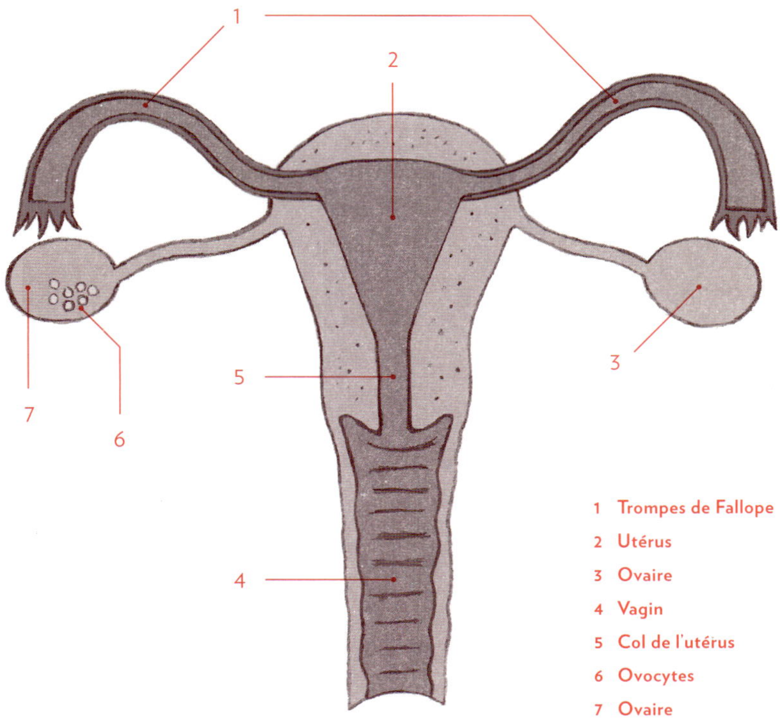


Les ovaires, qui appartiennent au système endocrinien, produisent essentiellement deux hormones, l'œstrogène et la progestérone. Le dialogue entre votre cerveau et vos ovaires a commencé lorsque vous étiez encore toute petite[19]. Votre hypothalamus a libéré les premières gouttes d'hormones, qui ont incité vos ovaires à répondre par un message hormonal – une conversation qui a eu pour effet de susciter en vous de la curiosité pour votre corps et celui des autres. Puis, vers l'âge de 5 ans, votre hypothalamus a cessé de sécréter ce stimulateur de curiosité et votre intérêt pour les considérations physiques s'est estompé, pour quelques années. Cela vous a permis de vous concentrer sur toute la richesse de l'existence, en tant qu'être non-reproducteur, qui se consacre au jeu, à l'apprentissage et à la création (activités que, soit dit en passant, vous pourrez retrouver après la ménopause). Vers 10 ans, vous avez reçu de nouveau une dose d'hormones sexuelles et soudain, vous avez remarqué que plusieurs camarades de votre classe étaient carrément canon. Et ce n'était là que la dose annonciatrice, avant l'influx hormonal plus intense provenant des ovaires qui n'a pas tardé à changer votre vie à tout jamais.

Depuis le début, de la naissance jusqu'à la puberté, vos ovaires attendaient d'enclencher la transformation de votre corps d'enfant en corps de femme. Avant de libérer des ovocytes, vos ovaires ont sécrété de l'œstrogène et de la progestérone[20], préparant votre corps à vous emporter de la planète de l'enfance vers une galaxie nouvelle, celle de la vie de jeune femme, avec toutes les merveilles et les difficultés que cela comporte. Avec la libération progressive de ces hormones, vos hanches se sont élargies, vos seins ont grossi, vos poils pubiens ont commencé à pousser. Lorsque vous êtes devenue une jeune femme entrée dans la phase reproductrice, la nature a veillé à vous donner des joues pleines, des yeux pétillants et des cheveux brillants. C'est alors que vos règles sont arrivées.

Ce cycle s'est accompagné de vagues d'hormones, des doses d'œstrogène, de progestérone et de testostérone[21], qui ont un impact sur la manière dont vous vous sentez à différentes périodes du mois. Elles ont aussi contribué à vous maintenir au top de votre forme. Votre cerveau fonctionnait avec acuité, vos artères étaient en bonne santé et propres. D'ailleurs, jusqu'à la trentaine, votre apparence n'était sans doute pas très différente, de l'intérieur, de ce qu'elle était quelques années plus tôt.

Mais qu'on ne s'y trompe pas : votre corps se transformait lentement de l'intérieur. Vos taux d'œstrogène, de progestérone et de testostérone ont commencé à baisser, tandis que votre corps s'est préparé à la prochaine série de changements annoncés à la quarantaine et à la cinquantaine. Vers 30 ans, vous avez peut-être un peu moins d'énergie qu'avant ou une libido moins importante[22]. Vers 40 ans, alors que vos niveaux d'hormones ont continué à diminuer, votre humeur, la qualité de votre sommeil et votre libido ont suivi la même évolution – tandis que le risque de développer certaines maladies liées à l'âge a commencé à augmenter.

La baisse de la production d'œstrogène signale le début de la transition vers la ménopause, un thème sur lequel nous reviendrons en détail au chapitre 8.

C'est un sujet de conversation extrêmement important pour les femmes entre elles et entre les femmes et leurs médecins, car cette transition ne concerne pas que le déclin de la fertilité. La baisse du niveau d'œstrogène a divers effets sur le corps, d'un accroissement de la graisse abdominale à des fluctuations d'humeur et d'émotions en passant par l'accroissement du risque de maladie cardiovasculaire. L'état de votre corps et les changements qui accompagnent la transition vers la ménopause ont un effet sur votre santé et votre bien-être en général.

### VIEILLISSEMENT ET FERTILITÉ

Au début de l'ovulation, vous disposiez d'une réserve de 300 000 ovocytes[23], ce qui est beaucoup, mais nettement moins que les 1 à 2 millions d'ovocytes que vos ovaires abritaient à votre naissance. Sur ce nombre considérable, seuls quelques centaines sont choisis pour l'ovulation au cours de votre existence. Chaque mois, avec une régularité d'horloge, des ovocytes sont libérés et attendent d'être fécondés. S'ils ne le sont pas, vos règles surviennent et le cycle recommence depuis le début.

Lorsque la femme a atteint 35 ans, on constate que la quantité et la qualité des ovocytes ont considérablement baissé. Cependant, tout comme chaque femme vieillit différemment, chaque femme vit ces changements de fécondité de manière spécifique. Les unes ont du mal à tomber enceintes à 30 ans, les autres conçoivent facilement à 40 ans. Tout comme la santé en général, votre santé reproductive est due à la fois à vos gènes et à votre environnement – quantité de variables affectent la quantité et la qualité des ovocytes d'une femme. Mais pour toutes, le vieillissement s'accompagne d'une baisse de la fertilité[24], et à mesure que la fertilité diminue, les hormones fluctuent à l'avenant.

## COMMENT LE FAIT D'AVOIR EU DES ENFANTS (OU NON) AFFECTE VOTRE SANTÉ

Comme tous nos choix dans la vie (ainsi que diverses choses échappant à notre contrôle), la maternité a une incidence sur notre santé – tout comme le fait de ne pas avoir eu d'enfants.

Si vous avez vécu une ou plusieurs grossesses, vous êtes bien placée pour savoir que ces neuf mois modifient le corps, de mille et une manières – certaines étant moins agréables que d'autres. Cependant, les études montrent que la maternité induit aussi des changements exclusivement positifs pour le corps

– comme une réduction du risque de cancer du sein[25] et des ovaires[26]. Une étude publiée dans la prestigieuse revue *The Lancet* a réévalué 47 études épidémiologiques réalisées dans 30 pays, incluant plus de 50 000 femmes ayant eu un cancer du sein ainsi qu'environ 100 000 femmes témoins. Les chercheurs ont découvert que chaque naissance réduit de 7 % le risque de cancer du sein et que chaque année d'allaitement réduit ce risque de 4 %. De la même manière, la Nurses' Health Study (étude réalisée sur une importante cohorte d'infirmières) a montré une diminution de 2 % du risque de cancer de l'ovaire pour chaque mois d'allaitement. Cela s'explique peut-être parce que la lactation interrompt l'ovulation[27], ce qui réduit les taux d'œstrogène et de progestérone, deux facteurs de risque majeur pour le cancer du sein. La lactation modifie aussi le comportement des cellules du sein, qui risquent moins de se transformer en cellules cancéreuses.

**Le cancer du sein est la forme de cancer la plus répandue chez la femme aujourd'hui. On estime qu'une femme sur huit sera touchée au cours de son existence.**

Chez les femmes n'ayant pas eu d'enfants et chez les mères, les risques de santé sont différents. Une femme qui ne conçoit pas a ses règles sans interruption tout au long de sa vie, ce qui pourrait accroître le risque d'endométriose[28] (une pathologie qui incite l'endomètre, le tissu qui tapisse habituellement l'utérus, à migrer vers d'autres organes, ce qui peut provoquer d'importants saignements, des douleurs lors des rapports sexuels, des crampes violentes et, dans certains cas, une infertilité). Chez les femmes ayant eu des enfants, les cas d'endométriose sont moins nombreux que chez les autres, tout comme ceux de syndrome des ovaires polykystiques[29] et de fibrome utérin. En revanche, le risque de prolapsus utérin[30] est plus important (ce qui se produit lorsque les muscles du plancher pelvien sont si affaiblis que l'utérus descend dans la cavité vaginale) ainsi que d'autres pathologies liées à l'accouchement.

La maternité représente divers risques pour la santé, notamment sur le plan du bien-être émotionnel. Une jeune mère sur sept pourrait souffrir de dépression post-partum[31]. Une étude récente conduite en Allemagne a montré que la première année suivant la naissance de son bébé était plus éprouvante, pour le bien-être psychologique de la personne, qu'un divorce, un licenciement et même la mort d'un conjoint[32]. Je vous le rappelle, la dépression et le stress émotionnel peuvent augmenter quantité de risques pour la santé, et notamment nuire à votre durée de vie. C'est dire s'il est primordial, pour les jeunes mères, de prendre soin de leur santé psychologique, autant que de leur santé physique.

## LE VIEILLISSEMENT DU CORPS FÉMININ À TRAVERS SES DIFFÉRENTS SYSTÈMES

Bien qu'on ait parfois l'impression que tous les changements liés au vieillissement surviennent du jour au lendemain – sur notre visage, sur notre peau, sur nos cuisses – la vérité, bien sûr, est qu'aucune de ces altérations ne se produit brutalement. Les modifications commencent lentement et discrètement, au sein de nos cellules et de nos organes. À mesure que nous vieillissons, l'« usure » des divers systèmes de notre organisme se manifeste de façon de plus en plus évidente. Voici un bref aperçu de l'effet du temps qui passe sur les différents systèmes du corps.

### L'APPAREIL RESPIRATOIRE

#### Comment il vieillit

L'appareil respiratoire approvisionne le sang (et donc les cellules) en oxygène et élimine le dioxyde de carbone de l'organisme. Avec l'âge, vos poumons perdent en élasticité[33] et leurs alvéoles (cellules contenant de l'air) se détendent, si bien que de l'air peut rester à l'intérieur. Résultat: vous absorbez un peu moins d'oxygène à partir de l'air que vous respirez. Avec l'âge, les poumons perdent aussi en capacité de lutte contre les infections. Votre toux, moins puissante, dégage moins efficacement les poumons.

#### Comment protéger vos poumons

Si vous fumez, renoncer à la cigarette est la meilleure chose que vous puissiez faire pour vos poumons avec l'âge. Vous pouvez aussi pratiquer régulièrement de l'exercice, qui fera fonctionner votre système cardiovasculaire, et manger quantité d'aliments riches en antioxydants, pour protéger les cellules pulmo-

## LE DÉPISTAGE DU CANCER

Lorsque certaines cellules deviennent anormales et grandissent et se divisent de façon anarchique, cela peut conduire à l'apparition d'un cancer. Avec l'âge, le risque de cancer s'accroît, avec un risque légèrement plus important chez l'homme. Cependant, aussi bien chez l'homme que chez la femme, le cancer reste la deuxième cause de mortalité aux États-Unis aujourd'hui[34]*.

Dans les pays industrialisés, jusqu'à un tiers des cancers sont liés à l'obésité, à la sédentarité, à une mauvaise alimentation ou au tabac[35]. Sur 160 000 personnes mortes d'un cancer du poumon[36] aux États-Unis en 2014, 80 % de ces cancers étaient liés au tabac – soit 125 000 décès qui auraient pu être évités chaque année.

Il y a des choses à faire pour se protéger du cancer : arrêter de fumer, bien manger, faire de l'exercice physique et effectuer des dépistages pour les cancers qui vous menacent plus particulièrement, aux âges conseillés. Le dépistage permet de déceler très tôt des cellules anormales[37]. Or une détection et une prise en charge précoces améliorent les chances de survie.

- Entre 21 et 65 ans : col de l'utérus. Faites régulièrement des frottis pour vous protéger du cancer du col de l'utérus.
- Entre 50 et 75 ans : côlon. Faites des dépistages du cancer colorectal, avec éventuellement une coloscopie.
- Entre 50 et 69 ans : seins. Faites une mammographie tous les deux ans (tous les ans si kystes).
- Pour les gros fumeurs, entre 55 et 80 ans[38] : poumons. Faites faire un scanner hélicoïdal basse dose pour dépister le cancer du poumon.

* Il est également la deuxième cause de décès en France comme dans la plupart des pays occidentaux, les cancers du poumon étant les plus répandus à l'échelle de la planète.

** Ce taux est de 85 % en France.

naires. La pollution de l'air constitue elle aussi un problème : ainsi, les feux de cheminée réguliers peuvent irriter les poumons. Les vapeurs de peinture, la poussière, les particules sont autant de polluants pouvant exacerber ou provoquer des maladies pulmonaires. Et faites-vous vacciner contre la grippe[39]. Pour préserver au mieux la santé de vos poumons, mieux vaut éviter les infections respiratoires.

## L'APPAREIL OCULAIRE

### Comment il vieillit

L'œil focalise la lumière à travers le cristallin[40] jusqu'à la rétine pour transmettre les informations sur le monde qui vous entoure à votre cerveau. Avec l'âge, les yeux de la femme sont touchés directement. Après 50 ans, les femmes sont deux fois plus nombreuses que les hommes à souffrir de sécheresse oculaire[41]. La cataracte, qui opacifie le cristallin, touche également davantage les femmes. En vieillissant, vous aurez sans doute plus de mal à lire ou à voir de près. De plus, il se peut que votre perception des couleurs se détériore et que vous ayez besoin de plus de lumière pour lire.

### Comment protéger vos yeux

Ne passez pas tout votre temps devant la lumière vive[42] de l'ordinateur ou du téléviseur. En plein air, portez des lunettes qui protègent des UV. Sachez aussi que certaines pathologies, comme le diabète et l'hypertension[43], peuvent affecter les yeux. Pensez à boire beaucoup d'eau, pour préserver l'hydratation des yeux. Des antioxydants comme le bêtacarotène, la vitamine C ainsi que les oligoéléments comme le zinc sont importants pour la santé oculaire : mangez beaucoup de fruits et de légumes. Et surveillez votre consommation de sel et de sucre : en quantité excessive, l'un et l'autre peuvent contribuer au développement de maladies des yeux.

## L'APPAREIL URINAIRE

### Comment il vieillit

L'appareil urinaire élimine les déchets et veille au bon équilibre du sang en eau, en électrolytes et en acide. Avec l'âge, les cellules rénales sont moins nombreuses, ce qui signifie que les reins rétrécissent. Ils filtrent donc moins de sang. De plus, vers 30 ans, ils commencent à fonctionner moins efficacement. Les voies urinaires changent elles aussi avec l'âge. L'urètre de la femme devient plus court et plus fin à mesure que le niveau d'œstrogène diminue. La vessie contient moins d'urine et ses muscles s'affaiblissent.

## COMBATTRE LE CANCER DU SEIN

Avec l'âge, le risque de cancer augmente. La forme la plus répandue chez la femme est le cancer du sein. Une femme sur huit sera touchée[44] au cours de son existence. Fait positif, le nombre de décès dus au cancer du sein ne cesse de diminuer depuis les années 1990[45], grâce à la sensibilisation, l'amélioration du dépistage et la détection précoce, ainsi qu'à l'augmentation du nombre d'options thérapeutiques.

À mesure que nos cellules continuent à se diviser et à répliquer leurs informations génétiques, le risque d'« erreur de copie » augmente. Davantage de divisions cellulaires avec l'âge, cela signifie davantage de risques d'erreurs. Or ces erreurs peuvent provoquer des mutations qui vont permettre à des cellules cancéreuses de se développer.

Dans notre génome, nous avons des gènes très utiles, les suppresseurs de tumeurs, qui empêchent le développement des cancers. Nous possédons aussi d'autres gènes, les proto-oncogènes, qui peuvent favoriser les cancers. Dans les tissus non cancéreux, nos gènes produisent des suppresseurs de tumeurs actifs et des proto-oncogènes inactifs. (Autrement dit, beaucoup de ce qui nous fait du bien et peu de ce qui nous fait du mal.) Si un gène suppresseur de tumeurs est inactivé en raison d'une mutation, ou si un proto-oncogène mute d'une façon qui l'active, cette cellule peut commencer à se diviser de manière incontrôlable et devenir un cancer.

Les mutations se multiplient avec l'âge, mais aussi en raison de l'exposition à des facteurs environnementaux, comme le tabac, les UV et les toxines chimiques. De plus, certaines personnes naissent avec un risque de cancer anormalement élevé, notamment de cancer du sein. Le Dr Mary-Claire King, généticienne de renom, s'est exprimée sur ce sujet dans le cadre du World Science Festival de New York, en 2014. Dans son exposé passionnant, elle a expliqué son travail sur les gènes BRCA1 et BRCA2[46], pour les isoler et comprendre leur fonctionnement.

Les gènes BRCA sont des suppresseurs de tumeurs. Les mutations de ces gènes sont responsables de 5 à 10 % des cas de cancer du sein et de 15 % des cas de cancer de l'ovaire. Les femmes ayant hérité d'une mutation sur ce gène ont un risque élevé de développer un cancer du sein et de l'ovaire[47]. Cependant, la moitié des femmes qui ont hérité de mutations BRCA1 ou BRCA2 n'ont pas d'histoire familiale de cancer du sein ou de l'ovaire.

La présence de gènes BRCA1 est associée à un risque supérieur à 50 % de développer un cancer du sein et à un risque de 15 à 45 % de développer un cancer de l'ovaire. Le Dr King a rappelé que les informations qu'elle nous a présentées proviennent toutes de personnes réelles, avec des douleurs bien réelles et un pronostic bien réel. Le Dr King considère que toutes les femmes devraient pouvoir effectuer à 30 ans un test pour déterminer si elles sont porteuses de ces gènes[48]. En effet, une femme qui sait qu'elle est porteuse de la mutation peut prendre les mesures nécessaires.

### Comment protéger vos reins

Boire beaucoup d'eau est essentiel à la santé des reins. Modérez également votre consommation de médicaments. En prenant trop de vitamines[49] et de médicaments, qu'ils soient prescrits par un médecin ou pris sans ordonnance, vous nuirez à vos reins. Informez systématiquement votre médecin de tous les médicaments et compléments alimentaires que vous prenez. Et arrêtez de fumer. Le tabac peut endommager les vaisseaux sanguins, ce qui réduit l'approvisionnement en sang de vos reins. D'autres maladies, comme l'hypertension et le diabète, peuvent avoir un impact sur la santé des reins.

## L'APPAREIL CARDIOVASCULAIRE

### Comment il vieillit

Votre cœur et vos vaisseaux sanguins appartiennent à l'appareil cardiovasculaire, qui transporte le sang, l'oxygène et les nutriments dans le corps, et qui élimine les déchets. Avec l'âge, le risque de maladie cardiovasculaire augmente chez la femme. De nos jours, aux États-Unis, ces maladies sont la première cause de mortalité, à la fois pour l'homme et pour la femme.

Si on ne connaît pas encore entièrement la cause de la crise cardiaque, quantité de facteurs de risque sont identifiés, comme l'âge, l'histoire familiale, le tabac, une mauvaise alimentation et la sédentarité[50]. Les principales mesures proposées en cas d'athérosclérose – susceptible de conduire à une crise cardiaque – consistent à modifier le mode de vie du patient, pour réduire ces facteurs de risque[51]. Les médecins peuvent aussi prescrire un traitement. Les statines, qui sont des médicaments faisant baisser le cholestérol, ont été une manne pour les laboratoires pharmaceutiques. Elles ont réduit l'incidence des crises cardiaques d'environ 30 %. Cependant, comme la plupart des médicaments, elles ont des effets secondaires pouvant être graves[52] et sont parfois exacerbés par l'interaction avec d'autres médicaments. Or avec l'âge, nous prenons de plus en plus de médicaments.

### Comment protéger votre cœur

Mangez bien, faites beaucoup d'activité physique, arrêtez de fumer – et sachez identifier une crise cardiaque chez la femme (voir p. 113).

## HYPERTENSION : LE TUEUR SILENCIEUX

À chaque battement, votre cœur envoie du sang dans vos vaisseaux. Avec l'âge, la pression du sang qui passe dans les vaisseaux peut changer. Lorsqu'elle est plus élevée que la normale, on parle d'hypertension.

Le risque de développer de l'hypertension augmente avec l'âge[53] – d'ailleurs, environ 65 % des Américains de plus de 60 ans en souffrent*. Certaines personnes concernées se sentent en pleine forme et ne savent même pas qu'elles ont de l'hypertension, d'où l'expression « tueur silencieux » pour désigner ce mal. Or l'hypertension est une cause majeure d'AVC et de crises cardiaques, ainsi que d'autres maladies, notamment rénales et oculaires.

La pression sanguine se mesure à l'aide de deux données, la pression diastolique et la pression systolique. La première indique la durée du repos entre deux battements de cœur. La pression systolique indique la vitesse à laquelle le cœur pompe le sang. La tension artérielle d'une personne en bonne santé est inférieure à 12 pour la pression systolique et inférieure à 8 pour la pression diastolique (soit 12/8).

Les facteurs de risque pour l'hypertension sont nombreux[54]. Parmi ceux qui échappent à votre contrôle, citons la génétique, l'âge, le sexe (le risque augmente chez la femme après la ménopause) et l'origine ethnique (les Afro-Américains sont plus touchés que la population américaine dans son ensemble). Cependant, il y a aussi des facteurs de risque sur lesquels vous pouvez agir. Maîtriser son poids, s'abstenir de consommer trop de sel ou d'alcool, renoncer au tabac, faire de l'exercice physique et s'accorder du repos en font partie. Les médicaments et les compléments alimentaires influent eux aussi sur la tension. Si vous avez de l'hypertension, indiquez à votre médecin tous les médicaments en vente libre que vous prenez régulièrement – y compris les vitamines.

* En France, l'hypertension touche 40 % des personnes âgées de 65 ans et 90 % de celles de 85 ans et plus.

## CRISE CARDIAQUE : LES SYMPTÔMES

La crise cardiaque survient lorsque le flux de sang vers le cœur est brusquement bloqué et que celui-ci n'est plus suffisamment approvisionné en oxygène pour continuer à faire circuler le sang. Si la personne n'est pas prise en charge rapidement, le muscle cardiaque meurt. Les crises cardiaques sont généralement la conséquence d'une maladie coronarienne (la plus courante des maladies cardiovasculaires).

Les symptômes de la crise cardiaque ne sont pas toujours les mêmes chez la femme que chez l'homme[55]. Nos symptômes sont souvent pris pour d'autres problèmes, comme une indigestion, la grippe ou une crise de panique. C'est pourquoi les femmes n'appellent pas aussitôt les secours en cas de crise cardiaque. Il arrive aussi qu'elles ignorent leurs symptômes en se disant que ce n'est sans doute rien de grave.

**QUELQUES SYMPTÔMES CHEZ LA FEMME**

- Inconfort dans le cou, la mâchoire, l'épaule, le haut du dos ou l'abdomen
- Essoufflement
- Douleurs dans le bras droit
- Nausée ou vomissements
- Transpiration
- Vertiges ou étourdissement
- Fatigue inhabituelle

- Outre une visite médicale annuelle et la pratique régulière d'exercice physique pour maintenir votre cœur fort et en bonne santé, soyez également attentive à votre forme et faites confiance à votre instinct lorsque vous avez le sentiment que quelque chose ne va pas. Intervenir sans attendre est déterminant pour survivre à une crise cardiaque : environ 47 % des décès dus à des crises cardiaques subites surviennent en dehors de l'hôpital[56], ce qui montre bien que beaucoup de gens ne connaissent pas les signes qui devraient les alerter et n'appellent pas les secours assez rapidement. Si vous avez le moindre doute, appelez un médecin !

## RENFORCER VOTRE SQUELETTE

L'ostéoporose est une maladie liée à l'âge, qui rend les os friables et fragiles (étymologiquement, « ostéoporose » signifie « os poreux »). Lorsque nous sommes jeunes, nos os sont très souples et en perpétuel renouvellement. Notre squelette est d'ailleurs entièrement remplacé tous les dix ans[57]. Les ostéoclastes sont des cellules qui réabsorbent les vieux os, les ostéoblastes des cellules formant de nouveaux os. Cependant, avec l'âge, le nombre d'ostéoclastes augmente, et la détérioration osseuse prend le pas sur la formation d'os, ce qui entraîne progressivement une perte de masse osseuse. Un peu comme si vous faisiez réaliser des travaux de rénovation chez vous et que l'entrepreneur abattait plus de murs porteurs qu'il n'en reconstruisait. À terme, toute la maison deviendrait moins stable qu'elle ne l'était.

Le risque d'ostéoporose augmente fortement après la ménopause, car le déficit en œstrogène favorise la production d'ostéoclastes et conduit donc à la perte osseuse[58]. Chez la femme, le risque d'ostéoporose est environ quatre fois plus élevé que chez l'homme[59]. Il semblerait que le facteur génétique joue un rôle important, mais l'environnement intervient également. La perte osseuse est accrue par la sédentarité, une faible absorption de la vitamine D et du calcium, certains médicaments, le tabac et une faible masse musculaire[60].

L'ostéoporose entraîne un risque accru de fractures osseuses[61]. De plus, les chutes accidentelles et l'hospitalisation qui s'ensuit sont une cause importante d'invalidité et de mortalité chez les personnes âgées.

Il n'y a pas de symptômes à l'ostéoporose. Souvent, les femmes ne découvrent qu'elles en sont atteintes qu'à l'occasion de leur première fracture. Vous pouvez toutefois demander à votre médecin de faire mesurer votre densité minérale osseuse, pour voir si vous êtes menacée. Il existe différents traitements contre l'ostéoporose, notamment les bisphosphonates, qui protègent les os en inhibant l'activité des ostéoclastes[62]. L'hormonothérapie peut également réduire l'ostéoporose chez les femmes ayant une faible densité minérale osseuse.

Il est possible de réduire le risque en prenant de la vitamine D et du calcium en cas de carences et en faisant de l'exercice, notamment en pratiquant des activités de lever de poids qui forment du muscle protégeant les os.

## L'APPAREIL MUSCULO-SQUELETTIQUE

### Comment il vieillit

Chez l'individu jeune, le corps produit en permanence de la masse osseuse. Puis à 35 ans, le processus s'interrompt et nous commençons à perdre de la masse osseuse. Les os deviennent moins denses, plus fragiles. Après 35 ans, nous perdons aussi naturellement du tissu musculaire, ce qui signifie moins de force, moins de soutien pour nos os affaiblis et moins de souplesse, les ligaments et les tendons perdant en élasticité. Et avec la baisse de la production d'œstrogènes après la ménopause, les os deviennent plus fragiles et se fracturent plus facilement.

### Comment protéger vos muscles et vos os

Mangez des aliments riches en calcium et en vitamine D pour fortifier vos os. L'exercice physique faisant intervenir des levers de poids forme du muscle, qui va soutenir et protéger les os. Bien que la masse musculaire diminue après 35 ans, on peut malgré tout former de nouveaux muscles si on fait le nécessaire !

## LE SYSTÈME TÉGUMENTAIRE

### Comment il vieillit

Le système tégumentaire comprend la peau, les cheveux, les ongles et les glandes sudoripares. Loin d'avoir un rôle uniquement esthétique, la peau et les cheveux sont nécessaires à la santé. En effet, ils couvrent et protègent l'intégralité du corps et contribuent à réguler la température corporelle.

Nous le savons, la qualité et la couleur des cheveux changent avec l'âge. La chevelure peut devenir poivre et sel, grise ou blanche. Les cheveux peuvent aussi changer de texture, se faisant plus rêches, plus cassants ou plus fins. Ces modifications ne se cantonnent pas aux cheveux – les cils, eux aussi, deviennent parfois plus fins ou plus cassants. Certaines femmes âgées voient même disparaître les poils sur leur pubis ou sous leurs aisselles[63].

En raison de la baisse de la production de collagène, la peau devient plus sèche, moins souple et plus ridée avec l'âge. De plus, comme l'épaisseur de graisse sous la peau diminue, notre tolérance au froid baisse (vous vous souvenez de votre grand-mère qui portait toujours un pull, alors que vous trouviez qu'il ne faisait pas froid ?) et le risque de coup de chaleur augmente. La peau est plus fragile, les coupures et les hématomes deviennent plus nombreux. Elle met parfois quatre fois plus longtemps qu'autrefois à cicatriser[64].

### Comment protéger votre peau

Il y a quantité de choses à faire. Si vous fumez, arrêtez immédiatement. Certains produits hydratants sont bénéfiques – pensez aussi à boire beaucoup d'eau. Appliquez systématiquement une protection solaire, car la peau devient plus sujette aux coups de soleil avec l'âge[65].

## C'EST QUOI, UN POIL ?

Vous vous regardez dans la glace en appliquant de la crème solaire, lorsqu'un rayon de soleil vient illuminer votre menton. Et là, que voyez-vous ? Un – non, en fait trois – poils. Pas du duvet tout fin, mais de vrais poils, bien épais. Ou alors, sous la douche, vous découvrez un poil sur votre sein. Eh oui, ce sont des choses qui arrivent.

On parle d'hirsutisme[66] lorsqu'une pilosité de type masculin (des poils généralement pigmentés et épais) apparaît chez la femme, à savoir sur le visage, la poitrine et le dos.

Cette pilosité est due à un excès d'hormones mâles, notamment de testostérone. Elle peut toucher les femmes après la ménopause lorsque le taux d'androgène augmente parallèlement à la baisse du niveau d'œstrogène et que le ratio testostérone/œstrogène devient défavorable[67]. L'hirsutisme peut aussi apparaître chez des femmes plus jeunes atteintes de maladies congénitales[68] ou ayant développé des pathologies qui bouleversent le ratio testostérone/œstrogène, comme le syndrome des ovaires polykystiques. Si vous remarquez des poils sur votre menton, vous pouvez soit les éliminer vous-même, soit consulter un professionnel. L'épilation à la pince est efficace sur le court terme. Pour une solution plus durable, essayez le laser ou l'électrolyse. Ou bien parlez avec votre médecin des traitements à envisager[69]. Il existe par exemple des crèmes qui réduisent la pousse de poils indésirables.

## L'APPAREIL DIGESTIF

### Comment il vieillit

Le système digestif assure une mission incroyable : il ingère, digère et absorbe les nutriments provenant de l'alimentation, puis il évacue de l'organisme les particules de nourriture qui n'ont pas été absorbées. Bien que l'âge n'affecte pas autant l'appareil digestif que les autres parties du corps, l'estomac devient malgré tout moins élastique avec le temps[70]. Les aliments passent moins rapidement vers l'intestin grêle, de sorte que l'estomac ne parvient plus à en traiter autant qu'avant.

L'activité du côlon peut elle aussi ralentir. Il élimine alors les déchets moins rapidement, ce qui conduit à des selles moins fréquentes et à une constipation chronique. La production de lactase – une enzyme présente dans l'intestin grêle qui facilite la digestion de laitages – peut elle aussi diminuer. Mieux vaut donc éviter de savourer un gâteau à la crème pour fêter vos 50 ans !

Avec l'âge, les cellules du foie deviennent moins nombreuses, plus petites et moins performantes[71]. C'est pourquoi les effets directs et les effets secondaires de la drogue et de l'alcool durent plus longtemps.

### Comment protéger vos organes digestifs

Il y a mille et une raisons de manger quantité de fruits et de légumes, et de boire beaucoup d'eau. Protéger le système qui se démène pour extraire les nutriments de votre alimentation en est une excellente. Une consommation insuffisante d'eau, d'aliments liquides et de fibres peut entraîner constipation et malnutrition[72].

## LE SYSTÈME IMMUNITAIRE

### Comment il vieillit

Le système immunitaire s'appuie sur divers organes, à différents endroits du corps, pour préserver notre santé. Parmi ceux, citons la moelle osseuse[73], qui produit les cellules sanguines, et le système lymphatique, qui transporte vers les organes lymphatiques des éléments potentiellement dangereux, comme des bactéries ou des cellules endommagées, pour les éliminer. Pour les escorter, il se sert des globules blancs. Avec l'âge, le système immunitaire devient moins efficace et réagit moins vite aux menaces[74]. C'est ce déclin du système immunitaire qui explique que les cas de cancer, de pneumonie et de grippe augmentent avec l'âge.

Ces changements qui touchent le système immunitaire ont une incidence sur la réaction du corps aux vaccins. Le vaccin contre la grippe, par exemple, est beaucoup moins efficace chez les personnes âgées que chez les jeunes[75]. L'efficacité du système immunitaire est un indicateur général de santé. D'ailleurs, les scientifiques se servent de la réaction du système immunitaire au vaccin de la grippe pour déterminer l'âge biologique d'une personne[76].

### Comment protéger votre système immunitaire

Protégez-le, pour qu'il puisse vous protéger : nourrissez-vous correctement, faites de l'exercice, dormez suffisamment et réduisez le stress qui vous empoisonne la vie. Et faites-vous vacciner contre la grippe tous les ans, surtout à partir de 65 ans[77]. On estime qu'entre 80 et 90 % des décès liés à la grippe saisonnière surviennent chez des personnes de plus de 65 ans, et qu'entre 50 et 70 % des hospitalisations liées à la grippe saisonnière concernent des personnes de ce groupe d'âge.

## LE SYSTÈME NERVEUX

### Comment il vieillit

C'est l'un des systèmes les plus touchés par le vieillissement. Or le cerveau est la tour de contrôle de l'organisme. Tout ce qui vous concerne, de votre personnalité à vos souvenirs en passant par votre capacité à respirer sans y penser, toutes ces fonctions sont assurées par le cerveau. Plus celui-ci est en bonne santé, plus le corps tout entier se porte bien.

Certains changements cognitifs survenant avec l'âge peuvent prendre la forme de maladies neurodégénératives, comme la maladie d'Alzheimer (qui, comme nous le verrons, touche davantage les femmes que les hommes). Malheureusement, nous ne connaissons toujours pas entièrement les causes de ces maladies.

Il y a quantité de choses à faire pour préserver votre cerveau – précisément les mêmes activités qui protègent les muscles, les os et le moral. Avoir une activité physique, manger des aliments riches en nutriments, s'octroyer suffisamment de repos, se trouver des occasions d'apprendre, réduire les sources de stress dans son existence et avoir des relations sociales : tout cela est essentiel pour la bonne santé du cerveau avec l'âge – tout comme pour la santé du corps dans son ensemble.

## LE CHANGEMENT, C'EST MAINTENANT

Rien dans la vie n'est statique. Bébé, vous étiez incapable de vous débrouiller toute seule. Puis vous avez grandi, vous avez pris des forces, vous êtes devenue plus intelligente et à 10 ans, vous pouviez accomplir quelques tâches ménagères, des exercices de maths et courir un kilomètre sans vous arrêter. Vous avez poursuivi votre croissance, votre corps a changé. Vous avez encore grandi, encore pris des forces, encore gagné en intelligence. Une fois adulte, vous avez appris à connaître votre corps – vous savez combien de fentes vous devez faire à la gym pour que tout reste bien ferme, à quelle date vos seins vont commencer à devenir douloureux et à quel moment du mois vous aurez d'irrépressibles envies de doughnut.

Puis à la quarantaine et à la cinquantaine, ces schémas auxquels vous vous êtes longtemps fiée changeront de nouveau. L'apparence de votre corps va changer, elle aussi. La réaction de votre corps à votre alimentation et à l'exercice physique va changer. La manière dont vous vous sentez dans votre corps et ce qu'il vous inspire va changer. Alors préparez-vous. Car le temps ne va pas tarder à s'accélérer, et le chemin à parcourir pourrait bien comporter quelques ornières auxquelles vous ne vous attendiez pas, lorsque vous achetiez allègrement tampons ou serviettes hygiéniques comme s'il vous fallait des stocks pour toute une vie. Car rien dans la vie ne dure éternellement – rien, et certainement pas votre cycle menstruel.

CHAPITRE 8

# BOUFFÉES DE CHALEUR

*Le mystère de la transition de la ménopause*

EN MATIÈRE DE SANTÉ féminine, la ménopause est l'un des plus grands mystères qui soient. Longtemps, on a su que les femmes subissaient un changement profond à ce moment de leur existence, mais le monde médical ne comprenait pas réellement les mécanismes biologiques à l'œuvre, ni l'impact de la biologie sur la manière dont les femmes appréhendent le monde, sur le plan intellectuel et psychologique.

Aujourd'hui, nous en savons davantage sur ce sujet. Cependant, les questions sont également plus nombreuses. Et les scientifiques travaillent d'arrache-pied pour trouver des réponses. L'une des découvertes majeures concernant la ménopause est qu'il ne s'agit pas d'un simple changement, mais bien d'une véritable transition.

La ménopause ne survient pas du jour au lendemain. Ce n'est pas un changement brutal, mais une transition progressive accompagnée de symptômes qui semblent parfois apparaître soudainement. Le processus peut commencer alors que vous êtes toujours réglée. Un mois, vous n'avez pas vos règles, puis le mois suivant, elles reviennent comme d'habitude. Ou alors vous remarquez un symptôme, qui survient en même temps que cette absence de règles. Puis lorsqu'elles reviennent, ce symptôme disparaît. Le processus menant des bouffées de chaleur à un mois sans règles ou d'un mois sans règles à des bouffées de chaleur, puis à la véritable ménopause, peut prendre des années. Et chaque femme vit cette transition différemment, avec un calendrier spécifique, des symptômes qui lui sont propres et toute une palette de sentiments qui lui appartiennent.

Toutes, nous vivons des transitions à différents moments de notre existence. Et souvent, elles s'accompagnent de passages difficiles à vivre, comme un inconfort physique et une confusion émotionnelle. Mais à terme, dans le meilleur des mondes, elles sont aussi porteuses d'opportunités de développement émotionnel et spirituel. Ce qui est vrai pour toutes les transformations physiques majeures (apprendre à marcher, avoir ses premières règles, se rétablir après une grossesse ou survivre à une maladie grave) l'est aussi pour la ménopause.

## LA MÉNOPAUSE, UNE AFFAIRE TRÈS PERSONNELLE

Je sais que dans les dix années à venir, le processus de transition de la ménopause débutera chez moi, et je suis de plus en plus curieuse de savoir comment je me sentirai, à la fois mentalement et physiquement, lorsque s'ouvrira cette nouvelle phase de mon existence. Être une femme ne se définit pas par le fait d'avoir ses règles ou de pouvoir concevoir. Cependant, que ressentirai-je lorsque je n'aurai plus la possibilité de donner la vie – une chose qui compte pour moi ? Quel effet cela me fera-t-il d'y renoncer ? Comment cela se ressentira-t-il sur ma perception de ma propre mortalité, sachant que cette transition marque très clairement une nouvelle étape de ma vie ?

J'ai décidé d'aborder cette nouvelle phase l'esprit et le cœur ouverts, avec autant de courage et de foi que nécessaire. J'ignore ce que l'avenir me réserve, à moi personnellement. En revanche, je peux regarder en arrière et me souvenir des nouvelles expériences au cours de mon existence. Chaque commencement, chaque lâcher-prise a demandé foi et courage – deux qualités que je possède, c'est certain. Je sais aussi que je ne suis pas contrainte d'aborder seule ces changements. Je peux demander de l'aide, je peux me tourner vers des femmes qui ont connu cette transition et qui pourront me prodiguer des conseils depuis la ligne de front. Je peux m'informer, pour être plus forte.

Voyez les choses ainsi : nous avons toutes survécu aux défis physiques que la vie nous a réservés à ce jour, car nous étions entourées de gens qui se sont occupés de nous, de professionnels de santé qui nous ont guidées et de ressources qui nous ont informées, sur la manière d'affronter les changements survenant dans notre corps, mais aussi sur la manière de guérir et de se remettre. La science l'a montré : toute transition, même difficile, se fait plus aisée lorsqu'on est armée d'informations exactes qui aident à aborder des terres inconnues avec force et grâce.

J'imagine qu'il y a quelques dizaines d'années, quelqu'un vous a expliqué que vous alliez avoir vos règles avant que cela ne se produise. Repensez-y un instant. Un parent, un frère ou une sœur, une amie, un médecin ou un enseignant vous a expliqué ce qui allait se passer. J'espère que cette personne s'y est bien prise, en vous assurant que c'était une chose parfaitement naturelle et que tout allait bien se passer. Imaginez un peu si vous aviez eu vos règles sans savoir qu'un jour, vous découvririez du sang dans vos sous-vêtements ? Sans doute auriez-vous cru être à l'article de la mort.

**Toute transition, même difficile, se fait plus aisée lorsqu'on est armée d'informations exactes qui aident à aborder des terres inconnues avec force et grâce.**

On est mieux armé à affronter un défi quand on est préparé. Entrons donc dans le vif du sujet. Qu'est-ce que la ménopause ? Pourquoi s'agit-il d'une transition ? Quand cela va-t-il se produire et comment ?

## TRANSITION PROGRESSIVE

On considère qu'une femme est ménopausée lorsqu'une année entière s'est écoulée depuis ses dernières règles. L'âge médian de la ménopause est de 51,4 ans. Certaines femmes sont ménopausées à 42 ans, d'autres à 58,1 ans[1].

Cette période compte trois étapes : la périménopause, la ménopause et la postménopause. La périménopause pour sa part se compose de deux phases. Plus une femme est jeune lorsque commence cette étape, plus la transition peut durer.

Les étapes de la ménopause ne sont pas clairement séparées. Vos ovaires ne vont pas vous envoyer un SMS pour vous annoncer que vous entrez officiellement, en cet instant même, dans la seconde phase de la périménopause. Chaque étape se fond progressivement à la précédente et à la suivante, venant s'inscrire dans une transition globale. Les diverses étapes sont déterminées par la régularité du cycle menstruel.

J'entamerai bientôt le début de la transition, la première phase de la périménopause. Par conséquent, je suis vigilante à ce qui pourrait bientôt se produire, à savoir des règles qui « sautent » et des symptômes. Et tout comme vous, je me prépare à affronter les bouleversements émotionnels qui accompagnent ces changements, en m'informant.

## LES ÉTAPES DE LA TRANSITION

La transition vers la ménopause commence avec un trouble du cycle menstruel – sous forme d'une absence de règles durant un cycle ou de règles irrégulières. Si vous ne consignez pas les dates de vos règles avec précision ou si vous avez des cycles irréguliers, il se peut que ces changements passent inaperçus.

La transition vers la ménopause commence avec des symptômes qui peuvent être discrets, comme une absence de règles un mois, ou plus spectaculaires, comme lorsqu'on se réveille pour la première fois la nuit baignée de sueur, dans une chambre fraîche en plein mois de décembre.

Lorsque vous entrez dans la première phase de la périménopause, votre cycle a changé, il est devenu imprévisible. Les cycles peuvent être plus longs ou plus courts qu'ils ne l'étaient. Par exemple, si vous avez toujours eu vos règles tous les 28 à 30 jours, elles pourront survenir de manière plus rapprochée, jusqu'à tous les 25 jours, ou au contraire avec des intervalles plus longs, jusqu'à tous les 32 jours. Ou bien il se peut que vous n'ayez pas vos règles pendant un cycle, voire deux d'affilée, avant que les cycles ne retrouvent leur rythme habituel pendant quelques mois. Certaines femmes ont aussi divers symptômes durant cette période, comme des fluctuations d'humeur, des bouffées de chaleur, des problèmes dans leur vie sexuelle, des symptômes dépressifs, des sueurs, des frissons, des difficultés de concentration et des troubles du sommeil.

La deuxième phase de la périménopause commence lorsque vous n'avez pas eu vos règles pendant trois cycles consécutifs.

Pour certaines femmes, ces trois mois, voire davantage, passent, puis les règles reviennent. Cependant, à compter du moment où cette interruption de règles de trois mois est survenue, vous abordez la deuxième phase de la périménopause. Pendant cette période, des symptômes peuvent se produire, comme des bouffées de chaleur ou des changements dans vos facultés cognitives.

La périménopause peut durer des années. Plus une femme est jeune lorsqu'elle aborde cette phase, plus celle-ci peut durer. Cependant, dès lors que

## LES PHASES DE LA MÉNOPAUSE

Dans ce chapitre, nous avons présenté les différentes étapes de la ménopause, telles que définies par plusieurs études majeures. À l'heure où la recherche sur la ménopause bénéficie de financements plus importants que par le passé et de plus d'attention, les scientifiques travaillent sur un nouveau modèle qui viendra remplacer les phases traditionnelles et qui définira mieux les changements physiques associés, depuis les fluctuations des taux d'hormones jusqu'à l'intensification des différents symptômes. En attendant, les définitions ci-dessous fournissent malgré tout un cadre utile pour comprendre cette transition.

- **MÉNOPAUSE.** C'est la phase de la vie d'une femme où les changements survenant dans le fonctionnement de l'hypothalamus, de l'hypophyse et des ovaires conduisent, à terme, à l'interruption des règles. Cette transition et les symptômes qui l'accompagnent, comme les bouffées de chaleur, peuvent durer jusqu'à quatorze ans.
- **PÉRIMÉNOPAUSE.** Phase de la ménopause durant laquelle la femme constate que ses règles deviennent plus espacées ou au contraire plus rapprochées, ou bien qu'une absence de règles se produit un mois. La périménopause peut s'accompagner de troubles, comme des difficultés de concentration, des bouffées de chaleur et des troubles du sommeil. À l'issue d'une période de trois mois sans règles, on considère que la deuxième phase de la périménopause a commencé.
- **DERNIÈRES RÈGLES.** La date des dernières règles se détermine a posteriori, une fois passée une période d'un an sans règles.
- **POST-MÉNOPAUSE.** Période qui commence après les dernières règles.

vous continuez à avoir vos règles, vous pouvez tomber enceinte. Les bébés-surprises, nés ainsi, ne sont pas rares ! Un médecin nous a raconté l'histoire d'une patiente en périménopause qui est allée consulter un cancérologue, craignant d'avoir une tumeur dans le ventre, qui grossissait. Il est apparu que la « tumeur » en question était un embryon !

Le passage de la périménopause à la ménopause s'effectue à l'issue d'une période de douze mois sans règles. Actuellement, il n'existe aucun moyen de prévoir avec précision quand surviendront vos dernières règles, ni aucun moyen de savoir avec certitude que vous êtes bien ménopausée avant qu'une année sans règles se soit écoulée.

Cette date se détermine a posteriori, lorsqu'une année sans règles s'est écoulée. Pourquoi cette date a-t-elle de l'importance? Parce que l'âge du début de la ménopause a un impact sur la santé, à différents égards, qui vont au-delà de la fertilité. Il est important de savoir qu'après la ménopause, le risque de certaines maladies augmente. Par exemple, chez les femmes ménopausées, les raisons les plus courantes d'une baisse de la qualité de vie, de handicap et de décès sont les maladies cardiovasculaires, le cancer et l'ostéoporose.

On parle de ménopause précoce lorsque cette transition débute avant 40 ans. Ce phénomène rend les femmes plus vulnérables à quantité de maladies liées à l'âge. Parallèlement, la baisse de la production d'œstrogène qui accompagne la ménopause possède aussi des effets bénéfiques. En effet, un niveau d'œstrogène réduit est associé à une baisse du risque de cancer du sein.

Lorsque la femme aborde cette période de transition après l'âge de 55 ans, on parle de ménopause tardive, un phénomène associé à la longévité[2]. Les femmes ménopausées plus tard que la moyenne présentent des risques réduits de maladie cardiovasculaire[3], d'ostéoporose et de fractures osseuses. Mais une ménopause tardive signifie aussi que les ovaires continuent à produire de l'œstrogène pendant quelques années supplémentaires. Or des niveaux élevés d'œstrogène dans le corps sont associés à un risque accru de cancers du sein, de l'endomètre et de l'ovaire[4].

Pourquoi la ménopause survient-elle plus tôt chez certaines femmes, plus tard chez d'autres? La réponse, comme souvent en matière de santé, est à chercher dans une association entre la génétique et l'environnement. L'âge auquel votre mère et votre grand-mère ont été ménopausées influe sur celui auquel cela se produira pour vous[5]. Votre origine ethnique, votre santé en général et votre poids jouent également. Les facteurs environnementaux ayant une incidence sont, entre autres, le stress et le tabac.

Quel que soit l'âge auquel surviennent vos dernières règles, votre hygiène de vie peut contribuer à atténuer certains symptômes et à réduire les facteurs de risque associés à cette transition.

Bonne nouvelle! Les bouffées de chaleur sont un phénomène bien réel. Les problèmes cognitifs aussi. Les symptômes dépressifs qui accompagnent la ménopause aussi. Pourquoi est-ce une bonne nouvelle? Parce que pendant les nombreuses années où la science n'a su que très peu de chose sur les symptômes

## L'ÉTUDE SWAN

Le manque d'informations dont nous disposons au sujet de la ménopause peut se révéler frustrant. Cependant, les femmes d'aujourd'hui ont infiniment de chance – les médecins et les chercheurs en savent bien plus à ce sujet qu'autrefois. Au début des années 1990, il n'y avait quasiment pas de travaux de recherche consacrés à ce thème. Depuis des années, les femmes parlaient de leurs symptômes à leurs médecins, mais ceux-ci ne savaient comment résoudre ces problèmes, ni même s'il fallait prendre cette expérience au sérieux. Il n'existait pas de données suffisamment complètes pour fournir aux quadragénaires les informations dont elles avaient désespérément besoin sur la ménopause. Dans les décennies qui ont suivi, des études ont vu le jour, fournissant une profusion d'informations et de connaissances sur cette transition. Parmi elles, l'étude SWAN (Study of Women's Health Across the Nation, étude de la santé des femmes dans tout le pays) est l'une des plus importantes jamais réalisées aux États-Unis sur la santé des femmes[6].

L'étude SWAN a pour objectif la collecte d'informations sur la biologie de la ménopause, ainsi que sur le vécu psychologique, social et émotionnel des femmes durant cette période. Lors de son démarrage, cette étude observationnelle a suivi des femmes âgées de 42 à 52 ans. Pendant plusieurs décennies, les chercheurs ont collecté des données sur la santé des participantes au cours des années précédant la ménopause, pendant la ménopause et après. Lorsque les participantes ont atteint un âge compris entre 64 et 74 ans, les données étaient suffisamment nombreuses pour mettre en lumière certains points importants. L'étude se poursuit.

Voici quelques éléments découverts par les chercheurs participant à l'étude SWAN et à des études antérieures.

- La ménopause est une transition.
- Parmi les symptômes courants, citons les bouffées de chaleur, les sueurs froides, les symptômes dépressifs, les troubles du sommeil, les problèmes sexuels et des difficultés de la fonction cognitive.
- L'intensité des symptômes va de faible à sévère. Ils peuvent débuter indépendamment les uns des autres, ou apparaître simultanément.
- Les symptômes peuvent se manifester avant que la femme ne constate des irrégularités dans son cycle menstruel.
- Le poids, le tabagisme, le stress et quantité d'autres facteurs viennent influencer le type de symptômes et leur intensité[7].
- Le vécu de chaque femme est très personnel.

de la ménopause, les femmes n'étaient souvent que peu aidées, voire pas du tout, par leurs médecins et leurs familles lorsqu'elles étaient au cœur de la tourmente. Personne ne savait que les troubles de la mémoire survenant au cours de cette période n'étaient pas qu'un simple effet du vieillissement, ni que les troubles de l'humeur étaient courants. Comme pour bien des questions concernant la biologie féminine, le mystère de la ménopause est demeuré entier jusqu'à récemment.

Cependant, ces quarante dernières années, chercheurs et médecins ont fait quantité de découvertes sur le fonctionnement de la ménopause. Ce qui est une chance pour nous. Cependant, nous ne sommes pas aussi veinardes que les femmes qui nous succéderont et qui bénéficieront d'une meilleure compréhension encore de ce que vieillir signifie. Il n'empêche que nous sommes plus chanceuses que les générations précédentes qui ont connu des symptômes désagréables, qui ne suscitaient pourtant que du scepticisme chez les médecins vers qui elles se tournaient.

Ce savoir est un bienfait pour toutes les femmes, car une meilleure connaissance des changements qui s'annoncent peut non seulement nous aider à y répondre sainement, mais aussi nous permettre d'atténuer la sévérité de ces symptômes.

## VAGUE DE CHALEUR

Les bouffées de chaleur et les sueurs froides entrent dans la catégorie des symptômes vasomoteurs. Bien que perçues comme des fluctuations de température, elles résultent en réalité de la manière dont le cerveau régule la température corporelle en provoquant une dilatation ou une constriction des vaisseaux sanguins. Les bouffées de chaleur et les sueurs froides peuvent se produire la nuit ou pendant la journée. Certaines femmes ne subissent qu'un seul de ces symptômes, ou aucun, d'autres décrochent le jackpot et cumulent les deux. Les bouffées de chaleur peuvent durer plus de sept ans, surtout chez les femmes chez qui ce phénomène se déclare dès la périménopause. La masse corporelle a également une incidence sur ces symptômes : les femmes ayant un poids supérieur à la moyenne ont davantage de symptômes vasomoteurs avant leurs dernières règles que celles dont le poids est plus bas. En revanche, après les dernières règles, les femmes dont le poids est plus élevé ont moins de symptômes vasomoteurs.

L'étude SWAN a également montré que la réaction des femmes à ces symptômes a une incidence sur la manifestation de ceux-ci. Ainsi, les femmes extrêmement sensibles à ces symptômes, sujettes à la dépression ou ayant réagi avec anxiété à leurs premières bouffées de chaleur ont subi ce phénomène plus longtemps et plus intensément que les autres. Parfaitement. Les femmes les plus anxieuses ont connu les symptômes les plus forts et les plus longs[8]. Par conséquent, même lorsque vous transpirez à grande eau au moment le plus inopportun ou que vous passez la nuit à vous retourner dans des draps trempés, essayez de rester calme et de vous faire une raison, en vous disant que c'est certes contraignant, bizarre et désagréable, mais aussi parfaitement normal.

Les femmes sujettes à la dépression ou ayant réagi avec anxiété à leurs premières bouffées de chaleur ont subi ce phénomène plus longtemps et plus intensément que les autres.

Certaines femmes ont des troubles vasomoteurs si intenses qu'ils altèrent réellement leur qualité de vie et leur aptitude à vivre normalement. Pour les femmes en périménopause qui subissent des bouffées de chaleur invalidantes, une visite chez le médecin s'impose.

## COUP DE BLUES

Récemment, j'ai reçu un mail d'une amie qui me proposait de me céder sa famille, avec un mari, deux enfants et un chien, pour un prix défiant toute concurrence. Bien évidemment, elle n'entendait pas vraiment faire commerce des gens qu'elle aimait. Elle était simplement aux prises avec la périménopause et se sentait incapable de gérer le quotidien pour le moment, irritable, agacée et angoissée. Mais c'était rassurant de voir qu'elle prenait cela avec humour.

Les symptômes dépressifs peuvent aller de pair avec la ménopause. Leur intensité varie, du plus léger au plus extrême. Durant cette phase de transition, les femmes risquent davantage de connaître une détresse psychologique et d'être perpétuellement d'humeur sombre qu'à d'autres périodes de la vie. Et si l'on met généralement ces émotions négatives sur le compte des fluctuations hormonales, la vérité est que quantité d'autres facteurs interviennent dans le vécu de la ménopause. Comme pour tout autre aspect du vieillissement, le risque de subir des troubles de l'humeur durant cette période est fonction du cumul de nos expériences, de nos choix de vie et de notre santé générale.

Chez certaines femmes, les symptômes dépressifs de la ménopause peuvent évoluer en problème préoccupant. Et si vous traversez actuellement une dépression, ou si cela a été le cas par le passé, lisez attentivement ce qui suit : les femmes ayant eu des épisodes dépressifs (y compris une dépression post-partum) ou des antécédents familiaux de dépression ont un risque accru de subir une dépression durant la ménopause[9].

Nous devons toutes être vigilantes à notre santé mentale et émotionnelle durant cette transition. La santé émotionnelle a un impact sur la santé physique, et les femmes souffrant de dépression courent un risque accru de développer certaines maladies. Ne l'oublions pas : le vieillissement touche tous les systèmes de l'organisme et tout est connecté. La dépression accroît le risque de maladie cardiovasculaire[10], laquelle a une incidence sur le début de la ménopause[11]. Et le début de la ménopause joue sur le risque de nombreuses autres maladies[12]. Soyez attentive à votre humeur, c'est important. Et faites-vous aider pour préserver votre bien-être physique et psychologique. Des relations sociales fortes, de l'exercice physique régulier et une bonne alimentation peuvent atténuer les troubles de l'humeur, tandis que le stress et la solitude au contraire peuvent les exacerber.

## TROUBLES DE LA CONCENTRATION

Chaque symptôme de la ménopause constitue un mini-mystère, nécessitant des recherches rigoureuses. Difficultés de concentration, trous de mémoire, troubles de la réflexion – cela fait des années que les femmes évoquent la confusion mentale qui accompagne ce tournant de leur vie. Or les scientifiques n'ont démontré que très récemment ce que, instinctivement, nous savions depuis longtemps : à la ménopause, certaines femmes ont vraiment les idées moins claires qu'avant[13].

Dans le cadre d'une étude dirigée par Miriam Weber[14], neuropsychologue à l'université de Rochester, des tests ont été réalisés sur 75 femmes âgées de 40 à 60 ans pour déterminer leur capacité à effectuer des tâches cognitives, comme apprendre des informations nouvelles, mémoriser ces informations et se concentrer sur une tâche durant une période prolongée. Les femmes ont été

## PARLEZ-LUI

Alors que nous écrivions ce livre, quasiment toutes nos conversations, avec qui que ce soit, en venaient immanquablement à aborder le vieillissement, le corps humain, la manière dont nous nous occupons de nous-mêmes et de ceux que nous aimons. Un jour, nous avons fait la connaissance d'un homme, que nous appellerons Max. Il nous a raconté une jolie histoire au sujet de la ménopause de sa femme et de la manière dont elle l'a vécue. Son histoire nous a touchées et nous avons eu envie de la partager avec vous.

Max avait quitté son pays, la Nouvelle-Zélande, pour s'installer aux États-Unis, avec la femme qu'il aimait passionnément. Il nous a confié qu'il avait toujours admiré le couple formé par ses parents, heureux en ménage. Il avait à cœur de traiter son épouse avec autant d'amour et de courtoisie que ses parents avaient toujours manifestés l'un pour l'autre. Il se démenait vraiment à la rendre heureuse et, ensemble, ils nageaient dans le bonheur.

Au bout d'un certain temps, toutefois, il a remarqué qu'elle ne lui prenait plus la main aussi souvent qu'avant. Mais cela n'avait aucune importance. Les choses évoluent, n'est-ce pas ? Et leur amour était aussi fort qu'avant. Puis un soir, il s'est levé pour éteindre le ventilateur, car il faisait vraiment froid dans leur chambre. Sa femme lui a demandé de le remettre en marche. Il lui a dit : « Mais pourquoi ? Il fait froid. »

« Rallume-le, s'il te plaît », a-t-elle demandé. Il s'est exécuté avant de retourner se coucher, avec une couverture supplémentaire.

Le lendemain matin, elle lui a dit : « Il faut que je te parle. »

« Que se passe-t-il ? », a-t-il demandé, inquiet.

« Je suis en pleine ménopause », a-t-elle commencé. Il n'avait pas la moindre idée de ce que cela impliquait. Alors elle lui a expliqué qu'à certains moments elle avait très chaud et qu'à d'autres, elle grelottait tout en transpirant. Elle lui a décrit tous ses symptômes.

Max s'est senti soulagé de savoir ce que sa femme traversait, car il pouvait désormais l'aider à vivre cette transition. Maintenant, quand il remarque qu'elle ne lui tient pas la main ou qu'elle essuie la paume de ses mains sur son pantalon, il interrompt ce qu'il est fait pour lui sécher ses paumes de main. Ce faisant, il l'aime de la plus jolie des manières – parce qu'elle a partagé avec lui ce qu'elle vivait.

interrogées sur leurs symptômes de la ménopause, puis un dosage de leurs hormones a été réalisé.

L'équipe du Dr Weber a constaté que la ménopause a bien un effet sur la mémoire à court terme, ce qui affecte la capacité des femmes à assimiler des informations nouvelles. Cependant, cet effet, semble-t-il, n'est pas seulement dû aux fluctuations hormonales. Nous utilisons en permanence notre mémoire à court terme – lorsque nous calculons un pourboire en fonction du montant de l'addition, le prix d'une robe soldée ou la chute du cours d'une action. L'attention a également posé problème. Mener à bien une tâche telle que la lecture d'un livre long et ardu ou remplir une déclaration de revenus a donné du fil à retordre à bien des femmes dans l'étude. D'autres problèmes plus graves, comme la dépression, l'anxiété et les troubles du sommeil, ont souvent touché des femmes souffrant de problèmes de concentration.

L'étude SWAN a également évalué la cognition. Comme le suivi a porté sur de nombreuses années, les chercheurs ont pu déterminer que les difficultés cognitives légères et temporaires ont disparu au début de la postménopause.

## UN SOMMEIL MALMENÉ

Ne pas réussir à dormir, c'est l'enfer. On peut compter les moutons aussi longtemps qu'on le veut. Le fait est que quand on passe la nuit à fixer le plafond, les amis imaginaires à quatre pattes, aussi nombreux soient-ils, ne sont pas d'une grande aide. Quand on n'arrive pas à fermer l'œil de la nuit, alors qu'on sait que le repos est de plus en plus important avec l'âge, on finit par passer la nuit à se tourner et à se retourner dans son lit.

Durant la ménopause, certaines femmes souffrent d'insomnie, ce qui les empêche de s'endormir ou les réveille en pleine nuit. Une étude a montré que 38 % des femmes traversant la ménopause avaient des troubles du sommeil[15]. Une autre étude portant sur le lien entre sommeil et ménopause[16] s'est intéressée aux effets des hormones et des symptômes vasomoteurs, comme les bouffées de chaleur et les sueurs nocturnes. Les chercheurs ont constaté que les femmes ayant du mal à dormir d'une traite plusieurs nuits par semaine étaient plus nombreuses à avoir des symptômes vasomoteurs. De plus, l'insomnie est associée au passage d'une phase à l'autre de la ménopause (par exemple, le passage de la deuxième phase de la périménopause à la ménopause), ainsi qu'aux bouleversements hormonaux qui accompagnent ces transitions.

Actuellement, les femmes souffrant d'insomnies et de troubles du sommeil liés à la ménopause se voient prescrire des traitements traditionnels contre ces problèmes, avec des médicaments délivrés sur ordonnance ou en vente libre. Pour favoriser un meilleur sommeil, commencez par prendre diverses mesures, comme éviter de consommer de la caféine en fin de journée, assombrir le plus possible votre chambre à coucher, instituer des rituels du coucher et éviter l'utilisation de smartphones, ordinateurs et téléviseurs au moins une heure avant d'aller dormir. Si vous avez déjà fait tout cela et que vous ne fermez pas l'œil de la nuit, parlez-en à votre médecin. Bien dormir la nuit est indispensable à une bonne santé physique et mentale – la transition de la ménopause sera beaucoup plus agréable si vous n'êtes pas en état de privation de sommeil.

## VIE SEXUELLE

Outre les changements touchant l'appareil reproducteur, vous pourrez aussi connaître des altérations dans votre vie sexuelle : la manière dont vous réagissez au sexe, votre libido et même les sensations que procurent vos ébats amoureux.

Les femmes font état de problèmes d'intensité diverse dans leur vie sexuelle pendant la ménopause. Parmi eux, citons une baisse de la libido, la sécheresse vaginale et l'incapacité à avoir un orgasme lors d'un rapport sexuel. Si vous avez un ou plusieurs de ces symptômes, parlez-en à votre médecin. Il existe quantité de médicaments, en vente libre ou sur ordonnance, pour soulager des problèmes comme la sécheresse vaginale. La ménopause peut modifier le regard que vous portez sur le sexe ou vos sensations, mais la fin de votre fécondité ne signifie aucunement la fin de votre vie sexuelle.

En réalité, des études ont montré que les années qui suivent la ménopause peuvent être satisfaisantes sur le plan sexuel. Une étude réalisée en 2012 auprès de femmes en bonne santé âgées de 40 à 80 ans a montré que la satisfaction sexuelle augmentait avec l'âge[17]. L'étude a également révélé que l'intimité est un facteur qui intervient dans le plaisir sexuel : les participantes qui ont indiqué se sentir proches de leur partenaire avaient aussi une meilleure lubrification ainsi que davantage de plaisir et d'orgasmes.

Ce n'est donc pas parce que vous ressentez peut-être moins de plaisir à 50 ans que vous n'en éprouverez pas davantage à 60 ans, à 70 ans et à 80 ans. Continuez donc, Mesdames, parce que pour certaines femmes, c'est de mieux en mieux !

## ORIGINE ETHNIQUE ET VÉCU DE LA MÉNOPAUSE

Jusqu'à récemment, la plupart des études à grande échelle sur la ménopause avaient été réalisées sur des femmes blanches. Désormais, les chercheurs sont de plus en plus nombreux à s'intéresser à la manière dont cette transition touche des femmes en fonction de leur origine ethnique, depuis l'âge de début de la ménopause jusqu'au vécu des symptômes. L'étude SWAN a montré qu'en moyenne, la ménopause commence quelques mois plus tard chez les Japonaises et quelques mois plus tôt chez les Hispaniques. Il est toutefois difficile d'attribuer entièrement ces différences à l'origine ethnique, car des facteurs socio-économiques interviennent également. Chez les femmes, toutes origines sociales et ethniques confondues, un lien direct entre une ménopause précoce et le tabac, un niveau d'éducation plus faible et le chômage a pu être établi[18].

Des différences ont également été notées dans la manière dont des femmes vivent cette transition en fonction de leur origine ethnique. Ainsi, l'étude SWAN a montré que les symptômes vasomoteurs sont mentionnés plus souvent par les Hispaniques et les Afro-Américaines.

Une étude récente réalisée à l'aide d'un sondage conduit par Internet auprès de plus de 500 Américaines visait à valider ces constats. Des femmes de quatre origines ethniques différentes – blanches, hispaniques[19], asiatiques et afro-américaines – ont été interrogées sur leurs symptômes. Les résultats ont montré que les symptômes vasomoteurs[20] étaient les plus répandus dans toutes les catégories, à l'exception des femmes asiatiques[21], qui ont davantage mentionné les douleurs articulaires et musculaires que les autres. Fait mystérieux, les Asiatiques ont également fait état de symptômes moins importants, dans l'ensemble, que les autres femmes.

Comme nous l'avons vu plus haut, de précédentes études avaient établi un lien entre d'une part l'attitude et la vision des choses et d'autre part la sévérité et la durée des symptômes de la ménopause. Dans cette étude, les Asiatiques ont montré qu'elles étaient plus optimistes et plus calmes que les autres. Certes, de plus amples études sont nécessaires pour comprendre pleinement l'incidence de l'origine ethnique sur cette transition. Il n'en reste pas moins qu'il est fascinant de constater que l'attitude culturelle se ressent de toute évidence sur notre vécu.

Aujourd'hui, dès qu'on aborde le sujet de la ménopause, on en vient immanquablement à parler d'hormones – lorsque la discussion ne commence pas par là. Nous avons beaucoup traité de ce sujet au chapitre 7, car les fluctuations hormonales ont une incidence sur la santé générale de la femme. Durant la ménopause, le niveau de diverses hormones, comme l'œstrogène et la progestérone, augmente et diminue de manière irrégulière parce que les ovaires produisent moins d'œstrogène et moins d'ovules.

Autrefois, on attribuait à ces fluctuations hormonales tous les problèmes de santé rencontrés par les femmes à la ménopause, aussi bien les symptômes à plus court terme, comme les bouffées de chaleur, que les effets durables, comme l'ostéoporose. Nous savons aujourd'hui que des manifestations comme les bouffées de chaleur peuvent être la conséquence de fluctuations hormonales, mais le lien précis entre les hormones et ces symptômes demeure mystérieux. Ainsi, après les dernières règles[22], lorsque les ovaires de la femme produisent moins d'œstrogène et de progestérone, certains symptômes de la ménopause peuvent disparaître, alors que d'autres se poursuivent et peuvent même empirer.

**Selon certaines recherches, les fluctuations hormonales pourraient n'être qu'un effet secondaire de l'inflammation et du vieillissement.**

Ces vingt dernières années, quantité de travaux de recherche ont porté sur le rôle des hormones, qui a suscité aussi nombre discussions et controverses. Le traitement hormonal de la ménopause, ou traitement hormonal substitutif, fait intervenir des œstrogènes et de la progestérone pour atténuer les symptômes de la ménopause. Le débat se poursuit sur l'efficacité de ce traitement hormonal et ses effets négatifs sur la santé. Des études montrent que les hormones permettent d'atténuer la sévérité des symptômes chez certaines femmes aux profils de santé spécifiques. Chez d'autres, on a établi un lien entre le traitement hormonal et des problèmes de santé comme des maladies cardiovasculaires, les cancers du sein et les AVC[23]. (Il est important de préciser que cette corrélation est fonction de l'âge de début du traitement hormonal.) Le stade de la ménopause et sa nature (naturelle ou résultant d'une intervention médicale) peuvent avoir une incidence sur l'efficacité du traitement hormonal et son innocuité, tout comme l'association des hormones qui vous ont été prescrites.

Actuellement, les études de pointe réalisées sur la ménopause portent notamment sur le rôle des hormones. Les fluctuations hormonales pourraient n'être qu'un effet secondaire de l'inflammation et du vieillissement (nous reviendrons en détail sur le lien entre vieillissement et inflammation au chapitre 10). Tout comme les chercheurs en géo-science s'intéressent au fait que le vieillissement pourrait être le mécanisme à l'origine de maladies liées à l'âge comme le cancer et la démence, les scientifiques qui travaillent sur la ménopause s'intéressent au lien entre le vieillissement, les symptômes de la ménopause et le mécanisme d'action de l'inflammation cellulaire[24], qui s'accroît généralement avec l'âge. Les fluctuations des œstrogènes ont une incidence sur les cellules immunitaires et pourraient exacerber les processus de vieillissement normaux, ce qui accroît le risque d'ostéoporose et d'autres maladies chroniques après la ménopause. À ce jour, le mystère reste entier.

## BIEN ENTOURÉE

La ménopause a une incidence sur toutes les facettes de l'existence, y compris sur ce qui constitue votre identité : votre capacité à apprendre et à mémoriser, votre aptitude à dormir d'une traite la nuit, votre désir et vos réactions physiques au sexe, le regard que vous portez sur vous, votre apparence et votre valeur.

À l'âge de la ménopause, les femmes que nous sommes ont, selon toute probabilité, passé une bonne partie de leur vie à s'occuper d'autres personnes. Nous méritons alors ce que nous ne pensons pas toujours à demander : du soutien. Ce soutien n'est pas seulement agréable – il est essentiel pour notre santé. Les femmes qui bénéficient d'un soutien social sont plus heureuses que les autres, elles sont aussi en meilleure santé. Les relations humaines qui sont source de soutien sont bénéfiques. La Nurses Study, l'étude réalisée auprès d'infirmières par l'université Harvard, a montré que plus une femme a d'amis, plus elle est en bonne santé et moralement en forme en vieillissant[25]. Les chercheurs ont également constaté que, chez des femmes atteintes d'un cancer du sein, celles qui ont des liens forts avec leur entourage ont une espérance de vie deux fois plus importante que les autres[26]. Ce soutien peut venir de sources variées : conjoint, amis, famille, enfants, professionnels de santé – tous ces apports comptent.

L'une des aides fondamentales pour les femmes durant cette phase vient de leur médecin. C'est donc le moment, si vous n'avez pas déjà un docteur que vous adorez, de trouver un praticien que vous aimerez, que vous respecterez et qui vous respectera. Tous les médecins ne savent pas que les bouffées de chaleur, les troubles de l'humeur et du sommeil et les difficultés de concentration temporaires sont des manifestations normales de la ménopause. Par conséquent, si votre médecin vous regarde d'un air dubitatif lorsque vous évoquez ces symptômes, fiez-vous à votre instinct et trouvez-vous un autre praticien.

Il est important aussi de vous ouvrir à votre conjoint. La ménopause n'est pas un secret. En tout cas, elle ne devrait pas l'être. Il n'y a rien de honteux à vivre cette transition et en en parlant à votre moitié, vous l'aiderez à comprendre ce que vous traversez. C'est utile aussi pour lui ou pour elle : si vous traversez une épreuve douloureuse ou perturbante qui rejaillit sur votre comportement, votre conjoint le remarquera. Et en cas d'attitude inhabituelle de votre part, votre moitié pourra se dire que quelque chose ne va pas entre vous. Alors qu'en réalité, tout est une question de biologie.

**Arrivées à la ménopause, la plupart des femmes ont passé une bonne partie de leur vie à s'occuper d'autres personnes et méritent bien ce qu'elles ne pensent pas toujours à demander : du soutien.**

Tournez-vous également vers vos proches. Vous constaterez que vos amies sont d'une grande utilité, à la fois sur le plan pratique et émotionnel. L'un des nombreux aspects déconcertants de la ménopause réside dans l'unicité de ses symptômes pour chaque femme. Mais les symptômes de la féminité, eux aussi, sont uniques, n'est-ce pas ? Quand votre meilleure amie a eu ses premières règles à 12 ans et que vous avez dû attendre d'avoir 13 ans, vous vous êtes dit, en votre for intérieur, que quelque chose clochait chez vous. Ou quand vous faisiez de la rétention d'eau et aviez les seins tendus tous les mois, alors que votre sœur avait des maux de tête et des boutons, vous vous demandiez laquelle de vous deux était « normale ». Ou quand votre amie n'était plus que l'ombre d'elle-même pendant ses grossesses, alors que vous étiez radieuse et en pleine forme, vous vous demandiez ce qui lui arrivait.

Qu'importe que votre expérience de la féminité n'ait rien à voir avec celle de vos amies. Dieu merci, elles sont là pour vous, interlocutrices privilégiées. Des nausées matinales aux absences de règles, des IST à « au secours, qu'est-ce qui arrive à mon corps ? » : le dialogue avec nos amies apporte non seulement de l'empathie et une épaule sur laquelle s'appuyer, mais aussi de la compagnie, pour se sentir moins seule. Et puis il y a toujours des dénominateurs communs qui permettent de savoir qu'on est normale, que non, on n'est pas folle et qu'on n'est pas seule. Alors, allez-y : discutez avec vos amies. Demandez-leur ce qu'elles traversent. Confiez-leur ce que vous vivez. Échangez. Même si toutes les femmes n'ont pas des symptômes ou pas les mêmes, ou pas de la même manière, nous pouvons malgré tout apprendre les unes des autres et nous épauler.

Nous avons besoin les unes des autres pour survivre. Si vous désirez des conseils, une femme qui est déjà passée par là, une femme comme celle que vous aimeriez être quand vous serez grande, peut avoir de belles réflexions à partager avec vous. Et les femmes jeunes qui vous entourent auront peut-être des questions à vous poser. À tout âge, nous avons des forces et des faiblesses. Lorsque d'autres nous initient à leur sagesse, lorsque nous partageons nos points forts avec eux, les faiblesses se dissipent, et tout le monde en sort renforcé.

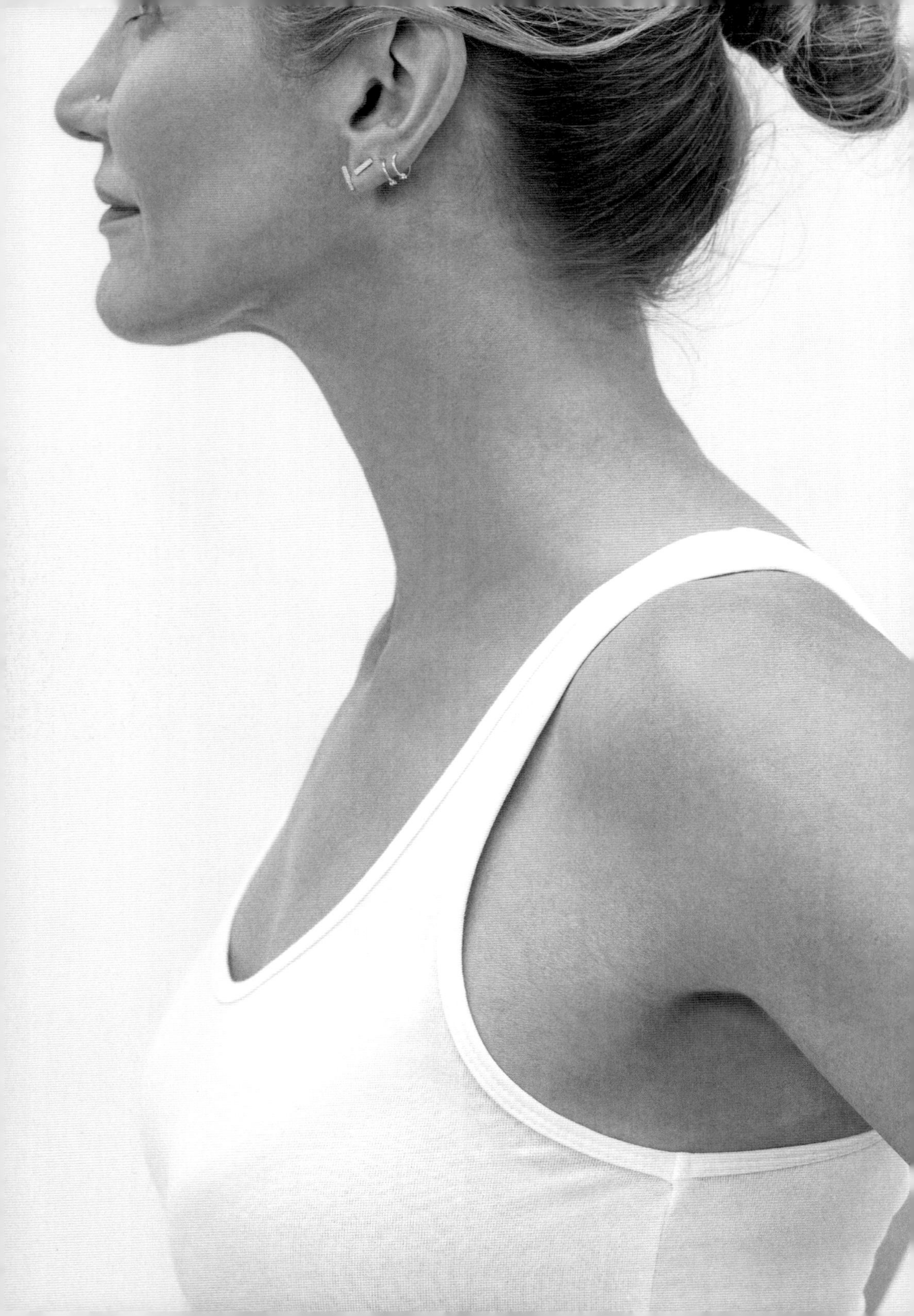

# PARTIE 3

# VOUS Y ÊTES

## Vivre plus longtemps : un art, une science

JE NE SUIS PEUT-ÊTRE PAS LÀ OÙ J'AVAIS L'INTENTION D'ALLER, MAIS JE SUIS TRÈS CERTAINEMENT ARRIVÉ LÀ OÙ J'AVAIS BESOIN D'ÊTRE.

DOUGLAS ADAMS, *BEAU COMME UN AÉROPORT*

CHAPITRE 9

# LES BRIQUES DE VOTRE MAISON

*Un corps plus fort grâce à l'alimentation, au sport et au repos*

**LA QUÊTE DES SECRETS** de la longévité en bonne santé nous a permis de rencontrer quelques personnalités majeures de la recherche sur le vieillissement. Nous en avons appris long sur la manipulation des gènes chez les vers et les mouches. Nous avons observé des cellules sénescentes au microscope et nous avons visité des salles permettant de mesurer le sommeil. Nous avons lu des articles sur les virus et les vaccins. Cependant, notre découverte la plus exaltante sur ce qu'il est possible de faire pour vivre plus longtemps et rester en forme est que bien manger, faire de l'exercice régulièrement, réduire le stress dans sa vie, s'octroyer suffisamment de repos – et même boire un verre ou deux de vin rouge – sont les piliers de la santé et de la vitalité.

Cette révélation, nous l'avons eue sur l'imposant campus des National Institutes of Health, lors d'une promenade avec un groupe de scientifiques qui ont consacré leur vie aux mécanismes du vieillissement. Emmitouflées dans nos manteaux, nous avons fait quelques pas en compagnie du Dr Richard J. Hodes, directeur du National Institute on Aging depuis 1993, qui a pris le temps de nous recevoir, lors d'un déjeuner composé de sandwiches, et de nous expliquer clairement, en termes accessibles, comment l'espérance de vie de l'être humain a pu être multipliée par deux. Il y avait aussi Felipe Sierra, directeur du département de biologie du vieillissement, qui nous a parlé longtemps de longévité et de génétique (à ses heures perdues, c'est aussi un artiste qui peint de magnifiques tableaux et qui joue de la guitare). Nous étions également en compagnie du Dr Luigi Ferrucci, chef du service des études longitudinales au NIA et directeur de l'étude longitudinale de Baltimore, qui nous a initiées à l'étude du vieillissement. Le Dr Ferrucci est aussi un fin cuisinier qui, en quittant son Italie natale pour s'installer aux États-Unis, a emporté avec lui les recettes de sa mère (ses amis disent que le meilleur restaurant italien de la ville, c'est chez lui).

Si nous vous livrons ces détails personnels, c'est pour vous montrer que les scientifiques qui travaillent sur le vieillissement ne sont pas des observateurs désincarnés et impartiaux, en blouses blanches. Ce sont des êtres humains faits de chair et de sang, qui mangent des plats à emporter, qui peignent et qui cuisinent des pâtes pour leurs amis. Ce sont des individus qui ont des familles touchées par le vieillissement. Eux aussi sont affectés par le temps et eux aussi souhaitent rester en forme et préserver leur qualité de vie. Leurs découvertes influencent leurs vies autant que les nôtres. Concernant la recherche sur l'âge, nous sommes tous les sujets de cette gigantesque expérience. Bien évidemment, les conclusions des individus situés sur la ligne de front – autrement dit, les enseignements pratiques qu'ils tirent pour leur vie quotidienne – sont précieuses aussi pour nous, citoyens lambda.

Durant la promenade, Sandra marchait aux côtés du Dr Ferrucci, le directeur de la plus longue étude scientifique sur le vieillissement humain jamais conduite aux États-Unis, et elle en a profité pour lui poser une question personnelle. Après des années consacrées à la recherche, a-t-elle voulu savoir, que fait-il personnellement pour rester en forme en vieillissant ?

Le Dr Ferrucci lui a répondu qu'il va courir tous les matins. Malgré un emploi du temps ultrachargé, il s'efforce de manger correctement. Et il évite de se mettre en colère. En gros, il fait du sport, il se nourrit bien et il gère son stress. Autrement dit, les principaux acquis de la recherche de pointe pour bien vieillir recouvrent les conseils tout simples qu'on nous répète depuis l'enfance – va te dépenser en plein air, mange tes légumes et tes protéines, ne te dispute pas avec les autres. Sans oublier ce que disaient nos grands-mères, à savoir que rien ne vaut une bonne nuit de sommeil.

Partout, nous avons entendu ce même message. Médecins cliniciens et chercheurs sont d'accord : pour combattre les pathologies du vieillissement, comme les maladies cardiovasculaires et la démence, on peut prendre des médicaments, ou bien on peut adapter son hygiène de vie. Faire bouger son corps, le nourrir, lui octroyer du repos et déstresser le corps et l'esprit, tels sont les fondements de la santé.

On évoque souvent ces composants du bien-être comme autant de sujets distincts, alors qu'en réalité, ils constituent un tout. Une bonne alimentation sans exercice physique ou sans sommeil ne donne pas la santé. Faire du sport tous les jours en privant son corps de repos et de nutriments ne rend pas fort. Dormir huit heures par nuit sans bien manger ou sans faire suffisamment d'exercice ne permet pas d'être en forme. Mais faites tout cela, au quotidien, dans la durée, et vous serez sidérée de voir l'effet de cette hygiène de vie sur votre être tout entier.

L'exercice, l'alimentation et le sommeil sont parties intégrantes d'un tout. Le stress quant à lui peut saper tout l'édifice. Dans ce chapitre, nous nous intéresserons à l'interaction entre alimentation, exercice physique et sommeil pour construire notre corps, depuis l'échelle cellulaire. Dans le chapitre suivant, nous examinerons de plus près les mécanismes qui font que le stress affaiblit et que l'élimination du stress rend plus fort.

## LES TROIS PILIERS DE LA FORME

Le tiercé gagnant de la forme – alimentation, exercice physique et sommeil – est notre principal allié pour nous protéger en vieillissant. Notre santé dépend en grande partie de la manière dont nous parvenons à équilibrer l'énergie consommée, l'énergie dépensée et le repos octroyé entre toutes ces activités (nous dépensons de l'énergie pour les fonctions nécessaires à la vie, comme le métabolisme et le battement du cœur, et pour les diverses activités, comme marcher dans la rue ou lire ce livre). Je ne suis pas en train d'affirmer qu'une bonne nuit de sommeil réparateur va vous guérir du paludisme, ni qu'une salade peut faire disparaître une rage de dents, ni que les sportifs sont protégés du cancer. Ce que je dis, c'est qu'alimentation, exercice physique et repos se conjuguent pour favoriser la croissance cellulaire, la réparation et la production d'énergie, ce qui permet à tous les systèmes de l'organisme d'avoir un fonctionnement optimal. En forme, vous serez mieux armée pour affronter les divers défis de l'existence, qu'il s'agisse de maladies ou de blessures.

## COMMENT LES TROIS PILIERS DE LA FORME PRÉSERVENT NOTRE SANTÉ

| SYMPTÔME | OBJECTIF | EFFETS DE L'EXERCICE |
| --- | --- | --- |
| • Perte musculaire | • Renforcer puissance et masse musculaire | • L'exercice sollicite les muscles, ce qui les développe. Une pratique régulière est essentielle à la formation de nouveaux muscles. |
| • Dégénérescence du cerveau et perte de mémoire | • Un cerveau vif | • L'activité physique renforce les zones du cerveau qui gèrent la réflexion et la mémoire[1]. Elle accroît aussi les protections naturelles du cerveau contre la neurodégénérescence, comme le BDNF[2]. |
| • Perte d'énergie | • Énergie et vitalité | • L'exercice physique régulier permet de former davantage de cellules musculaires, ce qui signifie plus de mitochondries, donc plus d'énergie. |
| • Dépression | • Amélioration de l'humeur | • L'exercice diminue le niveau des hormones du stress, stimule la production de sérotonine et libère des endorphines, qui boostent aussitôt l'humeur. |

| EFFETS DE L'ALIMENTATION | EFFETS DU REPOS |
| --- | --- |
| • Les glucides complexes fournissent l'énergie nécessaire à l'activité, les protéines favorisent la réparation et la reconstruction musculaires après l'effort. | • Le sommeil permet aux tissus de se réparer et de guérir, et donc aux muscles de se rétablir. |
| • Les nutriments d'origine végétale présents dans les fruits et les légumes sont riches en bienfaits pour le cerveau : des acides gras oméga-3 favorisent la santé du cerveau et peuvent protéger du déclin cognitif[3]. Les glucides complexes, eux, apportent du carburant. | • Pendant que vous dormez, le cerveau élimine des accumulations de dépôts collants qui peuvent conduire à l'apparition de la maladie d'Alzheimer et d'autres formes de démence[4]. |
| • Les glucides complexes et les lipides donnent de l'énergie, en apportant des macronutriments essentiels aux cellules. La graisse est une excellente source d'énergie, car un gramme de lipides apporte plus du double d'énergie comparé à un gramme de glucides. | • Le sommeil donne de l'énergie et préserve la santé du système immunitaire. Dormir suffisamment permet aussi d'avoir une bonne hygiène de vie[5]. |
| • Des études ont montré qu'une forte consommation de sucre accroît le risque de dépression et que boire des sodas raccourcit les télomères[6]. Le sucre contribue aussi aux inflammations chroniques. | • Le sommeil permet d'être plus détendu et moins stressé. Le manque de sommeil, en revanche, provoque irritabilité et anxiété. |

Chaque ruche possède une reine, qui se différencie de ses sujets à bien des égards[7]. Son corps est beaucoup plus long et elle vit plus longtemps. C'est la seule occupante de la ruche capable de sécréter une phéromone qui incite les autres abeilles à coopérer pour une cause commune. Elle est aussi la seule à pouvoir se reproduire. Sur le plan génétique, la reine est identique à ses sœurs. Mais lorsque les abeilles étaient des larves, simples masses de cellules en devenir, c'est la reine qui a reçu les meilleurs nutriments et qui en a reçu le plus. Une seule chose lui a permis de se différencier des autres : l'alimentation. Dans une ruche, c'est celle qui consomme le plus de gelée royale qui devient la reine[8].

Dans tout le royaume animal, l'alimentation est synonyme de santé, de vie, de destin. La nourriture consommée par votre mère quand vous étiez dans son ventre a influé sur votre développement physique et mental. L'alimentation de l'enfance constitue la base de la santé de l'adulte, et ce que vous mangez aujourd'hui et demain influera sur la manière dont vous vous sentirez lorsque vous serez une vieille femme.

**Une étude réalisée par l'OMS a montré que, pour les plus de 60 ans, une bonne alimentation peut améliorer la longévité. Le contenu de nos assiettes affecte notre durée de vie et notre forme.**

Nos choix alimentaires ont aussi un impact sur notre longévité. Une étude réalisée par l'Organisation mondiale de la santé auprès de plus de 150 000 personnes, dont presque la moitié de femmes, a montré que pour les plus de 60 ans, une bonne alimentation peut améliorer la longévité[9]. Le contenu de nos assiettes affecte notre durée de vie et notre forme. Nous le sentons intuitivement, car lorsque nous mangeons bien, nous n'avons pas mal au ventre et nous débordons d'énergie pour travailler, bouger, être actives. Nous nous en rendons compte aussi quand nous avons besoin de faire une sieste dans l'après-midi parce que la digestion d'une plâtrée de macaronis au fromage mobilise toute notre énergie. Tout le monde aime bien s'autoriser des écarts de temps en temps. Mais

**JAMAIS**
Boissons sucrées • Plats industriels • Manger tard le soir

**RAREMENT**
Graisses saturées • Laitages • Viande rouge • Un peu de volaille

**PARFOIS**
Poisson

**SOUVENT**
Un verre de vin au dîner

**TOUJOURS**
Petit-déjeuner • Protéines maigres, à tous les repas
• Beaucoup de légumes • Beaucoup de fruits entiers (surtout des fruits rouges)
• Fruits à coque • Légumineuses • Céréales complètes • Huile d'olive • Eau

## RÉGIME MÉDITERRANÉEN : LA PYRAMIDE

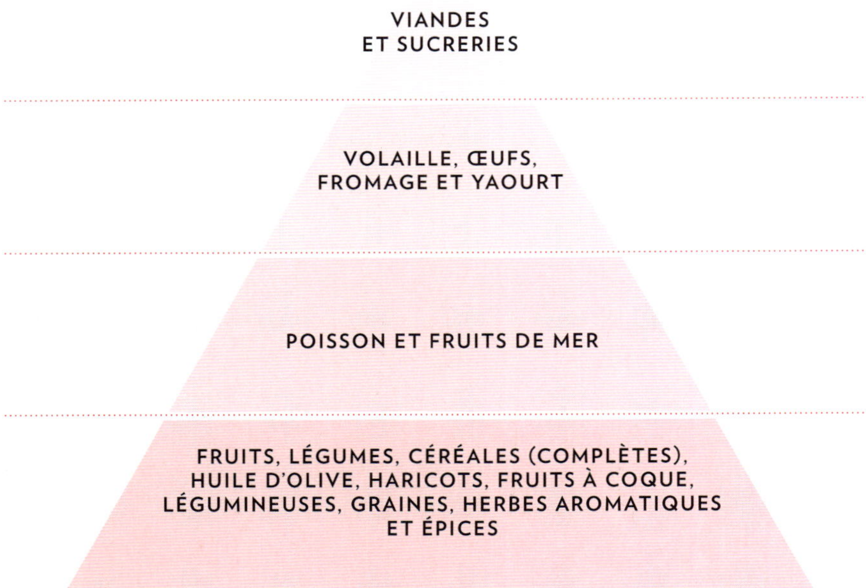


quand cela devient trop fréquent, on en paie le prix. À l'inverse, quand on apporte à son corps les nutriments dont il a besoin, on en récolte les bienfaits.

Quantité d'études ont montré que le régime méditerranéen – à base de produits frais, de céréales complètes, de protéines maigres et de bonnes graisses – réduit le risque de maladie cardiovasculaire, de cancer du côlon et d'AVC[10]. Une étude récente a même établi un lien entre le régime méditerranéen et une amélioration de la santé cognitive[11]. Des chercheurs qui ont suivi des sujets ayant cette alimentation sur une période de quatre ans ont constaté que chez les participants des deux sexes, le risque de développer la maladie d'Alzheimer avait été divisé par deux[12] ! Le constat est indéniable : le régime méditerranéen est excellent pour le corps et pour le cerveau.

Alors, comment faire pour adopter cette alimentation ? C'est très simple. Offrez-vous un billet d'avion direction la Méditerranée ! Ou bien, plus simple, mangez plus de ce qui est bon pour vous, et moins de ce qui ne l'est pas.

## LES NUTRIMENTS APRÈS 50 ANS

Après 50 ans, nos besoins diététiques évoluent pour s'adapter à notre corps qui change. Malheureusement, cette période où nous devons être particulièrement vigilantes à notre alimentation est précisément celle où nous sommes nombreuses à ne pas le faire. D'ailleurs, à en croire les données fournies par l'Office américain des statistiques, la grande majorité des baby-boomers, autrement dit des gens qui ont aujourd'hui plus de 65 ans, sont en surpoids ou obèses[13]*. 72 % des hommes et 67 % des femmes entrent dans l'une de ces deux catégories, courant un risque élevé de pathologies comme l'arthrite, le diabète et les maladies cardiovasculaires. Les personnes obèses ont plus de risques de souffrir d'un handicap et d'avoir besoin d'aide dans les tâches du quotidien en vieillissant. Elles ont aussi un risque accru de souffrir de symptômes tels que fatigue, épuisement, maux de tête, vertiges ou jambes gonflées. De plus, le risque de dépression est plus élevé[14].

Le problème inverse nous guette également avec l'âge, car le risque de malnutrition (approvisionnement insuffisant en vitamines ou en sels minéraux) est accru. Si la malnutrition n'est pas un effet secondaire inévitable du vieillissement, quantité de changements associés à ce processus, comme une altération de l'odorat, du goût, de l'appétit et de la digestion, peuvent la favoriser[15]. Or cela a de nombreux effets secondaires négatifs, comme la perte de masses musculaire et osseuse, ainsi qu'un risque accru de maladie.

Si le régime méditerranéen est excellent pour tout le monde, quel que soit l'âge de la personne, voici quelques considérations dont il faut tenir compte après 50 ans. En effet, le risque augmente alors pour quantité de maladies liées à l'âge. Il est donc essentiel de choisir des aliments suffisamment riches en sels minéraux et en vitamines essentiels, qui étaieront les piliers sur lesquels repose votre santé. Faites réaliser un bilan sanguin avant de prendre des compléments alimentaires, car un excès de vitamines et de sels minéraux n'est pas recommandé. Et si vous pouvez vous les procurer par l'alimentation et par votre hygiène de vie plutôt que par des comprimés, c'est mieux.

---

*En France, la prévalence de l'obésité est moindre et diminue avec l'âge : en 2012, elle était de 21,8 % chez les personnes de 65-69 ans et de 16 % chez les personnes de plus de 80 ans (enquête ObÉPI 2012).

L'alimentation peut booster la santé des os, ce qui est une excellente nouvelle pour les femmes de plus de 35 ans, qui ne peuvent plus former de nouvelle masse osseuse. Le calcium et la vitamine D forment un duo classique qui s'associe pour protéger les os. En effet, l'organisme utilise la vitamine D pour produire une hormone, le calcitriol, qui favorise l'absorption du calcium.

Il y a du calcium dans les laitages, les légumes verts à feuilles comme le bok choy et le kale, les légumineuses, les fruits comme les oranges et les figues séchées, et enfin les fruits à coque et les graines (amandes, graines de sésame). Chez la femme, la règle générale pour les apports en calcium est la suivante : pour les femmes de 31 à 51 ans, 1 000 mg par jour ; de 51 à 70 ans, 1 200 mg par jour[16]. Sachez qu'une surconsommation de calcium peut être toxique. Par conséquent, si vous prenez des compléments alimentaires, veillez à ne pas dépasser les 2 000 mg par jour[17].

L'organisme tire la vitamine D de l'alimentation, des compléments alimentaires et du soleil. Quinze minutes d'exposition au soleil par jour suffisent à apporter à l'organisme ce dont il a besoin pour produire de la vitamine D[18]. Parmi les sources alimentaires, citons le jaune d'œuf, le lait enrichi et les poissons gras, comme le saumon et le maquereau. Voici la règle générale pour les apports en

## D COMME DÉFICIENCE

La carence en vitamine D est l'une des carences vitaminiques les plus répandues : on estime qu'environ un milliard de personnes de par le monde présenteraient une carence ou une insuffisance en vitamine D[19]. Et des études semblent indiquer que les Américains ne sont pas épargnés, la majorité d'entre eux présentant des niveaux insuffisants. Cette carence peut avoir quantité de conséquences sur la santé : elle peut rendre plus vulnérable aux rhumes, mais aussi accroître le risque de maladie cardiovasculaire, de diabète et de cancer. Une carence en vitamine D jouerait aussi un rôle dans les troubles de l'humeur, comme le trouble affectif saisonnier et la dépression[20].

La solution la plus simple pour s'en prémunir est aussi la plus agréable : exposez-vous quinze minutes au soleil par jour, sans protection. Appliquer systématiquement une crème solaire est une bonne idée en cas d'exposition prolongée, mais ces produits empêchent aussi la peau d'absorber le soleil, donc de la vitamine D.

vitamine D : pour les moins de 70 ans, entre 600 et 4 000 UI/jour. Après 70 ans, 800 UI/jour.

## MANGER POUR PRÉSERVER VOTRE CŒUR

Tandis que nos besoins nutritionnels évoluent pour compenser les changements physiologiques liés à l'âge, nous pouvons protéger notre cœur en réduisant la quantité de graisses saturées et trans que nous absorbons et en surveillant notre consommation de sel.

L'American Heart Association recommande de ne pas dépasser 7 % des apports caloriques quotidiens pour la consommation de graisses saturées (dans la viande rouge, par exemple) et 1 % pour les graisses trans (aliments industriels, fast-foods et margarine)[21].

Le sodium, présent dans le sel de table, est nécessaire à la vie (et il réjouit les papilles gustatives), mais il peut aussi favoriser les maladies cardiovasculaires et l'hypertension, et accroître le risque d'AVC et de maladie rénale. Les plats préparés et la cuisine de restaurant sont très riches en sodium. À la maison, ayez la main légère sur le sel en cuisinant, et efforcez-vous de ne pas trop resaler à table. Si vous avez plus de 51 ans, la limite à ne pas dépasser est d'environ une demi-cuillerée à café, soit 3,2 g de sel (1,3 g de sodium) par jour[22]*. Si vous consommez des plats industriels, regardez bien la teneur en sel. L'apport de référence (AR) figurant sur l'étiquetage des produits alimentaires indique le niveau conseillé pour une personne de moins de 50 ans[23].

## MANGER POUR BOOSTER VOTRE MORAL

Les carences nutritionnelles peuvent rejaillir sur l'humeur. La vitamine B6, aussi appelée pyridoxine, permet au cerveau de produire la sérotonine, un neurotransmetteur important pour le moral. Chez l'adulte, une carence modérée en vitamine B6 est courante, surtout chez les personnes ayant des difficultés à absorber les nutriments, ayant une thyroïde trop active ou ayant eu une défaillance cardiaque. Une consommation d'alcool excessive accroît également le risque de carence en vitamine B6, nocive pour les nerfs, la peau et le système circulatoire. La vitamine B6 intervient dans la formation de la myéline, une

*L'OMS recommande de ne pas dépasser 5 g par jour.

couche de protéines qui protège les cellules nerveuses. Les femmes devraient consommer 1,5 mg de vitamine B6 par jour[24]. On en trouve dans les glucides, comme les céréales enrichies et les légumineuses, dans les légumes (carottes, épinards, petits pois), dans les laitages, comme le lait et le fromage, dans les œufs et dans les protéines animales, comme le poisson, le foie et la viande.

## MANGER POUR PROTÉGER VOTRE CERVEAU

Le foie stocke de la vitamine B12, constituant une réserve pour approvisionner le cerveau en cette vitamine nécessaire à son bon fonctionnement. Cependant, après 50 ans, l'organisme a plus de mal à absorber la vitamine B12 présente dans les aliments, ce qui peut conduire à des carences[25]. Or des niveaux trop bas de vitamine B12 ont été associés à la maladie d'Alzheimer et à des problèmes neurologiques, allant de spasmes à la démence en passant par des problèmes de vue. On trouve essentiellement la vitamine B12 dans la viande, les laitages, le poisson et les fruits de mer, la volaille et les céréales enrichies. Les végétariens doivent être vigilants à avoir des apports suffisants en vitamine B12. Parmi les symptômes de carence, il y a l'anémie, la fièvre et la transpiration[26]. Les femmes de plus de 14 ans doivent avoir un apport quotidien de 2,4 microgrammes de vitamine B12[27]. En cas de grossesse, la quantité recommandée passe à 2,6 microgrammes, en cas d'allaitement à 2,8 microgrammes.

## MANGER POUR LUTTER CONTRE LES MALADIES LIÉES AU VIEILLISSEMENT

Les principaux risques de santé qui nous guettent avec l'âge sont le cancer, la crise cardiaque, l'AVC et la dépression. Le folate, une vitamine B, protège contre tous ces maux. Il peut aussi diminuer le taux d'homocystéine, un acide aminé lié aux maladies cardiovasculaires. Le folate préserve également le cerveau et le système nerveux, et il est bénéfique pour la mémoire, l'audition, les troubles du sommeil, les douleurs nerveuses et musculaires, et la dépression. On trouve du folate dans les céréales enrichies, les légumineuses, et les légumes à feuilles vert sombre et les oranges. Les femmes de plus de 19 ans doivent consommer 400 microgrammes d'équivalent de folate alimentaire[28] (600 microgrammes pour une femme enceinte, 500 microgrammes pendant l'allaitement).

## MANGER POUR PRÉVENIR L'OBÉSITÉ

Plus de 60 % des Américaines sont en surpoids ou obèses[29]. Or l'obésité est associée à des décès prématurés. Une étude a révélé que les femmes obèses à l'approche de la retraite avaient un risque accru de mourir prématurément et une probabilité trois à six fois plus élevée à souffrir d'un handicap[30]. L'obésité est associée aux maladies cardiovasculaires, à l'AVC, au diabète de type 2, à l'hypertension, à l'arthrite et au cancer du sein, pour ne citer que quelques pathologies. Bien se nourrir pour maintenir un poids de forme passe par une alimentation équilibrée à base de fruits et de légumes frais, de protéines, de bonnes graisses et de céréales complètes, en limitant le sucre et les aliments industriels.

### L'ALCOOL ET LE CORPS FÉMININ

Un à deux verres de vin au dîner permet d'avoir un cœur en bonne santé (et de passer une soirée agréable !). Souvenez-vous toutefois que les femmes sont particulièrement vulnérables à certains effets nocifs de l'alcool[31]. Des travaux de recherche ont montré que des mouches du vinaigre femelles subissent plus rapidement que les mâles les effets toxiques de l'alcool. Cela vaut aussi pour nous, les femmes. Vous savez sans doute que si vous buvez autant qu'un homme, vous serez plus ivre. Un phénomène que l'on attribue parfois au fait que la taille et le poids de la femme sont inférieurs à ceux d'un homme. Or c'est faux. Si vous buvez de l'alcool fort avec un homme qui fait exactement le même poids et la même taille que vous, vous ressentirez malgré tout les effets de chaque verre plus vite que lui. Une femme ayant consommé la même quantité d'alcool qu'un homme présente un niveau plus élevé d'éthanol dans le sang, en raison de l'action d'une enzyme gastro-intestinale qui dégrade l'éthanol plus rapidement chez l'homme[32].

Le temps de vidange gastrique joue également (c'est le temps que met un liquide pour passer dans l'estomac, puis arriver dans les intestins). Chez la femme, ce processus est plus lent, ce qui signifie que la demi-bouteille de vin bue au dîner reste plus longtemps dans votre estomac que dans celui de votre chéri. Résultat : l'alcool met plus de temps pour être absorbé et passer dans le sang[33].

La conséquence, c'est que les femmes doivent être particulièrement vigilantes à leur consommation d'alcool et veiller à boire beaucoup d'eau lorsqu'elles prennent un verre. L'alcool a quantité d'implications de long terme sur la santé : chez la femme, le risque de maladie alcoolique du foie pouvant conduire à une cirrhose est accru[34]. De plus, les gueules de bois chez elles sont plus désagréables que chez l'homme.

Cela signifie aussi être vigilante à la taille des portions consommées et veiller à équilibrer dépenses et consommation d'énergie.

## L'EXERCICE PHYSIQUE POUR FORMER DU MUSCLE

Voici des millions d'années, à l'époque où nos ancêtres étaient des chasseurs-cueilleurs tributaires de leur environnement naturel pour couvrir leurs besoins caloriques, les individus qui n'avaient pas la force de parcourir de longues distances à pied et de tuer des animaux beaucoup plus gros qu'eux et souvent dangereux étaient très mal barrés. Et même ceux qui avaient la force nécessaire pour pourchasser des animaux ou l'intelligence d'en capturer par la ruse se retrouvaient sans doute avec des blessures musculaires. En vertu des lois de la sélection naturelle, seuls les individus en mesure de se rétablir de ces blessures et de s'adapter parvenaient à survivre et à se reproduire, transmettant ces muscles adaptables à leurs descendants.

Qu'est-ce que cet épisode de notre évolution implique aujourd'hui pour les femmes qui prennent de l'âge ? Cela signifie que nous avons gagné le gros lot à la loterie musculaire, car des muscles adaptables comme les nôtres sont conçus pour résister aux sollicitations de l'existence. En réalité, sans ces sollicitations, les muscles stagnent et s'affaiblissent. Lorsque vous soumettez votre corps à des défis physiques, de minuscules fissures et déchirures se forment dans les muscles, qui sont à l'origine de leur croissance. Sans sollicitations, sans action, il n'y a pas de développement musculaire.

Avec l'âge, l'organisme est moins performant dans la formation de muscle[35]. Lorsque vous étiez jeune, votre corps était fait pour fabriquer du muscle : toutes les deux semaines, la moitié des protéines composant vos muscles étaient automatiquement renouvelées. Puis vous avez eu 35 ans. Et le renouvellement, bien que toujours possible, est devenu un peu plus difficile, vos tissus étant désormais moins sensibles à la sollicitation qui forme les muscles. Parallèlement, l'usine fabriquant des protéines dans l'organisme s'est mise à ralentir sa production.

Malgré ce déclin, les muscles peuvent se renforcer avec l'âge. Des chercheurs ont constaté que le processus de perte musculaire est dynamique et peut être altéré par l'hygiène de vie. La sollicitation et l'action produisent du muscle – et ce, à tout âge.

Au Buck Institute, nous avons rencontré le Dr Simon Melov, un Australien spécialiste de la forme physique et du vieillissement[36], lui-même sportif – nous le savons parce qu'il nous a montré une vidéo sur laquelle il exécute des flips dans une salle de gym (très impressionnant, Dr Melov !). Plus impressionnant encore, les IRM surprenantes qu'il nous a montrées de muscles d'individus d'un certain âge. L'une de ces images montrait ceux d'un homme de 80 ans qui ne faisait pas de sport. Pleins de graisse, ils semblaient atrophiés. Puis il nous a montré les images des muscles d'un sportif de 80 ans, rouges et robustes, qui ressemblaient à s'y méprendre à ceux d'une personne jeune.

Une bonne alimentation et de l'exercice physique régulier peuvent inverser la perte musculaire qui accompagne le vieillissement. La nourriture est importante pour les muscles, qui ont besoin de protéines. Mais le corps est incapable de stocker des protéines sur de longues périodes, comme il peut le faire avec les graisses (ou comme il stocke des glucides sous forme de graisse). En l'absence de stocks de protéines, il faut donc veiller à en consommer à chaque repas pour apporter aux muscles ce dont ils ont besoin pour se réparer et se développer.

## DU MUSCLE POUR PROTÉGER LES OS ET LE CERVEAU

Former du muscle est le moyen le plus efficace de compenser l'une des autres pertes qui touche l'organisme avec l'âge, la perte osseuse. Des muscles puissants vont soutenir les os, ils protègent aussi des chutes. Avec l'âge, notre sens de l'équilibre s'altère et les chutes deviennent plus courantes et plus dangereuses. Des études ont montré que lorsqu'une personne âgée tombe et se fracture la hanche, le risque de mourir au cours de l'année qui suit s'accroît. Une personne âgée sur trois se cassant la hanche meurt dans les six mois qui suivent[37]. C'est particulièrement vrai pour les femmes : ce sont elles qui sont touchées par les trois quarts des 250 000 fractures de la hanche survenant tous les ans aux États-Unis[38].

C'est pourquoi quel que soit notre âge, il faut continuer à faire de l'exercice – c'est-à-dire aller à la gym et transpirer régulièrement, mais aussi être plus active dans la vie quotidienne. Si vous passez vos journées installée devant un bureau, puis que vous allez à votre cours de gym en voiture, vous resterez menacée par les maladies associées à la sédentarité.

Si nous restons sédentaires, l'âge nous affaiblira. L'exercice physique, lui, nous renforce, avec des effets incroyables sur la santé. Une étude réalisée par l'université Stanford s'est intéressée au sport dans l'âge en suivant un groupe de coureurs de plus de 50 ans[39]. Ce suivi qui s'est déroulé sur vingt et un ans a montré que les sujets de l'étude présentaient une meilleure santé cardiovasculaire, une meilleure capacité respiratoire, une masse osseuse plus importante et une moindre fragilité, comparés aux personnes de leur âge ne pratiquant pas la course à pied. Et, ce qui n'est guère surprenant, les coureurs étaient en meilleure forme que les non-sportifs. De plus, ils avaient aussi des niveaux moins élevés de marqueurs de l'inflammation, une meilleure réaction aux vaccins et un meilleur fonctionnement intellectuel.

Voilà des informations qui donnent envie de se bouger, non ? La majorité des travaux de recherche réalisés sur l'activité physique et le vieillissement arrivent à la même conclusion : l'exercice a des bienfaits qui protègent à tout âge nos capacités intellectuelles et notre forme[40].

## NOTRE MÉTABOLISME À 40 ANS

Avec l'âge, le métabolisme féminin ralentit. Jusque-là, c'est clair. Mais comment ce changement se répercute-il sur notre poids ? Que peut faire une femme en forme pour le rester ? Et comment une femme en surpoids ou obèse peut-elle retrouver la forme ? Commençons par comprendre le fonctionnement du métabolisme, les raisons qui le font ralentir et comment le booster.

Saviez-vous, par exemple, que 70 % de l'énergie dépensée chaque jour par le corps n'a rien à voir avec l'exercice physique[41] ? Elle sert à accomplir tout ce qui vous maintient en vie – la respiration, la digestion, les battements du cœur. En gros, tout ce dont on ignore quasiment tout et qui permet de vivre. La quantité d'énergie consommée au repos, simplement pour rester en vie, correspond au métabolisme au repos.

**La plupart des études montrent que l'activité physique protège nos capacités intellectuelles et notre forme.**

À partir de l'âge de 20 ans environ, le métabolisme au repos ralentit d'environ 1 ou 2 % tous les 10 ans[42]. Avec l'âge, nous perdons aussi de la masse musculaire et nous prenons de la graisse. Le muscle consomme plus d'énergie que la graisse, donc une masse corporelle moins maigre est synonyme de métabolisme basal plus bas[43]. On en revient à la question de l'œuf et de la poule : perdons-nous de la

## VARICES ET VARICOSITÉS[44]

La circulation sanguine repose sur une pompe principale, le cœur, qui envoie du sang riche en oxygène dans les artères pour approvisionner tous les tissus et les organes, puis qui fait repartir le sang pauvre en oxygène dans les veines, jusqu'aux poumons où il sera réoxygéné. Ce système s'étend sur des kilomètres de veines, artères et capillaires. De plus, à moins que vous ne passiez vos journées à faire le poirier, le cœur doit de surcroît lutter contre la gravité. Le sang oxygéné est envoyé jusque dans les doigts et les orteils, puis il doit remonter jusqu'au cœur. Si ce trajet en sens inverse est possible, c'est grâce aux muscles de la jambe qui se contractent et qui agissent comme une pompe, pour faire remonter le sang. Il y a aussi des petites valves dans les veines qui s'ouvrent et se referment, pour que le sang parte bien dans la bonne direction, vers le cœur.

Avec l'âge, les veines perdent de leur élasticité – un peu comme un jean en stretch qui se détend aux genoux. De plus, lorsqu'elles ont beaucoup été sollicitées, les valves qui contrôlent la direction du flux sanguin laissent parfois repartir un peu de sang en sens inverse dans les veines détendues, où il s'accumule. Le résultat : un réseau de petites veines, ou varicosités, à la surface des jambes et des pieds. Lorsque ces veines sont plus grosses et plus apparentes, on parle de varices. Ce phénomène peut déranger pour des raisons esthétiques, mais ces veines peuvent aussi conduire à des problèmes de santé, allant de douleurs en station debout à, dans les cas les plus extrêmes, la formation de caillots de sang.

L'âge accroît le risque de varicosités[45]. Le fait d'être une femme aussi. Les femmes ont plus de varicosités que les hommes, sans doute en raison des fluctuations hormonales au cours du cycle, de la grossesse et de la ménopause, qui peuvent jouer sur la circulation sanguine. Parmi les autres facteurs de risque, citons le surpoids, la sédentarité et le port de talons hauts ou de chaussures serrées et inconfortables.

Il n'y a pas de traitement contre les varicosités (exception faite des interventions esthétiques), mais voici quelques conseils pour éviter leur apparition[46] :

- **EXERCICE PHYSIQUE.** Faites circuler votre sang et surveillez votre poids.
- **LIMITEZ LE SEL.** En évitant de consommer des aliments très salés, vous empêcherez vos jambes de gonfler.
- **FAITES UN TRI DANS VOS VÊTEMENTS.** Les talons hauts et les vêtements serrés à la taille coupent la circulation sanguine.
- **LEVEZ LES PIEDS.** Installez-vous avec les pieds plus haut que le cœur, cela atténuera la pression pesant sur les vaisseaux.
- **DÉCROISEZ LES JAMBES.** Croiser les jambes peut couper la circulation sanguine.

masse corporelle maigre parce que le métabolisme de base diminue ? Ou est-ce la baisse du métabolisme de base qui provoque la perte de masse corporelle maigre[47] ?

Cette masse ne se compose pas que de muscle – elle comprend aussi des tissus et des organes actifs sur le plan métabolique. Avec l'âge, la plupart de nos organes rétrécissent, nos muscles fondent et nous formons davantage de graisse. Cette évolution de la composition de l'organisme contribue à faire diminuer les dépenses en énergie, ce qui explique qu'on prenne du poids facilement.

À l'âge où le métabolisme au repos ralentit, nous sommes nombreuses à lever le pied et à être moins actives physiquement. Associez une masse corporelle moins maigre, un métabolisme plus lent et une vie plus sédentaire, et vous comprendrez pourquoi les kilos superflus vont s'accumuler si vous ne changez pas vos habitudes.

La bonne nouvelle, c'est que l'activité physique fait une différence considérable. Des études ont montré qu'un homme d'un certain âge très actif physiquement peut avoir le même métabolisme qu'un homme plus jeune. C'est notamment l'exercice physique d'endurance – activité physique soutenue sur une période prolongée – qui permet de maintenir le même métabolisme qu'une personne plus jeune. Alors, on se lance[48] !

## ON SE BOUGE !

Vous le savez : avec l'âge, on prend du poids et on perd de la masse musculaire et osseuse. Vous savez aussi que la forme physique peut favoriser la perte de poids, permettre de former des muscles et protéger vos os. Vous savez également que l'âge n'est PAS une excuse pour ne pas faire de l'exercice. Cela a été scientifiquement démontré : la forme physique a une incidence sur la santé avec l'âge, et il n'est jamais trop tard pour commencer à faire du sport.

L'exercice permet de se sentir bien et d'améliorer son apparence. Cela donne aussi de l'énergie, pour travailler, pour jouer, pour aimer, pour l'aventure. Cela contribue également à la gestion du stress. Même les embouteillages deviennent moins stressants lorsqu'on est boostée aux endorphines après une bonne séance de sport. Tout va mieux quand on se sent forte dans son corps.

Avec l'âge, l'activité physique peut faire la différence entre la dépendance et l'autonomie. Or n'est-ce pas précisément à cela que nous aspirons, à long terme ? L'idée n'est pas simplement d'avoir aujourd'hui une jolie silhouette en robe

Suivez un cours ou trouvez-vous un coach. Ou alors demandez conseil à un proche qui fait du sport et qui pourra vous conseiller. Vous verrez qu'une fois habitué à une vie plus active, votre corps sera demandeur d'exercice physique. Vous développerez de nouveaux muscles et un meilleur équilibre, et vous aurez plus d'énergie : un corps en mouvement reste en mouvement. Et avec l'âge, le développement de nouvelles aptitudes aide à préserver la forme qu'on a.

Alors sortez. Bougez. Puis rentrez chez vous et octroyez-vous une bonne nuit de sommeil.

## DORMIR POUR RÉPARER, RÉGÉNÉRER, RESTAURER

Les heures que nous passons éveillées demandent tant d'énergie et d'attention que le sommeil devient le cadet de nos soucis, relégué au rang de contrainte, d'activité casée aux moments où l'on ne vaque pas à des tâches prioritaires : activités nocturnes et responsabilités matinales, sorties tardives avec des amis ou avec son conjoint, soirée où l'on reste chez soi, mais où l'on se couche tard parce qu'on a consolé un enfant qui pleurait. En semaine, quand votre emploi du temps est ultrachargé et que vous ne savez plus où donner de la tête, le sommeil est souvent la variable d'ajustement qui passe à la trappe.

Pourtant, nous passons une bonne partie de notre vie à dormir – ou à tenter de le faire – et la qualité du temps de sommeil détermine notre humeur et notre acuité intellectuelle, pas seulement le lendemain matin, mais aussi pour les années à venir. Car le sommeil n'est pas uniquement un effet secondaire du temps d'éveil. C'est un mode de fonctionnement totalement différent, qui permet de réparer le corps et l'esprit.

Lorsque vous octroyez à votre corps le temps dont il a besoin pour se remettre d'une longue journée, il peut accomplir une tâche essentielle, celle de rafraîchir vos cellules en les nettoyant des déchets générés par toutes les fonctions du métabolisme[57]. Alors, combien d'heures faut-il dormir ? Une étude réalisée sur plus d'un million d'Américains a montré que pour une santé optimale, le nombre magique est sept. Dormir moins de cinq heures ou plus de neuf heures par nuit peut générer toute une liste de problèmes de santé. Envie d'être au top, aujourd'hui et dans les années à venir ? Efforcez-vous de dormir sept heures par nuit[58].

## DITES NON À LA CIGARETTE

Tout le monde sait que fumer tue. C'est même inscrit sur les paquets de cigarettes. Cependant, même lorsqu'on a conscience des dangers du tabac, l'envie de fumer est parfois irrépressible. J'en sais quelque chose. J'ai fumé trop longtemps. Même si cela me rendait malade. Mon corps a toujours rejeté la fumée. Ma peau était sèche, elle manquait d'éclat, j'avais des éruptions cutanées. Le tabac donne aussi des rides et il vieillit. La cigarette jaunit les doigts et ternit le teint. En réalité, rien n'est agréable dans le tabac. C'est toxique pour le corps et ça sent vraiment mauvais.

Si j'avais une machine à remonter le temps, jamais je n'allumerais ma première cigarette. Si vous n'avez jamais fumé, je vous supplie de ne jamais vous y mettre. Et si vous fumez, je vous conjure d'arrêter. Quoi qu'il vous en coûte. C'est vraiment ce que vous avez de mieux à faire.

Aux États-Unis, 15 % des femmes fument[59]*. Si cela semble peu, le tabac reste la principale cause de mortalité évitable à l'échelle de la planète[60]. Et en moyenne, les fumeurs meurent dix ans plus tôt que les non-fumeurs. Le tabac réduit aussi la fertilité. Il accroît le risque de cancer de la bouche, de l'œsophage, du foie, des reins et du col de l'utérus. La cigarette multiplie par deux le risque de maladie coronarienne. Et… au risque de me répéter, ça sent vraiment mauvais. Votre haleine, vos cheveux, votre peau, votre logement, votre voiture, votre chien, votre chat. Chez les fumeurs, tout sent le tabac. Mais vous n'en avez sans doute pas conscience, car la cigarette nuit aussi à l'odorat, ce qui vous empêche de percevoir pleinement le goût des aliments. Or que vaut la vie sans le parfum des roses et la saveur d'un bon repas ?

J'ai fumé jusqu'à l'âge de 30 ans. Je savais que c'était « mauvais », mais je ne comprenais pas ce que cela voulait dire vraiment. Maintenant, je sais que chaque cigarette me rendait plus vieille et plus malade et que l'âge n'est pas uniquement lié au nombre d'années écoulées depuis notre naissance. Qu'il existe des accélérateurs, comme le tabac. La cigarette fait vieillir, de l'extérieur et de l'intérieur. Avez-vous déjà observé quelqu'un qui a fumé toute sa vie ? Ce teint gris, terne est dû à un manque d'oxygène dans son corps, car le tabac étouffe lentement l'organisme de l'intérieur.

La fumée de cigarette est pleine de substances cancérigènes[61], qui agissent directement sur l'ADN, incitant parfois les cellules à se diviser plus rapidement, ce qui peut conduire à des mutations indésirables. La fumée de tabac contient aussi du monoxyde de carbone, qui affecte l'approvisionnement du corps en oxygène. Les cellules sanguines contiennent de l'hémoglobine, qui transporte l'oxygène dans le sang pour approvisionner tout le corps. C'est ainsi que l'oxygène se déplace – transporté par l'hémoglobine, ou les globules rouges. Or le monoxyde de carbone est plus fortement attiré par

* Ce taux est de 28 % en France (et de 46 % chez les jeunes femmes de 20 à 25 ans).

l'hémoglobine que l'oxygène. Le monoxyde de carbone se lie plus fortement que l'oxygène, et de manière irréversible. Et une fois lié, il empêche l'oxygène de se lier. Et une fois que le monoxyde de carbone est fixé à un globule rouge, il ne s'en sépare jamais. Le globule rouge est cuit, pour toujours. Quoi que vous fassiez. La bonne nouvelle, c'est que les globules rouges ne vivent que cent vingt jours environ, soit quatre mois. Donc, quand vous arrêtez de fumer, au bout de quelques mois, l'hémoglobine commence à se régénérer. Quatre mois plus tard, les globules rouges seront entièrement renouvelés.

Ne renoncez jamais au projet d'arrêter de fumer. La plupart des gens qui ont réussi s'y sont pris à plusieurs reprises avant d'y parvenir. On arrête de fumer, puis on recommence. On arrête de nouveau, avant de replonger. Il n'y a pas de mal à ça. Continuez à essayer. Parlez-en à votre médecin ou à un psy. Faites-vous conseiller. Faites-vous aider. Et attendez de passer le cap des trois mois. Tout à coup, vous aurez une prise de conscience. Cette révélation vient de la sensation de fournir au corps tout l'oxygène dont il a besoin et qu'il mérite. Et cette sensation ira en s'améliorant, jour après jour. Croyez-moi.

### VOUS SENTIREZ TRÈS VITE LA DIFFÉRENCE[62]

- Essayez. Dites « J'arrête de fumer ».
- Vingt minutes plus tard… votre rythme cardiaque ralentit.
- Douze heures plus tard : le taux de monoxyde de carbone dans le sang revient à la normale.
- Deux jours plus tard : les terminaisons nerveuses endommagées commencent à guérir, votre aptitude à percevoir les goûts et les odeurs revient lentement à la normale.
- Deux semaines à trois mois plus tard : le fonctionnement de vos poumons s'améliore.
- Un an plus tard : le risque de maladie coronarienne est deux fois moins élevé que celui des fumeurs.
- Cinq ans plus tard : le risque d'AVC a baissé, il est le même que si vous n'aviez jamais fumé.
- Dix ans plus tard : le risque de cancer des poumons, de la bouche et de la gorge a diminué.
- Quinze ans plus tard : le risque de maladie coronarienne a diminué, il est désormais le même que si vous n'aviez jamais fumé.
- Vingt ans plus tard : chez les femmes, le risque de mourir est revenu au même niveau que celui des femmes n'ayant jamais fumé.

Pour vivre plus longtemps, ne mettez plus votre vie sur « avance rapide » et arrêtez de fumer.

## REMETTRE À L'HEURE VOTRE HORLOGE INTERNE

Vous avez une horloge sur votre mur, l'heure sur votre téléphone, une montre au poignet – et vous avez aussi une horloge biologique dans votre corps. Le temps s'écoule à l'extérieur, et aussi à l'intérieur de nous : les fluctuations d'énergie subies par le corps au cours de la journée correspondent à notre rythme circadien. C'est l'association d'informations provenant de l'horloge biologique interne et des sources lumineuses de l'environnement – qui recouvrent aussi bien le soleil que les néons du bureau, la lampe à côté du canapé et la luminosité de l'ordinateur portable, du téléphone et de la télé dans le salon. L'horloge intérieure et les sources de lumière extérieures constituent la base du rythme circadien.

**Nous passons une bonne partie de notre vie à dormir et la qualité de notre sommeil détermine notre humeur et notre acuité intellectuelle pour les années à venir.**

Nous connaissons toutes le rythme de la vie. Les animaux diurnes que nous sommes sont éveillés quand il y a de la lumière et dorment quand il fait nuit. Les êtres humains ne sont pas les seuls animaux diurnes calés sur ce rythme. Les coqs chantent lorsqu'il fait jour. Certaines plantes se ferment même la nuit, puis s'ouvrent le matin. Mais ce n'est pas seulement la lumière qui commande le sommeil et l'éveil chez l'être humain. Dans le cadre d'une expérience réalisée dans les années 1960, des individus ont été maintenus dans l'obscurité, et leur rythme d'éveil et de sommeil s'est calé sur des cycles de vingt-cinq heures[63]. Ce qui signifie que si vous vous cachez dans une grotte pendant des mois et des mois, vous n'allez pas dormir tout le temps parce qu'il fait noir. Votre horloge biologique intérieure fera en sorte que vous continuerez à fonctionner selon un rythme qui s'apparente au jour et à la nuit.

Cependant, comme nous l'avons vu plus haut, le rythme circadien est aussi influencé par l'environnement. Si l'horloge biologique est le poste de commande du rythme circadien, le soleil (et les autres sources lumineuses) en est l'appel à l'action. À mesure que les saisons changent et que les journées allongent ou raccourcissent, les animaux s'appuient sur la lumière du soleil pour remettre à l'heure leurs horloges intérieures. Beaucoup d'espèces possèdent des cellules spécifiques sensibles à la lumière. Les hirondelles en ont sur la tête, les limules sur la queue, les êtres humains en ont sur la peau – même sur l'arrière des genoux[64] !

Lorsque nous changeons de fuseau horaire à l'occasion d'un voyage, lorsque nous nous exposons à la lumière à n'importe quelle heure et lorsque nous mangeons quand cela nous chante, nous perturbons ces rythmes naturels, ainsi que les cycles hormonaux qui font que l'on se sent fatiguée ou en pleine forme, affamée ou rassasiée. C'est le résultat externe de la perturbation de l'horloge interne.

Cette horloge se trouve près du nerf optique dans le cerveau, dans l'hypothalamus plus précisément, dans une zone appelée noyau suprachiasmatique. Elle est présente aussi dans des molécules réparties dans l'ensemble du corps et qui fonctionnent de concert pour agir sur le rythme circadien. Le noyau suprachiasmatique veille à ce que les neurones et les hormones restent « calés » sur ce rythme. Lorsque l'œil communique au corps l'information, via les nerfs optiques, qu'il commence à faire nuit dehors, le noyau suprachiasmatique ordonne au cerveau de lancer la production de mélatonine, l'hormone qui donne envie de dormir. Et peu après, vous commencez à bâiller.

L'horloge interne (ou plutôt les horloges internes, puisqu'il s'agit d'un ensemble de cellules) se sert de la lumière comme signal. La lumière à laquelle nous sommes exposés indique à l'organisme qu'il est temps de libérer diverses hormones, dont la mélatonine. Pendant des siècles, ce processus naturel était extrêmement simple : on se levait avec le soleil et on se reposait quand tombait la nuit. Aujourd'hui, nous sommes exposés à la lumière à toute heure du jour et de la nuit. À la maison, dans la rue, parfois même à la campagne – partout, de la lumière ambiante nous entoure. Du coup, nos horloges internes sont perdues et ne savent plus quand il faut dormir et quand il faut être éveillé. Le rythme inhérent à notre cycle de vie a été perturbé[65].

Lorsque ce cycle est chamboulé sur le court terme, les répercussions sur la santé ne se font pas attendre : nous souffrons d'insomnies ou d'un manque de sommeil, nous avons davantage faim que d'habitude et nous sommes plus irritables. Des scientifiques ont montré que, sans doute en raison de changements dans les rythmes circadiens, le fait de manger à l'heure où l'on est supposé dormir (par exemple tard le soir) entraîne une prise de poids, même si sur l'ensemble de la journée, on ne consomme pas plus de calories que d'habitude. Manger juste avant d'aller dormir signifie aussi que le corps va devoir digérer pendant que vous dormez, de sorte qu'il ne se repose jamais.

Le manque de sommeil se ressent aussi sur nos aptitudes cognitives. Nous avons tous connu cela : trop de voyages, trop de couchers tardifs d'affilée, et on devient plus lent, moins vif, plus enclin à commettre des erreurs. Les chercheurs parlent de « jetlag social[66] ». C'est ce qui se produit en cas de nuits écourtées occasionnellement, ce qui peut entraîner une diminution des capacités cognitives, et provoquer des accidents et des erreurs qui auraient pu être évités. C'est la conséquence à court terme d'une perturbation des rythmes de sommeil naturels. En revanche, si vous avez un mode de vie qui chamboule les rythmes circadiens naturels de manière durable, les répercussions peuvent être beaucoup plus graves. Le travail en horaires décalés[67] ou de nuit a été associé à un risque accru de maladie cardiovasculaire. En 2007, le Centre international de recherche sur le cancer (CIRC) a révélé que les métiers qui perturbent le rythme circadien sont associés à un accroissement du risque de cancer[68].

Le sommeil est essentiel à la santé. Sachez qu'il faut des nuits entières de sommeil – de sept heures – et pas seulement des petits bouts de sieste ici et là. Car le sommeil ne possède pas un interrupteur permettant de le mettre sur marche ou arrêt, il ne se compose pas non plus de fragments qu'on pourrait mettre bout à bout. Au cours de la nuit, on passe progressivement par différentes phases, sources de repos, qui permettent de rêver et qui donnent au corps le temps de se recharger et de se réparer, à la fois physiquement et émotionnellement. Quand on s'endort, le corps tout entier ralentit. Au bout d'un moment, les yeux se mettent à bouger derrière les paupières closes et on commence à rêver. Le sommeil paradoxal (pendant lequel on rêve) et le sommeil lent (le

## REPROGRAMMER VOTRE RYTHME CIRCADIEN

**LES BONNES HABITUDES DU MATIN**

Exposez vos yeux à la lumière : sitôt réveillée, ouvrez les rideaux, passez un sweat-shirt et sortez faire une promenade de dix minutes, afin de caler votre horloge interne.

**LES BONNES HABITUDES DU SOIR**

Laissez vos yeux se reposer : la nuit, réduisez l'exposition à la lumière bleue[69] – autrement dit, éteignez téléphones, ordinateurs, tablettes et autres accessoires au moins une heure avant d'aller vous coucher.

sommeil calme qui nous entraîne vers des niveaux plus profonds de conscience) sont interdépendants. L'un et l'autre sont indispensables pour se réveiller en forme le lendemain matin.

Le tourbillon de la vie fait qu'on est débordée. Et qu'on voyage. On se lève tôt et on se couche tard. Certes, nous sommes nombreuses à ne pas pouvoir faire la grasse matinée, ni à nous octroyer une sieste à chaque coup de barre. Mais nous pouvons toutes veiller à octroyer une place prioritaire au repos, au même titre que l'exercice physique et l'alimentation.

## DORMIR POUR PRÉSERVER SA MÉMOIRE

Le sommeil aide à préserver les souvenirs à long terme. C'est aussi durant le sommeil que les souvenirs à court terme sont stockés, pour une conservation de longue durée. Quand on dort, le cerveau intègre de nouveaux souvenirs, en transférant les apprentissages et les expériences d'un lieu de stockage temporaire vers un disque dur de longue durée. Or un sommeil insuffisant vient interférer sur ce processus. Nous savons depuis un certain temps déjà que l'âge amène une perte de neurones, des troubles du sommeil et des problèmes de mémoire. L'information nouvelle, c'est que tout cela est lié. Les adultes d'un certain âge qui ne dorment pas bien n'obtiennent pas de bons résultats aux tests de mémoire. Et à mesure que le cortex cérébral rétrécit avec l'âge[70], la qualité du sommeil se détériore, tout comme l'aptitude à mémoriser. L'étude réalisée par l'université Harvard sur des infirmières a montré que, chez les femmes de plus de 70 ans, trop ou trop peu de sommeil est associé à un déclin prématuré de la santé cognitive[71].

## DORMIR POUR ÊTRE CALME[72]

Un sommeil de mauvaise qualité interrompt les rêves. Or le rêve permet de « traiter » les émotions négligées au cours de la journée, transformant des difficultés en histoires que nous sommes capables de comprendre. Sans rêves et sans sommeil, ces émotions complexes nous suivent dans la journée du lendemain. Rêver permet de préserver notre équilibre émotionnel.

## DORMIR POUR EMBELLIR[73]

Cernes noirs sous les yeux, visage bouffi, yeux rouges... quiconque passe une nuit blanche n'a pas vraiment l'air frais et dispos le lendemain matin. Ça, c'est de notoriété publique. Mais saviez-vous que le manque de sommeil peut exacerber certains problèmes de peau, comme l'eczéma et la rosacée ? Et que la peau profite de la nuit pour cicatriser et se régénérer? Les coupures guérissent plus rapidement avec beaucoup de repos, les ecchymoses aussi. Pour vous sentir bien et être au top de votre beauté, octroyez-vous suffisamment de repos.

## LES TROIS CLÉS DE L'ÉQUILIBRE : ALIMENTATION, EXERCICE ET REPOS

Si vous ne deviez retenir qu'une information concrète de ce livre, nous aimerions que ce soit la suivante : l'exercice physique, l'alimentation et le repos sont indissociables. Ce sont les éléments d'un tout, les bases matérielles de la vie, jouant un rôle considérable dans la qualité de vie et le nombre d'années que vous passerez sur terre. Avoir une alimentation riche en nutriments, pratiquer régulièrement une activité physique et s'octroyer suffisamment de repos, voilà les clés d'un vieillissement en bonne santé.

Voilà le déroulement d'une journée idéale pour moi : après une nuit faite de sommeil et de rêves, je me réveille bien reposée. Première chose, le matin : je fais mon lit, en lissant bien mes couvertures. C'est un rituel qui, pour moi, marque le début d'une belle journée. Après m'être lavé les dents, je bois un litre d'eau, puis je médite vingt minutes. Cela détend mon corps et mon esprit et me met dans un état calme et énergique. Ensuite, je mange : un peu de protéines, un peu de glucides, un peu de lipides – peut-être un toast à l'avocat ou un bol de flocons d'avoine, non sucrés. Après, je fais un peu d'exercice. Tout ce rituel prend environ une heure et quart. L'équilibre de ces activités – repos, alimentation et mouvement – est, pour moi, la formule idéale pour être pleine d'énergie et enthousiaste, prête à aborder la journée qui s'annonce.

Tout au long de la journée, je m'efforce d'être attentive à mon alimentation et à mon exercice physique. Mon état général est un bon indicateur pour savoir si je me suis accordé assez de repos, de nourriture et d'activité. Si je fais de l'exercice sans manger suffisamment, je me sens vidée. Si je mange trop en bougeant trop peu, j'ai mal au ventre ou je me sens molle et lourde. Et si je suis active toute la journée en me nourrissant d'en-cas consistants et bons pour la santé, j'ai de l'énergie à en revendre.

Je dîne tôt, car je n'aime pas aller dormir le ventre plein. Le soir, il faut inverser le flux d'énergie et commencer à lever le pied. J'évite donc les aliments lourds avant d'aller me coucher. Je veille à ce que ma chambre soit agréable et sombre. Tous les accessoires électroniques, avec leurs lumières bleues et vertes et rouges qui clignotent, sont interdits de séjour dans ma chambre à coucher. Je crée l'environnement le plus propice possible au repos, afin d'avoir de l'énergie pour le lendemain. Le matin, je me réveille, et le processus recommence.

## L'exercice physique, l'alimentation et le repos jouent un rôle considérable dans notre qualité de vie et notre longévité.

Bien évidemment, ce programme parfait est de la pure fiction, car aucune journée n'est jamais parfaite. Mais celles qui me permettent d'appliquer une variante de cette formule sont meilleures que les journées où je n'y arrive pas. Si je ne dors pas bien, si je saute le petit-déjeuner ou si je mange quelque chose qui semble riche et délicieux sur la carte, mais qui se révèle beaucoup, beaucoup trop riche et délicieux, si je zappe ma gym en raison d'une tonne de réunions qui me paraissent plus urgentes en cet instant – j'en souffre, tout comme nous souffrons toutes lorsque nous choisissons de ne pas prendre soin de nous. Un seul élément des trois piliers de la forme ne suffit pas. Deux ne font pas l'affaire non plus. Lorsqu'on permet un déséquilibre de ces trois besoins fondamentaux, notre cœur en pâtit, notre cerveau aussi et cela accélère le vieillissement de nos cellules et de nos organes. Aucune journée n'est parfaite, mais certaines approchent davantage de la perfection que d'autres.

Nutrition. Mouvement. Repos. Voilà les fils dont est tissée l'expérience humaine. Ils sont aussi la clé de voûte de notre forme avec l'âge. Plus nous nous offrons à nous-mêmes ces cadeaux essentiels, mais trop souvent sous-estimés ou négligés, plus nous nous faisons don de la force physique à laquelle nous aspirons, de la santé cellulaire indispensable, de la vitalité et de l'énergie que nous voulons pour aujourd'hui et pour demain.

CHAPITRE 10

# ON SE DÉTEND

*Aidez votre système immunitaire en gérant votre stress*

**ALORS QUE JE M'APPRÊTAIS** à dire un monologue durant un tournage au zoo de Los Angeles, j'ai eu un gros trou de mémoire. Impossible de me rappeler ce que je devais dire. J'avais appris mon texte, je l'avais répété mille et une fois, mais impossible de m'en souvenir. J'étais dans une voiture, les vitres fermées, sans climatisation, sous une tente, sous des projecteurs, sur un parking. Il faisait plus de 30 °C dehors, et à peu près 50 °C dans la voiture. Je voyais les techniciens en nage, portant leurs équipements lourds et je les entendais penser : « Par pitié, souviens-toi vite de ton texte, ma cocotte, avant qu'on cuise tous. »

J'étais super-stressée. Et très fatiguée. Je savais qu'il fallait que je me ressaisisse. Ça fait vingt ans que je suis comédienne et je prends mon métier très au sérieux. Je travaille dur quand il le faut, car je sais que je ne suis pas la seule à avoir envie de rentrer à la maison en fin de journée. Un plateau de tournage est un environnement de travail qui peut être stressant, même quand tout se passe à merveille. Il y a la pression liée aux contraintes de planning, de nombreuses personnes réunies dans un espace réduit, tant de personnalités différentes ayant toutes des besoins et voulant toutes quelque chose immédiatement. Sans oublier que sur le lieu de tournage, pour chaque acteur, il y a de nombreux machinistes et techniciens, des gens qui font de longues journées, éprouvantes physiquement, qui sont eux aussi sous pression et qui veulent que tout se passe bien.

Et voilà que je ralentissais tout le monde avec mon trou de mémoire. Si je n'avais pas déjà été stressée, cela aurait suffi à me mettre dans tous mes états. Il fallait que je prenne du recul et que je renoue avec celle qui connaissait parfaitement son texte.

Alors j'ai dit : « Laissez-moi vingt minutes. » Au pas de course, j'ai rejoint ma loge pour aller méditer. Puis toujours au pas de course, je suis retournée à la voiture. Et ça a marché. C'était dans la boîte, merci tout le monde. Fin de la journée de tournage.

Si je me suis souvenue de mon texte, ce n'est pas parce que la méditation est dotée de pouvoirs magiques, mais parce qu'elle m'a aidée à m'extraire de ce qui me stressait – la chaleur, la pression, le sentiment de faire perdre du temps aux gens – et à renouer avec ce lieu paisible où je suis une comédienne avec un travail à accomplir.

La capacité à se défaire du stress a aussi des bienfaits sur la santé à long terme, ce qui explique en partie pourquoi j'aime tant la méditation. Tel le méchant des contes de fée, le stress peut commettre des ravages s'il arrive à vous prendre sous son emprise. Le stress peut nuire à votre performance au travail, favoriser l'accumulation de graisse abdominale[1] et détraquer votre système immunitaire, de sorte que les mécanismes protecteurs naturels destinés à préserver l'équilibre et la santé sont chamboulés, ce qui provoque l'apparition de maladies graves.

Le stress peut également donner des cheveux blancs[2].

## LES MANIFESTATIONS VISIBLES DU STRESS

Tiens, un discret éclat argenté dans votre épaisse chevelure... Est-ce le résultat d'un balayage ? Un reflet du soleil ? Pas du tout. C'est votre premier cheveu blanc !

Ces premières mèches blanches – celles qui sont dues à l'âge, et non au travail d'un bon coiffeur – apparaissent souvent au début de la trentaine. On dit parfois que la couleur de la chevelure détermine l'âge auquel apparaissent les premiers cheveux blancs : 30 ans pour les rousses, 32 ans pour les brunes, 35 ans pour les blondes. Ces cheveux sont souvent le premier signe visible du vieillissement. Chez les femmes qui font régulièrement des colorations, leur apparition peut passer inaperçue. Les cheveux blancs incitent certaines femmes fières de leur « couleur naturelle » à se précipiter chez le coiffeur. Ils peuvent aussi nous amener à une réflexion sur le chemin parcouru et sur le passage du temps.

Les années rendent parfois extraordinaire une chevelure qui était banale. Ma mère, qui a une soixantaine d'années, a de magnifiques cheveux argentés qui vont à merveille avec ses yeux bleus. Et de nos jours, des femmes jeunes se teignent en gris : je vois plein de jeunes filles avec des chignons gris, parmi les chevelures blondes, bleues et roses. Métaphore de l'âge qu'on cache ou qu'on assume, élément de style ou mode d'expression, le cheveu blanc, en réalité, est un phénomène purement biologique. Tout comme la cellulite et les rides, les cheveux blancs résultent d'une réaction des cellules au temps qui passe et à leur environnement.

Pourquoi la chevelure blanchit-elle ? La couleur des cheveux est due à la mélanine, un pigment produit dans les bulbes capillaires. Avec le temps, les cellules souches de ces bulbes deviennent moins nombreuses, de sorte qu'il y a moins de mélanine. Les cheveux blancs ont souvent une composante familiale, de sorte que vous en aurez sans doute au même âge que vos parents. Cependant, comme pour tous les changements liés à l'âge, l'hygiène de vie influe aussi sur le blanchiment des cheveux, et notamment des facteurs comme le stress.

**Métaphore de l'âge qu'on cache ou qu'on assume, élément de style ou mode d'expression, les cheveux blancs sont un phénomène purement biologique. Tout comme la cellulite et les rides, ils résultent d'une réaction des cellules au temps qui passe et à leur environnement.**

Le stress provoque un vieillissement de l'organisme, ce qui peut se manifester sous la forme de cheveux blancs. Les cellules qui produisent la mélanine[3] n'apprécient guère les environnements intoxiqués par le stress. Les hormones du stress peuvent endommager ces cellules et potentiellement accélérer l'apparition de cheveux blancs.

Associé à d'autres influences environnementales qui se poursuivent pendant des années, le stress peut non seulement faire changer la couleur des cheveux, mais aussi s'en prendre au système immunitaire, qui protège le corps des maladies. Le système immunitaire évolue naturellement avec l'âge. Cependant, une vie entière de stress, d'exposition aux influences environnementales et de mauvaise hygiène de vie peut l'amener à dysfonctionner. Le stress physique et psychologique accroît la production des hormones du stress, qui peuvent entamer la capacité de certaines cellules immunitaires à lutter contre les infections. C'est pour cela qu'on tombe plus facilement malade après des périodes éprouvantes. À l'inverse, les hormones du stress[4] peuvent aussi suractiver d'autres cellules immunitaires, une réponse immunitaire exacerbée qui génère des inflammations chroniques dans l'organisme. Et un corps soumis aux inflammations constitue un environnement idéal pour une accélération du processus de vieillissement – un phénomène appelé *inflammaging*, qu'accélère le stress chronique[5].

Plus vous parviendrez à réduire le stress, à bien manger, à être active et à dormir suffisamment, plus votre système immunitaire sera résilient avec l'âge.

## LA GENÈSE DE VOTRE IMMUNITÉ

Dès votre premier souffle, vous avez été exposée à d'innombrables microbes. Petit être humain venant de naître, vous étiez vulnérable à la maladie, mais vous êtes aussi venue au monde avec l'aptitude puissante à combattre les maladies de l'intérieur. Cette résilience, vous la devez à votre système immunitaire, qui se développe au cours de l'existence, en réponse aux expériences et aux expositions à des agents pathogènes.

Toute créature vivante possède une forme ou une autre de système immunitaire – même les mouches et les vers, ce qui témoigne de l'apparition précoce de ce système dans l'histoire de l'évolution. Les êtres humains et d'autres animaux possèdent une « immunité innée », ainsi qu'un système plus complexe, qui recouvre l'aptitude à se « souvenir » de maladies ou d'intrus passés, et à tirer les enseignements de réponses passées. C'est ce qu'on appelle l'immunité acquise (ou adaptative). Comme vous, votre système immunitaire se développe et découvre le monde. Le système immunitaire adaptatif se distingue du système inné en ceci que les cellules immunitaires adaptatives produisent des anticorps et tuent de manière ciblée des cellules infectées par des virus, et même des cellules tumorales.

Le système immunitaire possède un mécanisme de surveillance intégré qui « scanne » en permanence l'organisme pour identifier d'éventuels problèmes. Dès qu'il repère un élément qui lui paraît étranger, il intervient. Les corps étrangers – les antigènes – peuvent recouvrir quantité de choses : bactéries ou virus, mais aussi substances chimiques ou pollen. Lorsqu'une substance est identifiée comme étrangère et potentiellement dangereuse, le système immuni-

## L'ANATOMIE DE VOTRE IMMUNITÉ[6]

Où est localisée l'immunité dans le corps humain ? Loin de se trouver dans une zone spécifique, elle est assurée par différents organes et systèmes :

- **L'INTESTIN** tout entier est l'un des éléments les plus importants du système immunitaire, et certainement le plus grand. Il forme la barrière intestinale, située entre le flux sanguin et les agents pathogènes qui s'introduisent dans le corps par le biais de notre alimentation. Les tissus qui tapissent les intestins constituent presque les deux tiers du système immunitaire, ce qui en fait la plus grande planète dans la galaxie de notre immunité.
- **LE THYMUS** est une glande appartenant au système endocrinien et lymphatique, qui assure une réponse immunitaire au cours des premières années de l'existence. Par la suite, il s'atrophie et devient inactif.
- **LE SYSTÈME LYMPHATIQUE**, composé de ganglions et de vaisseaux spécifiques, fait circuler le liquide lymphatique qui transporte des nutriments provenant du flux sanguin vers les tissus et qui élimine les déchets. Les ganglions filtrent le liquide et retiennent les bactéries et les particules étrangères, qui seront ensuite détruites et éliminées par les globules blancs.
- **LA MOELLE OSSEUSE**, présente dans les os longs des bras et des jambes, dans les vertèbres et dans l'os du bassin, appartient elle aussi au système immunitaire. On distingue la moelle rouge, une substance molle qui produit les globules rouges, les plaquettes et les globules blancs qui luttent contre les infections, et la moelle jaune, composée de graisse et de tissu conjonctif, qui produit quelques globules blancs.
- **LA RATE** filtre le sang pour éliminer les globules et les plaquettes usés ainsi que les cellules endommagées, et pour détruire les bactéries, notamment celles entourées d'une capsule de sucre (comme le pneumocoque, principal responsable des pneumonies bactériennes).
- **LE MICROBIOME** est une population de bonnes bactéries vivant dans l'appareil digestif. Le corps en est tributaire pour la digestion et l'immunité. Il abrite environ 1,5 kg de bactéries étrangères[7] – d'ailleurs, les cellules de bactéries sont bien plus nombreuses dans notre organisme que les cellules humaines : la part humaine ne représente que 10 % environ[8] ! L'équilibre de votre microbiome spécifique – le type et le nombre de bactéries présentes – dépend de votre alimentation et de votre hygiène de vie, y compris des médicaments que vous prenez. La science commence tout juste à s'intéresser aux liens entre le système immunitaire et le microbiome.

taire envoie ses soldats, les anticorps, pour attaquer et généralement détruire les antigènes envahisseurs. L'organisme continuera à produire des anticorps pour le combat, jusqu'à ce que l'antigène soit anéanti et la menace neutralisée.

## L'ÂGE ET LE SYSTÈME IMMUNITAIRE

Au cours des six premiers mois de votre existence, vous avez été tributaire des anticorps de votre mère pour survivre. Certains vous ont été transmis *in utero*, d'autres lors de la naissance par voie vaginale, d'autres encore par l'allaitement, une pratique associée à une meilleure santé du système immunitaire et à une plus grande longévité[9]. Avec l'acquisition des anticorps maternels, la mémoire du système immunitaire de votre mère est devenue la vôtre. Plus tard, alors que vous étiez toute petite, vous êtes entrée en contact avec de nouveaux aliments et de nouveaux environnements. Votre système immunitaire a alors déterminé ce qui était inoffensif et ce qui était potentiellement dangereux.

Durant l'enfance, votre immunité a continué à se développer, tirant les enseignements de chaque exposition, s'améliorant et devenant plus résiliente. Lorsque le système immunitaire détectait une substance étrangère, il la reconnaissait de plus en plus facilement et pouvait réagir plus vite à la deuxième exposition. À chaque exposition, le système immunitaire gagne en savoir, renforçant sa tolérance ou créant au contraire des anticorps pour combattre un intrus. Au fil des ans, alors que vous avez mûri, voyagé, goûté de nouveaux aliments et été exposée à de nouvelles maladies, vous avez créé votre propre base de données de souvenirs immunitaires.

Vers 50 ans, le système immunitaire – surtout le système adaptatif – subit un affaiblissement naturel progressif, qui peut être renforcé par une mauvaise hygiène de vie et le stress, ou au contraire contré par de bonnes habitudes. Coupures qui mettent plus longtemps à cicatriser ou maladies plus fréquentes en hiver, l'affaiblissement du système immunitaire peut se manifester de différentes manières. Les personnes d'un certain âge ont plus de risques de contracter des infections bénignes, comme des rhumes, ainsi que des maladies plus graves, comme la pneumonie ou la grippe. Une fois le système immunitaire affaibli, l'organisme est moins bien armé pour contre-attaquer efficacement ces envahisseurs. Ce qui signifie qu'avec l'âge, on tombe généralement malade plus souvent, et pour plus longtemps que quand on était jeune.

Cet affaiblissement du système immunitaire peut avoir des conséquences autrement plus graves que la grippe. Ainsi, si les défenses sont moins efficaces, l'organisme est aussi moins en mesure de détecter les cellules cancéreuses et de les détruire. La principale raison pour laquelle le risque de cancer augmente avec l'âge est que la probabilité de voir des mutations génétiques se multiplier s'accroît – et si le système immunitaire n'est pas en mesure d'identifier et d'attaquer ces cellules mutées, qui présentent souvent des traces de leurs protéines mutées à leur surface, celles-ci pourront continuer à se développer tranquillement. Un peu comme si les portes de votre organisme présentaient des fissures et que vos chiens de garde étaient partis en vacances : autrement dit, un danger doublement accru.

Pour limiter l'affaiblissement programmé de nos défenses immunitaires, il est particulièrement important de nous renforcer, ce qui passe par la mise en place de stratégies de gestion du stress.

## BIENFAITS ET DANGERS DE L'INFLAMMATION

La santé et la résilience du système immunitaire d'un individu déterminent son âge réel. Plus le corps est en mesure de se défendre, mieux la personne pourra résister aux maladies et plus vite elle se rétablira si elle tombe malade.

Toute guérison commence par une poussée temporaire d'inflammation, appelée inflammation aiguë[10]. Quelques secondes après une blessure ou après la détection d'un danger potentiel par le système immunitaire, les vaisseaux sanguins se dilatent pour permettre un afflux sanguin plus important. Les capillaires deviennent plus perméables afin que les protéines du sang puissent aller là où il le faut, et les globules blancs du système immunitaire inné pénètrent dans les tissus blessés pour entamer leur travail de réparation. Une inflammation aiguë maintient le corps en bonne santé. La bosse rouge qui apparaît sur la peau après une piqure de moustique témoigne de la bonne santé du système immunitaire et de son fonctionnement. L'inflammation aiguë est une réaction intense de l'organisme. Dans un système immunitaire en bonne santé, le corps va calmer cette inflammation dès qu'elle aura rempli cette fonction.

Tout cela paraît très efficace. Cependant, lorsque le corps est perpétuellement malmené par une mauvaise alimentation, le manque de sommeil ou un mode de vie sédentaire, lorsque nous sommes soumis à un stress trop important et que nous ne disposons pas des outils permettant de nous détendre, le système immunitaire considère que l'organisme est en danger et il se prépare à l'affrontement. Ce qui veut dire que le signal d'inflammation est déclenché, même lorsqu'il n'y a rien à combattre.

Cette préparation à la guerre a pour résultat un faible niveau d'inflammation chronique, qui accélère le vieillissement cellulaire, ou *inflammaging*[11]. Les artères, les articulations et tous les organes sont menacés par les dommages de l'inflammation de long terme. Les douleurs dans la poitrine (cœur), l'essoufflement (poumons), l'hypertension (reins), la vision brouillée (yeux), les douleurs musculaires (muscles), les douleurs et les gonflements (articulations) et les rougeurs cutanées ou les maux de tête (vaisseaux sanguins) comptent parmi les effets secondaires de l'*inflammaging*. L'inflammation chronique systémique[12] participe à la plupart des maladies liées à l'âge comme l'athérosclérose, les maladies inflammatoires chroniques de l'intestin, l'arthrite rhumatoïde, les

## LES BIOMARQUEURS DE L'INFLAMMATION

Pour identifier une inflammation, on recherche la présence de certains biomarqueurs, ou signes biologiques,. Sur le plan clinique, un biomarqueur est généralement une molécule ou une protéine présente dans les liquides biologiques, comme le sang ou la salive. Ces biomarqueurs servent aux médecins à observer la progression d'une maladie. Par exemple, la protéine C réactive[13] (CRP) est un biomarqueur présent dans le sang, qui permet de mesurer l'inflammation systémique. Quand vous avez la grippe, votre taux sanguin de CRP augmente. Les personnes souffrant d'arthrite rhumatoïde ou d'autres maladies auto-immunes présentent souvent des taux de CRP élevés.

Parmi les biomarqueurs de l'inflammation, citons aussi l'interleukine 6[14] (IL6), associée aux maladies liées à l'âge dont nous avons parlé plus haut, comme l'ostéoporose, les maladies cardiovasculaires et certains cancers. Ils sont précieux pour les essais cliniques, car un biomarqueur très précis et réactif, comme la CRP, aide à mesurer avec objectivité les effets d'un médicament sur le patient. On n'a pas encore trouvé de biomarqueurs du vieillissement, même si les chercheurs en ont proposé quelques-uns, comme l'IL6. Si leur découverte était accomplie, cela constituerait une révolution dans l'étude du vieillissement. Souvenez-vous que beaucoup de travaux de recherche sur l'âge s'appuient sur des animaux ayant des durées de vie courtes, pour que les chercheurs puissent observer rapidement les effets des traitements proposés. Si nous connaissions des biomarqueurs directement liés au vieillissement, nous pourrions tester l'efficacité des médicaments sur l'être humain et évaluer leur action, sans devoir attendre vingt-cinq ans pour voir s'ils améliorent la longévité.

maladies cardiovasculaires, le cancer, l'ostéoporose et la sarcopénie, la maladie d'Alzheimer, la neurodégénérescence et la démence. De plus, comme vous le savez déjà, les chercheurs s'intéressent aussi au rôle de l'inflammation dans la ménopause.

## STRESS, IMMUNITÉ ET VIEILLISSEMENT DU MICROBIOME

Le microbiome de l'être humain commence à fonctionner dès sa naissance, puis évolue rapidement. Vos premiers assistants microbiens étaient des bactéries de type *Lactobacillus* qui vous ont été transmises lors du passage par le vagin de votre mère, puis par le lait maternel – précisément le type de bactéries nécessaires à la digestion de son lait[15]. Au cours de vos deux premières années de vie, votre microbiome s'est développé, la contribution maternelle étant enrichie par les bactéries présentes sur la peau de tous ces gens qui vous prenaient dans leurs bras et vous embrassaient, dans la nourriture, sur les chiens et les chats et les enfants avec qui vous avez joué. Un microbiome stable se crée au cours des trois premières années de vie. Celui d'un sujet adulte compte 100 000 milliards de cellules bactériennes appartenant à un millier d'espèces différentes[16]. Les microbiomes des membres d'une même famille sont plus semblables que ceux d'individus sans lien de parenté, mais votre lieu de vie et les gens avec qui vous vivez sont sans doute plus importants dans sa composition que l'élément génétique.

Le microbiome d'une personne adulte compte environ 100 000 milliards de cellules bactériennes appartenant à environ un millier d'espèces différentes.

Dynamique et réactif – il est affecté par tout ce qui vous entoure et ce que vous ingérez – le microbiome évolue suite aux choix que vous opérez au cours de votre existence. Avec l'âge, la santé et la diversité du microbiome diminuent et certaines personnes ont un odorat ou un goût moins développés, des difficultés à mastiquer ou une mobilité réduite – autant d'évolutions susceptibles de conduire à une malnutrition[17], ce qui peut avoir un impact négatif sur le microbiome. Les personnes âgées consomment également beaucoup de médicaments, qui ont une influence notable sur la population et la diversité des bactéries peuplant le système digestif. De plus, les pensionnaires des maisons de retraite consomment moins de fruits et de légumes, et moins de fibres en général, des changements alimentaires associés par les chercheurs à une moindre diversité de la flore intestinale[18]. Des microbes pathogènes, et potentiellement dangereux, peuvent alors s'implanter, modifiant l'équilibre de la population bactérienne. Il en résulte une réponse immunitaire intestinale de faible intensité, mais chronique – autrement dit, de l'*inflammaging*[19]. Les changements associés à un microbiome vieillissant ont un lien direct avec une dégradation de la santé et une fragilité chez les personnes âgées[20]. Une population de bactéries intestinales moins stable et moins diversifiée est associée à un déclin général de l'état de santé.

Comme les autres cellules, le microbiome pâtit du stress et de l'inflammation, ce qui peut conduire à une baisse de la population bactérienne. Or une altération du microbiome est préjudiciable au système immunitaire et peut provoquer davantage de maladies inflammatoires dans l'organisme – un cercle vicieux à éviter. La bonne nouvelle, c'est qu'avec l'âge, on peut préserver la santé du microbiome par une alimentation variée, riche en nutriments et en fibres[21]. Une flore bactérienne en bonne santé, pour un corps en bonne santé. Et un mental au beau fixe.

## LES TRANSPLANTATIONS FÉCALES

L'infection à *Clostridium difficile*[22] est due à la prolifération de bactéries nocives libérant des toxines qui attaquent les parois de l'intestin. Certaines personnes touchées par cette infection choisissent de recourir à une intervention innovante, la transplantation fécale (oui, c'est bien ça : de la transplantation de caca !).

Des recherches récentes ont montré que la transplantation de matières fécales d'individus en bonne santé – avec leurs microbes bénéfiques – dans le système digestif de personnes atteintes de *C. difficile* avait des effets très bénéfiques[23]. On pense que les « bonnes » bactéries des matières fécales saines permettraient d'éliminer des « mauvaises » bactéries, améliorant la santé des personnes atteintes de *C. difficile*. De plus amples travaux sont en cours sur le sujet, car la transplantation fécale pourrait constituer une piste intéressante pour soigner d'autres infections difficiles à traiter.

## PRÉSERVER LA SANTÉ DU MICROBIOME

La recherche sur le microbiome n'en est qu'à ses débuts, mais il semblerait que les comportements responsables d'une mauvaise santé avec l'âge – aliments industriels[24], sédentarité, tabac[25] ou stress chronique[26] – pourraient également nuire à la diversité du microbiome[27]. Une alimentation saine et variée[28], de l'exercice physique[29] et l'arrêt du tabac aident celui-ci à mieux vieillir. Voici quelques pistes supplémentaires pour apporter à vos alliés bactériens toute l'aide dont ils ont besoin.

- **PRENEZ DES PROBIOTIQUES.** Les probiotiques du type *Bifidobacterium* et *Lactobacillus*, deux genres de bactéries dont le nombre diminue souvent avec l'âge, peuvent minimiser l'incidence des antibiotiques sur la flore intestinale et d'une mauvaise alimentation. Les probiotiques du type *Lactobacillus* ont également été associés à une amélioration de l'humeur et de la résilience face au stress[30].
- **CONSOMMEZ DES PRÉBIOTIQUES.** Les fruits, les légumes et les glucides complexes sont gorgés de prébiotiques comme l'inuline, présente dans les fibres. Les prébiotiques apportent aux bactéries composant le microbiome la nourriture dont elles ont besoin[31]. Lorsque vous prenez des probiotiques, vous ajoutez des bactéries à votre flore intestinale. Lorsque vous consommez des prébiotiques, ceux-ci fermentent dans vos intestins, créant un environnement dans lequel un microbiome sain et varié pourra prospérer. Alors, mangez asperges, bananes, flocons d'avoine et légumineuses, riches en prébiotiques, autrement dit en aliments des probiotiques !
- **LIMITEZ LES ANTIBIOTIQUES.** Comme nous l'avons vu au chapitre 2, les antibiotiques ont permis un allongement de la durée de vie et sauvent des millions d'existences tous les ans. Cependant, l'utilisation régulière de ces médicaments a aussi un coût. Les antibiotiques à large spectre ne font pas la différence entre les ennemis et les amis : ils attaquent indifféremment toutes les bactéries, décimant au passage le microbiome. Leur prise devrait toujours être accompagnée d'une consommation accrue de probiotiques, d'une bonne alimentation et d'exercice physique.
- **LIMITEZ LES PLATS PRÉPARÉS.** Les plats préparés et sous vide[32] contiennent des conservateurs antimicrobiens, destinés à éliminer les bactéries qui abîment les aliments. Ces substances agissent comme des antibiotiques : elles tuent les mauvais microbes dans les aliments (une bonne chose pour les fabricants qui veulent allonger la durée de conservation des produits), mais une fois ingérées, elles peuvent aussi nuire aux bons microbes dans les intestins.
- **GÉREZ LE STRESS.** Le stress accroît les inflammations et réduit la population microbienne[33]. Il tue beaucoup de bonnes bactéries et peut favoriser des environnements où vont prospérer des populations de microbes dangereux. Une bonne gestion du stress réduit les inflammations et favorise un microbiome stable et varié.

## UN FESTIN MONDIAL DE PROBIOTIQUES

Depuis des millénaires, diverses civilisations de par le monde conservent des aliments en saumure ou dans du vinaigre ou les font fermenter, préparant de délicieuses spécialités qui facilitent la digestion. Alors qu'il y a mille ans, personne n'avait entendu parler du microbiome, nous savons aujourd'hui que la consommation d'aliments fermentés[34] est l'une des meilleures façons d'entretenir le microbiome (et aussi l'une des plus délicieuses). Voici quelques suggestions.

**CHOUCROUTE**

En Allemagne, en Autriche et dans différents pays d'Europe de l'Est, on fait fermenter du chou depuis des siècles pour préparer ce plat délicieux, excellent en sandwich ou en salade, ou en accompagnement des plats les plus divers.

**KIMCHI**

Pour confectionner ce condiment épicé, les Coréens font fermenter du chou, des carottes et du daïkon avec du sel et des piments, dans un pot en argile qu'ils conservent dans la terre.

**YAOURT**

Depuis des millénaires, Grecs, Russes, Polonais et de nombreux peuples d'Europe centrale font fermenter du lait – de vache, de chèvre ou de brebis. De nos jours, on trouve bien sûr aussi des yaourts sans laitages, par exemple à base de lait de coco, de soja ou de riz, fabriqués avec des *Lactobacillus* et d'autres bactéries pour donner un aliment épais, exquis et riche en protéines.

**KOMBUCHA**

Les Russes, les Chinois et les Japonais consomment différentes versions de ce thé fermenté pétillant, très en vogue chez nous depuis peu.

**KÉFIR**

Les Russes adorent cette boisson épaisse et acide fabriquée à partir de lait de vache, de chèvre ou de brebis, ensemencé avec des grains de kéfir riche en bactéries.

**MISO ET TEMPEH**

Élaborés à partir de haricots de soja fermenté, le miso et le tempeh sont les bases de l'alimentation japonaise. Le premier parfume délicatement un bouillon mais peut aussi être employé dans les marinades et les assaisonnements. Le tempeh, pour sa part, se mange comme le tofu : sauté, mariné et grillé.

## LE MICROBIOME ET L'HUMEUR

Les changements qui interviennent avec l'âge dans un système de l'organisme, comme le microbiome, ont des répercussions sur d'autres systèmes, et notamment sur le bien-être psychologique. Mieux comprendre l'action des microbes permet d'être plus attentive à ce que nous dictent « nos tripes » et à ce qui nous « prend au ventre ». En effet, les microbes du système digestif ont une « ligne directe » avec le cerveau, pour communiquer avec lui.

Les intestins abritent un réseau neuronal complexe, le système nerveux entérique (SNE), tapissé de plus de cent millions de neurones. Pour certains scientifiques, le SNE serait même notre « deuxième cerveau ». Ce système assure les fonctions fondamentales de la digestion, mais il communique aussi avec le cerveau – et celui-ci lui répond.

Ce canal de communication, l'axe intestin-cerveau, passe par le nerf vague, qui achemine les messages de l'intestin, y compris ceux de ses microbes, jusqu'au cerveau, et en sens inverse[35].

Le nerf vague prend naissance dans le cervelet et le tronc cérébral, puis il descend, longe le cœur et traverse l'abdomen. Le cerveau s'en sert pour envoyer des informations, par le biais des hormones, qui calment ou stimulent, ou bien indiquer au corps s'il est temps de digérer ou de se reposer. Ce nerf consacre environ 85 % de son énergie à envoyer au cerveau des informations relatives aux intestins[36], qui ne se cantonnent pas aux détails de l'alimentation mais recouvrent aussi des réactions émotionnelles. Des sentiments comme la peur et l'anxiété[37] peuvent prendre naissance dans les intestins, puis remonter jusqu'au cerveau. Des travaux récents réalisés sur des animaux ont montré que la santé générale du microbiome a une incidence sur le comportement et l'humeur[38]. Comme une partie de l'humeur et des sentiments naissent dans le microbiome, la santé et l'équilibre des microbes ont une incidence sur la santé émotionnelle autant que sur la santé physique.

Le microbiome peut même jouer un rôle dans les maladies du système nerveux central liées au stress[39], comme la dépression et l'anxiété. Demain, nous verrons sans doute apparaître des traitements des troubles de l'humeur reposant sur une modification du microbiome. D'ailleurs, certains traitements innovants de la dépression recourent à la stimulation électrique du nerf vague pour initier des modifications dans le cerveau.

## GÉRER LES EFFETS DU STRESS

Le stress commence avec un stimulus ou un événement initial appelé agent stressant. Cet agent stressant est un simple déclencheur, qui peut être aussi simple qu'un haussement de voix ou un retard de train. Au cours de notre existence, au fil des jours, des semaines, des mois et des années, nous rencontrons de multiples agents stressants, certains plus préoccupants que d'autres : relations avec notre entourage, responsabilités financières, maladies, deuils. Le stress est la réaction que ressent l'individu, dans son corps et dans son esprit, face à ces situations difficiles.

Vous connaissez déjà l'effet du stress sur les télomères, au plus profond de nos cellules – nous en avons parlé au chapitre 6. La longueur des télomères compte parmi les nombreux indicateurs de l'âge biologique d'un individu. Comme vous le savez, des télomères raccourcis sont associés aux maladies chroniques et à une durée de vie réduite.

Chez tout individu, il existe une longueur critique de télomères, qui correspond au point où la cellule est en danger. Lorsque les télomères ont atteint cette longueur, la cellule, en général, choisit soit la mort (par le biais de l'apoptose), soit la sénescence. L'accumulation de cellules sénescentes favorise le vieillissement et la maladie, car ces cellules provoquent de l'inflammation[40].

Déstresser... Voilà qui est plus facile à dire qu'à faire. Impossible de faire disparaître le gars qui roule trop lentement dans la voiture juste devant la nôtre (ma bête noire à moi), ni l'interlocutrice « virtuelle » de notre fournisseur d'accès à Internet, qui ne comprend rien à ce que nous cherchons à lui expliquer. Impossible de faire taire des voisins trop bruyants. Impossible aussi de faire parler moins fort la personne dans le train qui hurle dans son téléphone. Ce que nous pouvons faire, en revanche, c'est changer la manière dont nous réagissons à ces événements. Nous pouvons nous octroyer un peu d'espace – chaque jour – pour trouver une parcelle de calme dans un monde bruyant.

De nombreuses techniques de relaxation, comme le massage et l'acuponcture, aident à gérer le stress. Cependant, ce sont les méthodes associant le corps et l'esprit qui produisent les résultats les plus durables. La méditation est très efficace contre le stress, avec des effets à la fois immédiats et durables. Des études réalisées par des scientifiques comme les docteurs Elissa Epel et Elizabeth Blackburn ont montré que la méditation aurait un effet bénéfique à l'échelle cellulaire, en allongeant les télomères. Lorsqu'on améliore la pleine conscience, comme avec la méditation, on améliore son bien-être psychologique. Ces sensations de bien-être procurent un plaisir momentané, que les cellules apprécient elles aussi – la méditation peut accroître le niveau de télomérase au sein des cellules immunitaires. Et qui dit plus de télomérase dit télomères plus longs[41], et donc division des cellules immunitaires dans de meilleures conditions – un effet en cascade qui pourrait favoriser la longévité[42].

## DES TECHNIQUES SIMPLES CONTRE LE STRESS

- Allez vous promener. Passer du temps dans la nature contribue à réduire la pression artérielle, décontracte les tensions musculaires et abaisse le niveau des hormones du stress[43].
- Posez-vous. La méditation accroît la sensation de bien-être associée à une activité accrue de la télomérase dans les cellules immunitaires, ce qui favorise la santé et la longévité.
- Essayez le chien tête en bas. Une étude réalisée sur 200 femmes ayant survécu à un cancer du sein[44] a montré que, après trois mois de pratique régulière du yoga[45], ces femmes présentaient des niveaux d'inflammation réduits et une vitalité supérieure par rapport au groupe témoin. D'autres études ont montré que les individus pratiquant souvent et régulièrement le yoga avaient une réponse inflammatoire au stress moins importante que des personnes venant de commencer cette activité. Elles ont aussi montré que le yoga fait baisser l'inflammation chez les patients atteints d'une défaillance cardiaque, et que le yoga améliore les niveaux de glucose et d'insuline chez les patients diabétiques.
- Faites-vous masser. Les massages sont efficaces contre l'anxiété, la dépression et la douleur physique, mais aussi contre le stress[45].
- Respirez des huiles essentielles. Des études ont montré que l'aromathérapie, et notamment le recours à l'huile de lavande, diminue le stress et atténue l'anxiété[47].
- Riez. Le rire atténue le stress, soulage de la douleur et renforce le système immunitaire[48].

## POURQUOI JE PRATIQUE LA MÉDITATION

Avez-vous déjà fait de la méditation? Il en existe quantité de variétés. Il y a la méditation guidée, la méditation bouddhiste zen, la méditation en pleine conscience, la méditation hindoue et quantité d'autres, toutes différentes, avec des bienfaits spécifiques. Si vous découvrez le monde de la méditation, il est important de trouver un style qui vous conviendra et que vous pourrez adopter pour en faire un véritable rituel, autrement dit vous y adonner régulièrement. Une pratique de longue durée de la méditation est porteuse de quantité de bienfaits extraordinaires. Au fil des années, j'ai essayé quantité de méditations différentes avant de trouver celle qui me convenait.

Chaque forme de méditation se pratique de manière légèrement différente. Certaines se concentrent sur le souffle, la personne étant assise dans une position qu'elle pourra conserver pour toute la durée de la séance. Beaucoup d'écoles prônent l'observation de l'esprit depuis une certaine distance, dans le but de lâcher prise du bavardage intérieur et de créer un espace mental où règne le silence. D'autres formes de méditation proposent de se concentrer sur une pensée précise ou sur un mantra.

Longtemps, j'ai été attirée par la méditation, tout en me disant que je n'arriverais jamais à lâcher prise entièrement de mes pensées. Et quand on me demandait si je méditais, je me surprenais à répondre des choses comme « J'aimerais pouvoir méditer... j'ai essayé, mais ce n'est pas mon truc. »

Puis un jour, une amie m'a fait découvrir un type différent de méditation, la méditation transcendantale. Pour moi, cela a fonctionné à la perfection. La méditation transcendantale vous transforme, et elle est très facile à apprendre. Ce n'est pas seulement le style de méditation le plus simple que j'aie jamais rencontré, mais c'est aussi l'une des choses les plus faciles que j'aie jamais apprises.

J'essaie de méditer vingt minutes par jour. Mais les jours où je n'ai pas vingt minutes à moi, je m'efforce de « caser » des moments de méditation ici et là, dès que possible. Lorsque mon emploi du temps est particulièrement chargé, il m'arrive de méditer cinq minutes dans un taxi.

Comme le veut la tradition de la méditation transcendantale, chaque personne a son mantra personnel. C'est votre professeur qui vous indiquera le vôtre. Le mantra est une chose infiniment personnelle, qu'on ne partage avec personne, pas même avec son mari, ses sœurs ou ses meilleurs amis. J'aime bien l'idée d'avoir un petit secret qui ne porte pas à conséquence et que je ne partage avec personne.

Je débute ma méditation en me concentrant sur mon souffle. Parallèlement, je commence à dire mon mantra, qui va et qui vient, entrant et sortant de mes pensées pendant que je médite. Puis la journée afflue et vient emplir mon esprit, avec les espoirs, les projets et les sources de stress d'hier, d'aujourd'hui et de demain. Cependant, je ne ressens pas le besoin de chasser ces pensées. Au contraire. Mes pensées et mon mantra s'entremêlent, exécutant une danse intriquée jusqu'à finir par se déposer, dans la partie la plus paisible de mon être. Et bientôt, il n'y a guère plus que du silence et du calme. Je ne suis ni éveillée ni endormie. Et mon corps paraît impossible à bouger. C'est comme si j'avais trouvé un passage pour accéder au plus profond de mon être. Je réalise alors que je suis en train de me guérir de l'intérieur.

La méditation me permet de renouer avec *ce que je suis*. Je sens littéralement que des fragments de mon être qui se sont éparpillés sous l'effet du stress commencent à se remettre en place, comme si je regardais à l'envers le film d'un verre qui vole en éclats, avec des morceaux suspendus en l'air qui repartent en arrière pour se remettre à leur place. C'est l'effet que produit sur moi la méditation : elle me ramène vers mon être complet.

**La méditation me permet de renouer avec mon être dans sa complétude. Comme si des fragments de mon être qui se sont éparpillés sous l'effet du stress commençaient à se remettre en place.**

Quand j'ai découvert la méditation, je me suis lancée à fond là-dedans. Je méditais tous les jours, le matin et l'après-midi. C'était incroyable. Tout dans ma vie profitait du calme, de la clarté et de la concentration apportés par ma pratique assidue de la méditation. Et puis au bout d'un an, je me suis mise à ne plus pratiquer au quotidien, ne prenant le temps de méditer que dans les moments vraiment difficiles, quand j'en avais besoin. Comme ce jour caniculaire où j'ai oublié mon texte, au zoo de Los Angeles, et où la méditation m'a permis de me remettre en selle. Des expériences telles que celle-là ont été l'occasion d'une autre révélation : j'avais cet outil extraordinaire à ma disposition et je ne m'en servais pas à sa pleine puissance.

Tout comme faire du sport une ou deux fois par semaine ne permet pas d'atteindre le top de sa forme physique, méditer une ou deux fois ne donne pas accès à tous les bienfaits de cette pratique. C'est ainsi que j'ai décidé de méditer au moins une fois par jour. Depuis que je m'y tiens, ma vie tout entière a changé, pour le mieux.

À la vingtaine, j'ai pris conscience de l'impact de mon alimentation et du sport sur mon corps. Apprendre à utiliser ces outils a changé ma vie. À la fin de la trentaine et au début de la quarantaine, cette pratique de la méditation, associée à une bonne alimentation et à de l'exercice régulier, est devenue le plus beau cadeau que je me sois offert. C'est une chose que nul ne peut me prendre, que j'ai toujours avec moi, dont je peux me servir quand je veux, où je veux. Cette pratique m'a apporté un nouvel équilibre, un lieu où je peux me réfugier, pour y trouver calme et sécurité. Un lieu en moi.

## SOUTENIR VOTRE ÊTRE DANS SA GLOBALITÉ

La survie d'un organisme est directement liée à sa capacité à gérer le stress à l'échelle cellulaire. Notre adaptabilité et notre résilience cellulaires sont à l'image des sources de stress accumulées au cours d'une vie, des événements stressants de l'enfance jusqu'à ceux de la vie d'adulte. Quand le stress de la vie quotidienne devient permanent – par exemple, le stress chronique lié à une vie d'aidant de longue durée – nos cellules et notre système immunitaire en paient le prix. Plus nous avons une alimentation riche en nutriments, plus nous pratiquons d'activité physique, plus nous nous octroyons un repos de qualité, plus nous mettons au point des techniques pour gérer le stress inévitable de la vie – et plus notre corps dans sa globalité en est renforcé.

Et plus notre système immunitaire sera en forme, capable de réagir à la maladie ou aux blessures par des poussées inflammatoires temporaires qui guérissent, et non par l'inflammation chronique prolongée qui nuit.

L'atténuation du stress due à la méditation est non seulement bénéfique pour la santé, elle rend aussi la vie beaucoup plus agréable. On peut se détendre, on peut se permettre d'être pleinement dans l'instant présent, d'avoir un peu plus de patience dans son travail, avec sa famille ou avec ses amis. Atténuer le stress protège les cellules. Cela renouvelle notre énergie. Cela aide le cerveau à fonctionner plus efficacement, ce qui permet de se concentrer sur les choses qui l'exigent et de faire ce que l'on a à faire.

Apprendre à se défaire de ce stress aide à se sentir plus jeune, plus vivante, plus en paix, même quand la voiture devant la vôtre roule trop lentement, même quand le travail ne se passe pas comme vous le voudriez, et même quand vous repérez un nouvel éclat argenté dans votre chevelure.

CHAPITRE 11

# RECONFIGURER VOTRE DISQUE DUR

*Pour un cerveau plus résistant*

**MON TRAVAIL M'AMÈNE À** me réinventer, perpétuellement. Je ne parle pas de ma coiffure, de mon maquillage ni de mes textes, mais de la préparation qu'il me faut accomplir pour chaque rôle. Chaque film est totalement différent du précédent, et pour moi, c'est là que réside l'aspect le plus intéressant de mon métier : jour après jour, j'arrive sur le plateau pour faire des choses que je n'ai encore jamais faites. Chaque scène est nouvelle, chaque prise est nouvelle – comme un gigantesque puzzle dont je dois contribuer à assembler les pièces.

J'adore apprendre des choses nouvelles, par exemple passer des mois et des mois à pratiquer les arts martiaux pour mon rôle dans *Charlie et ses drôles de dames*. Ou prendre des cours de chant pour *Annie*. Ou encore réactualiser des savoir-faire existants, comme les cascades au volant dans *Knight and day*. Ce qui est vraiment formidable, c'est qu'à chaque fois que j'apprends quelque chose, que j'améliore une compétence existante ou que j'en développe une nouvelle, je n'ajoute pas simplement une ligne à mon CV. Quand j'acquiers une nouvelle manière d'être présente physiquement dans le monde, comme faire un flip arrière attachée à des câbles, je ne développe pas seulement des muscles, je crée aussi des connexions dans mon cerveau.

Tout ce que j'apprends et découvre aujourd'hui, comme les progrès de la science auxquels je m'intéresse depuis des années, contribue à développer mon cerveau. Et plus les années passent, plus ces connexions deviennent précieuses. Cela vaut pour vous aussi, car tout ce que nous aimons, vous et moi, tout ce que nous connaissons et reconnaissons, vit dans notre cerveau. Il abrite notre personnalité, nos désirs, notre exaltation. Tout cela, et bien plus encore, est inscrit dans les connexions entre nos neurones et les neurotransmetteurs qui transmettent les informations, les sensations et la perception dans la totalité du corps, ainsi que dans l'anatomie physique du cerveau.

Qu'est-ce qui vous donne plus que tout le sentiment d'être vivante ? Rire ? Danser ? Sentir l'air frais sur votre visage ? Tous ces plaisirs prennent naissance dans les quatre lobes du cerveau. Les lobes pariétaux gèrent les sensations sur la peau et permettent aussi de sentir la chaleur du soleil ou le toucher de vos draps en coton 600 fils. Une lésion sur le lobe pariétal peut entraîner une confusion dans la gestion de l'espace, une incapacité à reconnaître les objets par le toucher ou une difficulté générale à accomplir des tâches simples, comme s'habiller[1].

Les lobes temporaux abritent la mémoire des mots, de la musique, des lieux et des saveurs[2]. Ils traitent aussi les sons. Vous vous souvenez de votre premier concert ? De votre premier baiser ? Du parfum de votre mère ? Ces connexions vivent dans les lobes temporaux. Si vous admirez un lever de soleil, c'est grâce à vos lobes occipitaux, situés à l'arrière du cerveau, qui se servent de l'information visuelle fournie par les yeux pour construire votre perception consciente du monde. Ainsi, une cécité peut être due à des dommages aux yeux, mais aussi à une lésion sur le lobe occipital[3].

Les lobes possèdent tous des responsabilités spécifiques. Ils communiquent perpétuellement les uns avec les autres, pendant que vous vivez, travaillez, aimez ou observez le magnifique clair de lune suspendu dans le ciel. Si vous vous tournez vers la personne à vos côtés pour lui dire combien la lune que vous voyez grâce à vos lobes occipitaux est belle, et pour exprimer ce que ce spectacle vous inspire, vous faites intervenir vos lobes frontaux, qui régissent l'organisation, l'expression des émotions, la motricité et la motivation[4].

Tous nos besoins primaires, qu'il s'agisse de la faim ou de l'envie d'embrasser quelqu'un à pleine bouche, naissent dans le cerveau. Cependant, le cerveau est aussi logique et raisonnable. Il possède des cellules spécifiques qui triangulent l'espace[5], ce qui est fort pratique pour rentrer chez soi. Il abrite aussi des cellules qui contiennent les souvenirs[6] et les visages des gens que vous connaissez. Par ailleurs, le cerveau est capable de fonctionner en pilote automatique, gérant les systèmes qui permettent de rester en vie sans même que la personne s'en rende

## LE PLUS PUISSANT DE TOUS VOS ORDINATEURS

Votre cerveau possède une capacité de traitement supérieure à celle de tout ordinateur. En 2013, des scientifiques ont utilisé un superordinateur équipé de plus de 82 000 processeurs, pour simuler l'activité d'une minuscule partie du réseau neuronal du cerveau humain. Il leur a fallu quarante minutes pour recréer une seconde de l'activité de seulement 1 % du cerveau humain[7]. Votre processeur le plus puissant ne se trouve donc pas dans votre smartphone, ni dans votre ordinateur portable, ni dans votre tablette, mais bien dans votre tête.

compte, en assurant entre autres les mouvements, le battement du cœur, l'équilibre et la respiration.

## COMMENT SE DÉVELOPPE LE CERVEAU ?

Le cerveau est une masse grise et granuleuse d'environ 1,5 kg[8]. Sa surface ressemble à l'écorce d'un arbre, d'où le nom du cortex cérébral (la surface grise du cerveau), qui vient du latin *cortex*, écorce. Si l'on pouvait lisser le cerveau et aplanir ses nombreux replis, sa surface ferait celle d'un salon de bonne dimension. Le cerveau est séparé en deux par une faille profonde abritant une multitude de neurones, ou cellules cérébrales. Ces neurones transmettent des messages entre les deux moitiés du cerveau, l'hémisphère droit et l'hémisphère gauche.

Qu'est-ce qui détermine la bonne santé du cerveau? Commençons par découvrir son anatomie – sa facette physique. La masse du cerveau se compose de neurones. Si les cellules musculaires se contractent et les cellules cardiaques battent, les neurones accomplissent une tâche plus extraordinaire encore : ils se connectent entre eux, perpétuellement, créant des milliers de milliards de connexions, les synapses.

Les neurones[9] du cerveau se composent de trois éléments[10] : un corps cellulaire qui abrite un noyau contenant l'information génétique ; des dendrites, qui sont des extensions comparables aux branches d'un arbre ; et l'axone, la racine de la cellule, composée de fibres nerveuses qui vont se glisser dans les espaces (les synapses) pour communiquer avec les autres cellules. Ces connexions forment les réseaux neuronaux, à savoir les réseaux de communication d'un cerveau en bonne santé fonctionnant efficacement.

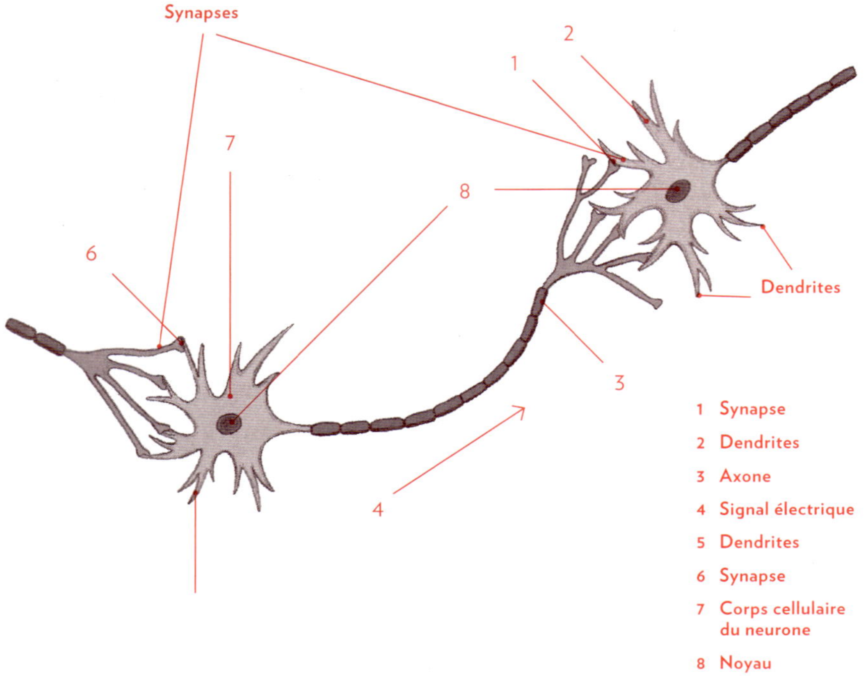


Si vous disséquiez un cerveau humain ou de la moelle épinière, vous verriez de la matière grise composée de corps cellulaires et de dendrites, ainsi que les cellules qui les soutiennent, les cellules gliales. La matière blanche, elle, est composée d'axones couverts de myéline, une couche de graisse protectrice.

Le cerveau humain compte environ 125 000 milliards de synapses – autrement dit, autant qu'il y a d'étoiles dans 1 500 Voies lactées. Quand l'être humain vit, grandit, se développe sur le plan émotionnel, ou quand il fait du sport, s'entraîne et améliore son équilibre, ou quand il effectue des activités de pleine conscience, comme la méditation, il forme de nouvelles connexions et de nouveaux réseaux – des connexions qui l'aideront à évoluer, même si le cerveau subit des détériorations naturelles avec le temps.

Ce sont ces mêmes connexions qui ont permis à votre cerveau de se développer, passant d'un cerveau de bébé à celui d'un adulte. À votre naissance, votre cerveau faisait un tiers de sa taille actuelle[11]. Mais il a grandi très rapidement, atteignant plus de la moitié de sa taille adulte en trois mois seulement. Sa croissance a été initiée par vos réactions aux nouveaux stimuli de l'environnement, et notamment aux interactions avec les personnes de votre entourage. À 2 ans, votre cerveau avait déjà commencé à formuler des réflexions et à comprendre les individus autour de vous ainsi que le fonctionnement des relations sociales. Selon Matthew D. Lieberman, l'auteur de *Social*, cette aptitude du jeune humain est unique, on ne la retrouve même pas chez les adultes d'autres espèces. Cette caractéristique sociale explique que les êtres humains se regroupent, créant des communautés, des sociétés et des villes.

Durant l'adolescence, le cerveau humain continue à grandir et à évoluer. À l'âge de 11 ans, notre identité a commencé à se façonner, forgée en grande partie par les influences sociales et les systèmes de croyance qui nous entourent. Pendant l'adolescence puis la vie de jeune adulte, le cerveau poursuit sa croissance. D'ailleurs, le cerveau humain met plus longtemps à arriver à maturité que chez tout autre mammifère : il n'atteint sa pleine maturité physique qu'à 25 ans[12].

Des travaux de recherche ont montré que les adolescents utilisent pour gérer leurs émotions d'autres zones cérébrales que les adultes. Les scanners de cerveaux d'adultes révèlent davantage d'activité dans les lobes frontaux – autrement dit, dans la partie exécutante du cerveau, qui intervient dans la planification et la maîtrise des pulsions – que les scanners de cerveaux d'adolescents[13], qui présentent plus d'activité dans l'amygdale, où siègent les mécanismes des réactions impulsives. À mesure que l'adolescent devient adulte, l'activité cérébrale se reporte sur les lobes frontaux qui comptent parmi les dernières zones à arriver à maturité.

Les neurosciences modernes sont nées lorsque nous avons compris le lien entre les lobes frontaux et la maturité de l'être humain. Au milieu du XIX^e^ siècle, un certain Phineas Gage[14] a accepté un emploi qu'il a sans doute amèrement regretté par la suite. Contremaître dans la construction ferroviaire, il a été embauché sur un chantier mal organisé. Phineas Gage a eu la malchance de se trouver au mauvais endroit au mauvais moment. À la suite d'une explosion, une tige de métal a été projetée en l'air et est venue se planter dans son crâne. Miraculeusement, les médecins sont parvenus à lui sauver la vie – et les neurosciences ont trouvé leur premier patient. Car si Phineas Gage a survécu à l'explosion, sa personnalité, elle, n'a pas eu cette chance. Avant l'accident, c'était un jeune homme aimable et sympathique, facile à vivre. Après, il est devenu un individu impoli et peu fiable – c'est dire si ceux qui l'avaient bien connu avant l'accident ne le reconnaissaient pas.

Manifestement, son lobe frontal avait été touché lors de l'accident, une zone du cerveau qui intervient dans l'humeur et les interactions sociales. Le changement de personnalité soudain du jeune homme a incité les médecins à se dire que certaines fonctions du cerveau devaient être localisées à des endroits précis. La prise de conscience que la personnalité est localisée dans le cerveau a été une révélation, qui a donné naissance au champ des neurosciences. Depuis, des progrès technologiques considérables sont intervenus, avec notamment l'apparition de l'imagerie par résonance magnétique (IRM) et du scanner, qui ont permis aux neurologues de mieux comprendre le fonctionnement cérébral[15]. Des outils d'imagerie sophistiqués permettent d'observer le fonctionnement et l'activité du cerveau à l'échelle cellulaire, révélant les effets profonds de nos réseaux neuronaux sur notre fonctionnement global. Ces mêmes outils servent à comprendre les effets du vieillissement sur le cerveau – la manière dont il se développe, crée des connexions et se détériore.

**Les neurones ont une durée de vie supérieure à celle des autres cellules. Tandis que les cellules de la peau meurent au bout de trois semaines et que celles qui tapissent l'intestin se renouvellent tous les trois jours, la plupart des neurones existent dès la naissance.**

L'être humain que nous sommes est en partie le fruit de ses apprentissages et de ses souvenirs. Cependant, notre identité est également ancrée dans notre anatomie, ce qui explique que les amis et la famille de Phineas Gage l'aient trouvé si changé après l'accident. D'une certaine manière, sa blessure l'a fait régresser dans l'adolescence, après avoir perdu une partie de son cerveau d'adulte.

Un cerveau d'adulte abrite un ensemble de connexions et de réseaux neuronaux engagés dans une conversation permanente entre les lobes et les zones cérébrales. Ces réseaux complexes sont capables de partager des informations, des observations, des sentiments et des raisonnements. La capacité à gérer ses émotions et à prendre des décisions plus rationnelles, plus fermes, est l'un des bienfaits de l'âge et de l'expérience.

## PLONGÉE AU CŒUR DE VOS NEURONES

Les neurones ont une durée de vie supérieure à celle de toute autre cellule de l'organisme. Tandis que les cellules de la peau meurent au bout de trois semaines et que celles qui tapissent l'intestin se renouvellent tous les trois jours, la plupart de vos neurones existent depuis votre naissance[16]. Le cerveau compte environ 100 milliards de neurones. Longtemps, les scientifiques ont cru qu'il était incapable d'en créer de nouveaux. Or récemment, ces dernières décennies, les chercheurs ont découvert que le cerveau d'un adulte peut former de nouveaux neurones dans certaines zones très spécifiques, notamment dans l'hippocampe, qui est le centre de la mémoire[17]. Ce processus appelé « neurogénèse adulte» montre que le cerveau humain est plus souple et davantage capable de se régénérer que nous ne le pensions.

Avec le temps, nous ne cessons de perdre des neurones, en raison de blessures, de maladies et du processus naturel du vieillissement. Les neurones ne sont pas tributaires de la division cellulaire pour survivre. Ils dépendent plutôt des mécanismes protecteurs de l'organisme, comme l'apoptose, pour éliminer les déchets cellulaires et rester en bonne santé et actifs.

Outre les neurones, le cerveau compte aussi des cellules spécialisées, les cellules gliales[18], qui soutiennent les neurones en leur apportant des nutriments, en les isolant et en les maintenant en place, entre autres. Il y a entre dix et cinquante fois plus de cellules gliales que de neurones.

Comme les ordinateurs et comme le cœur, le cerveau fonctionne avec de l'électricité. Les neurones possèdent la faculté de communiquer des informations par le biais de signaux électriques et de signaux chimiques des hormones et des neurotransmetteurs. Les milliers de dendrites reçoivent des informations provenant d'autres neurones, tandis que les axones, comparables à des racines, envoient des informations, pas seulement aux autres neurones, mais à tout type de cellules, comme les cellules musculaires et les cellules des organes. Le corps cellulaire, lui, agit comme un ordinateur, absorbant toutes les informations qu'il reçoit avant de les traiter, afin de pouvoir décider de l'étape suivante. Certaines de ces décisions exigent votre participation – allez-vous rester calme et poursuivre cette conversation frustrante ou cesser de parler avant de quitter la pièce en claquant la porte ? –, d'autres sont prises à votre place, comme les neurones qui veillent à la continuité de la respiration.

## COMPRENDRE LE CÂBLAGE DU CERVEAU

Un cerveau d'adulte est plus grand qu'un cerveau de nourrisson. Cependant, la principale différence entre les deux ne réside pas dans la taille, mais dans le câblage. L'étude des images du cerveau[19] montre que celui du nourrisson possède moins de connexions et moins de matière blanche que le cerveau adulte, parcouru de chemins neuronaux et renforcé par des gaines de myéline. Le nombre de connexions neuronales dont dispose l'adulte et leur puissance dépendent de la quantité d'informations apprises par l'individu ainsi que du nombre d'expériences et de situations nouvelles auxquelles il a été exposé.

Shennan Weiss[20], professeur assistant de neurologie et de neurosciences à l'université Thomas Jefferson, nous a fait un topo sur le fonctionnement du cerveau. Il nous a expliqué pourquoi son câblage est déterminant pour le développement et l'apprentissage tout au long de l'existence. Les scientifiques savent depuis longtemps que le cerveau forme de nouvelles connexions en grandissant, mais le fait que l'être humain puisse continuer à créer de nouvelles connexions et de nouveaux réseaux tout le long de sa vie n'est connu que depuis peu. Ces quarante dernières années, les chercheurs ont découvert que le cerveau de l'adulte – que l'on croyait doté d'un « câblage immuable » concernant ses perceptions et ses réactions – peut en réalité continuer à forger de nouvelles connexions jusque tard dans l'âge, modifiant les chemins neuronaux et créant de nouvelles manières de percevoir quantité de choses et d'y réagir, depuis des stimuli sensoriels aux événements de l'existence. Cette capacité du cerveau à se « recâbler » est appelée plasticité cérébrale. Oui, un vieux chien peut apprendre un nouvel ordre[21]. Et l'apprentissage aide le cerveau à préserver sa capacité d'adaptation.

Lorsqu'on apprend quelque chose, il se crée un chemin neuronal – un genre de microcircuit qui connecte différents neurones, et parfois différentes zones du cerveau. Chaque nouvelle expérience a une incidence sur les connexions entre les neurones. Et les expériences répétées viennent approfondir ces connexions. Avec le temps, des réseaux neuronaux se forment, associés à tout ce qui est lié à une expérience spécifique. Toutes les connaissances qui sont aujourd'hui une seconde nature pour vous ont commencé sous forme de connexions fluctuantes qui, avec le temps, se sont transformées en réseaux profondément inscrits dans le cerveau.

Cet ensemble d'expériences sauvegardées dans votre cerveau constitue la « réserve cognitive[22] » ou les « ressources cognitives », fruit de toute une vie avec les influences les plus diverses, allant de l'éducation reçue aux langues apprises en passant par les émotions vécues et les divers événements de l'existence. La plasticité cérébrale nous permet de renforcer notre cerveau et de le rendre plus résilient face aux menaces de l'âge. Tout comme on renforce ses muscles en soumettant son corps à des défis qui vont le faire réagir, on peut développer son cerveau en le faisant travailler et en l'aidant à créer de nouvelles connexions[23].

En 2014, Danielle Bassett, la plus jeune lauréate du prix MacArthur (elle avait alors 32 ans), a été récompensée pour avoir décrit la manière dont le cerveau se reconfigure avec le temps. Ses travaux montrent que le cerveau est un système de réseaux qui se développent en fonction de la nature des connexions créées[24]. Plus le cerveau peut établir de connexions entre des « hubs » d'information existants, mieux il réussit à exploiter ce qu'il sait déjà pour accomplir de nouvelles tâches – et plus facilement on apprend. C'est un moyen idéal pour le cerveau de communiquer à travers ses vastes réseaux, car cela minimise le nombre de « sauts » qu'il doit faire d'un réseau à l'autre. Les connexions entre les hubs permettent aux informations de circuler librement d'un réseau à l'autre.

**De même qu'on renforce ses muscles en soumettant son corps à des défis qui vont le faire réagir, on peut développer son cerveau en le faisant travailler et en l'aidant à créer de nouvelles connexions.**

Plus il y a de connexions, mieux le cerveau réussit à résoudre des problèmes, à analyser et à mémoriser. Les apprentissages créent de nouvelles connexions – ce qui est précisément le but recherché dans la mesure où avec l'âge, certains hubs se dégradent naturellement. Imaginons que vous souhaitiez traverser les États-Unis en avion. Si vous ratez votre vol dans un grand aéroport comme JFK à New York, vous trouverez un autre vol pour Los Angeles dans l'heure qui suit. Mais si le vol d'origine partait d'un tout petit aéroport régional, avec très peu de trafic ? Dans ce cas, si vous manquez votre avion, il vous faudra sans doute prendre plusieurs vols en correspondance, avec diverses escales, ce qui allongera le temps de voyage. En créant des réseaux puissants au cours d'une existence, on construit des hubs neuronaux avec davantage de connexions, qui s'apparentent plus à un grand aéroport international qu'à un héliport au fin fond du Maine.

## LA COMMUNICATION DANS LE CERVEAU[25]

Les milliards de neurones du cerveau forment des milliers de milliards de connexions à des points de jonction appelés synapses. Lorsqu'un neurone doit transmettre un message à un autre neurone, il émet une impulsion électrique qui déclenche la libération d'un messager chimique appelé neurotransmetteur. Le neurotransmetteur remplit la fente synaptique. Le neurone récepteur va lire le message contenu dans le neurotransmetteur et émettre sa propre impulsion électrique en réaction. Les neurotransmetteurs sont un peu comme des SMS permettant aux neurones de communiquer entre eux : certains indiquent aux neurones de faire leur travail (les neurotransmetteurs « excitateurs »), d'autres leur disent de ne rien faire (neurotransmetteurs « inhibiteurs »).

Il existe quantité de neurotransmetteurs différents, ayant tous des fonctions distinctes. Ils transmettent des informations concernant la vision, les hormones, l'humeur et quantité d'autres choses. Ces messages permettent au corps de savoir ce qu'il doit faire, à quel moment.

Quantité d'éléments peuvent interférer dans ce système de communication, de l'alimentation aux médicaments en passant par le vieillissement. Et si l'impact de l'âge sur le cerveau est très différent d'une personne à l'autre, des études ont montré que la plupart des individus subissent avec le temps des changements dans les neurotransmetteurs suivants : le glutamate, l'acétylcholine, l'acide gamma-aminobutyrique (GABA), la sérotonine et la dopamine. Signalons que ces changements n'affectent pas nécessairement le cerveau dans son ensemble. Ils peuvent toucher une seule zone, voire un seul type de cellule.

**LE GLUTAMATE** est l'un des acides aminés qu'utilise l'organisme pour produire les protéines. C'est aussi le principal neurotransmetteur excitateur du cerveau. Les fonctions normales du cerveau, comme la gestion des émotions, le comportement moteur et la mémoire, dépendent du glutamate.

De nombreuses études réalisées sur des rongeurs[26] ont montré que le taux de glutamate dans l'organisme diminue avec l'âge, tout comme la densité des récepteurs de glutamate dans certaines régions. Et l'étude d'images cérébrales a montré une baisse de l'activité liée au glutamate chez les personnes âgées, en particulier dans le cortex moteur[27], qui contrôle les mouvements volontaires. Les changements touchant le cortex moteur avec l'âge peuvent altérer la puissance des muscles et les mouvements[28].

L'**ACÉTYLCHOLINE** est un neurotransmetteur excitateur qui provoque la contraction des muscles et qui incite les glandes à sécréter des hormones[29]. Elle joue un rôle déterminant dans la cognition, notamment dans la mémoire, et un déclin du fonctionnement de l'acétylcholine corticale avec l'âge a été associé à un déclin cognitif[30].

Des analyses réalisées sur des patients atteints de la maladie d'Alzheimer montrent un nombre réduit de récepteurs d'acétylcholine. Les médicaments utilisés actuellement pour traiter les symptômes de la maladie d'Alzheimer provoquent un accroissement des taux d'acétylcholine dans le cerveau[31].

**L'ACIDE GAMMA-AMINOBUTYRIQUE** est le principal neurotransmetteur inhibiteur du cerveau adulte. Des taux réduits de GABA ont été associés à la dépression et à l'anxiété.

Avec l'âge, l'organisme produit moins de GABA[32]. Cependant, il est possible d'accroître naturellement notre sécrétion de GABA par le biais de l'exercice physique, comme l'a montré une étude[33]. Des chercheurs ont fait faire du yoga trois fois par semaine aux sujets de cette étude, pendant trois mois, et ils ont analysé les taux de GABA des sujets et leur humeur. Au bout de trois mois, non seulement les niveaux de GABA des participants avaient augmenté, mais ils ont aussi indiqué une amélioration de leur humeur et une baisse de leur anxiété[34].

**LA SÉROTONINE** a diverses fonctions : elle resserre les vaisseaux sanguins, aide à s'endormir et contribue à réguler la température du corps. Cependant, elle est surtout connue comme la substance chimique du bonheur, qui emplit de joie et de bien-être.

Le niveau de la neurotransmission sérotoninergique diminue avec l'âge, de sorte que le cerveau a plus de mal à « lire » le message de la sérotonine[35]. L'exposition à la lumière du jour et l'exercice physique sont des moyens naturels de stimuler la production de ce neurotransmetteur, ce qui explique que rester en plein air en été ou faire une bonne séance de sport (ou, mieux encore, aller courir ou faire de la randonnée en plein air) mette de si bonne humeur. L'effet euphorisant de la sérotonine est important, car comme nous le verrons un peu plus loin, l'humeur a un impact sur la longévité.

**LA DOPAMINE** est un neurotransmetteur excitateur impliqué dans les comportements motivés par une récompense[36]. Activités addictives comme le sexe et le jeu ou substances addictives comme le sucre, l'alcool et la drogue, c'est l'afflux de dopamine qu'elles provoquent qui encodent ces expériences dans le cerveau comme étant agréables ou amusantes. Cependant, la dopamine est aussi associée à quantité d'autres choses positives : c'est la substance chimique libérée lorsque nous nouons des liens avec d'autres personnes. Elle a aussi été associée à la motivation et à la concentration.

Le taux de dopamine dans l'organisme diminue avec l'âge[37], tout comme celui des récepteurs de ce neurotransmetteur. La maladie de Parkinson est due à la perte des neurones qui produisent la dopamine, de sorte que pour les patients qui en sont atteints, les effets de la baisse de la production de ce neurotransmetteur avec l'âge sont exacerbés[38]. Des études ont montré que la méditation peut contribuer à augmenter le taux de dopamine[39].

Tout comme on peut créer des connexions neuronales, on peut aussi en perdre. Les maladies qui nuisent à l'activité cellulaire dans les hubs du cerveau contribuent au déclin cognitif chez les personnes âgées. On pense que c'est ainsi qu'agirait la maladie d'Alzheimer, en ciblant les hubs essentiels au partage d'informations[40]. Les changements physiologiques qui accompagnent cette maladie prennent la forme de troubles de la mémoire et d'une confusion. Lorsque les hubs sont corrompus, comme dans le cas de la maladie d'Alzheimer, les informations ne peuvent plus y passer aussi facilement qu'avant. Les personnes atteintes oublient alors où elles ont mis leurs clés, elles oublient où elles vivent et elles finissent par oublier les choses qu'elles ont toujours connues et su faire : les visages des membres de leur famille, s'habiller et parler. Plus il existe de connexions entre les différentes zones cérébrales, plus vous pourrez recourir à des chemins neuronaux alternatifs et plus le cerveau pourra échanger des informations, les partager et s'en souvenir en cas de nécessité. Plus les réseaux sont solides, plus le cerveau se montrera résilient face à la dégénérescence.

## COMPRENDRE LA DÉMENCE

La plupart des cas de démence ou de déclin cognitif chez les personnes âgées sont dus à la maladie d'Alzheimer, un mal qui touche plus de cinq millions d'Américains et qui est la sixième cause de mortalité aux États-Unis[41]*. Les deux principaux facteurs de risque de cette maladie sont l'âge et le sexe : à 65 ans et plus, le risque est quasiment deux fois plus élevé chez les femmes. Aux États-Unis, presque les deux tiers des personnes touchées par la maladie d'Alzheimer sont des femmes[42]**.

Pour beaucoup d'adultes en bonne santé, les problèmes de mémoire font partie du processus naturel du vieillissement[43]. Nous sommes nombreux à avoir des jours où nous oublions la liste des courses, où nous avons du mal à nous souvenir de l'endroit où notre voiture est garée ou où nous peinons à retrouver le nom d'un vieil ami croisé par hasard. Avec l'âge, l'aptitude à trouver les mots justes pour exprimer notre pensée peut elle aussi décliner, un phénomène qui est

---

* Elles sont 900 000 en France et devraient atteindre 1,3 million en 2020. Environ 80 % des personnes de plus de 80 ans sont touchées par cette maladie.

** En France, sur 25 malades, 10 sont des hommes et 15 des femmes.

souvent normal et qui n'a rien à voir avec la démence, qui est une maladie, distincte du processus habituel du vieillissement.

Les premiers symptômes de la démence se manifestent souvent par des difficultés à se souvenir de certaines choses pendant une période prolongée (et pas seulement du nom d'une personne à un moment donné). Ils peuvent rapidement évoluer vers des difficultés plus graves concernant l'organisation, les émotions et la maîtrise de soi. Les personnes touchées par la démence ont du mal à maintenir des relations avec leur entourage, à gérer leurs comptes et à tenir leur intérieur. Elles se perdent à des endroits familiers, posent les mêmes questions de manière répétée, se comportent de manière erratique ou présentent des troubles de l'équilibre. Avec le temps, leurs personnalités peuvent changer, de même que leurs habitudes alimentaires et leur hygiène[44].

**À 65 ans et plus, le risque d'être touché par la maladie d'Alzheimer est deux fois plus élevé pour les femmes.**

Bien que l'État américain alloue environ chaque année 500 000 millions de dollars à la recherche sur la maladie d'Alzheimer[45] – un montant infime comparé aux plus de 200 milliards de dollars que coûte tous les ans ce fléau au pays – les scientifiques n'ont pas encore réussi à en identifier les causes exactes. À ce jour, il n'existe pas de tests permettant d'établir un diagnostic, ni de biomarqueurs précis de la maladie, ce qui signifie qu'on ne peut déterminer avec certitude si les patients participant aux essais cliniques sont véritablement atteints de la maladie d'Alzheimer et non d'une autre forme de démence ayant des symptômes comparables. La difficulté de poser un diagnostic pourrait expliquer en partie pourquoi tant d'essais sur des médicaments destinés aux malades d'Alzheimer ont échoué : les chercheurs n'ont aucun moyen de savoir s'ils traitent bien des patients atteints de ce mal dans les études. S'il existe divers médicaments, utilisés et en cours de développement, pour atténuer des symptômes de la maladie, il n'y a pas actuellement de médicament ni de traitement permettant d'inverser son évolution.

Cependant, les médicaments ne constituent peut-être pas la seule arme dans le combat contre la maladie d'Alzheimer. Nous avons rencontré le Dr Dale Bredesen, spécialiste du vieillissement et du cerveau, dans son bureau de l'UCLA (il travaille également pour le Buck Institute). Le Dr Bredesen et son équipe mènent des recherches sur l'impact de l'alimentation, du sommeil et de l'exercice physique sur la santé du cerveau. Il nous a parlé d'une nouvelle étude menée par son équipe, qui consiste à déterminer le profil métabolique complet d'un individu afin de lui proposer une prise en charge personnalisée, associant exercice physique, compléments alimentaires, gestion du stress, modifications hormonales et optimisation du sommeil, pour traiter les patients aux premiers stades de la maladie d'Alzheimer. Il s'agit du protocole MEND[46] (pour *Metabolic Enhancement for Neurodegeneration,* amélioration métabolique contre la neurodégénérescence). Bien que de plus amples essais cliniques soient indispensables, le Dr Bredesen a publié des résultats prometteurs, montrant que cette approche multimodale pourrait permettre d'inverser le déclin cognitif et d'améliorer la santé des patients aux stades précoces de la maladie d'Alzheimer.

## PLAQUES ET ENCHEVÊTREMENTS

La dissection des cerveaux de patients décédés de la maladie d'Alzheimer révèle deux altérations physiologiques : des enchevêtrements à l'intérieur des cellules et des dépôts de plaque à l'extérieur des cellules[47], dans des zones du cerveau telles que l'hippocampe et le cortex. Les enchevêtrements et les plaques sont dus à des protéines (respectivement tau- et bêta-amyloïde), responsables de la détérioration anatomique qui entraîne les troubles de la mémoire et les altérations de la personnalité associés à la maladie d'Alzheimer.

Les plaques amyloïdes et les enchevêtrements de tau sont des accumulations de protéines non digestibles qui semblent endommager les cellules saines voisines dans le cerveau. Nous possédons tous des cellules qui sécrètent ces protéines. Le danger, à mesure qu'on vieillit, c'est que ces protéines risquent de rester en place, au lieu d'être évacuées aussi régulièrement qu'autrefois, et de s'agglutiner, provoquant un dépôt.

Leur forme est en partie responsable de ce phénomène. Comme nous l'avons vu au chapitre 5, les protéines sont des structures en trois dimensions, composées de tubes repliés et enroulés sur eux-mêmes. C'est cette structure unique qui leur permet d'accomplir leur mission. Lorsque les protéines ne se forment pas correctement et que les surfaces collantes adhèrent entre elles, il en résulte des plaques de protéines agglutinées[48].

Nous sécrétons tous ces protéines tau et bêta-amyloïde. Pour autant, nous ne sommes pas tous atteints de maladies neurodégénératives. Certains gènes peuvent accroître le risque de développer une maladie dégénérative du cerveau, mais l'environnement joue également un rôle dans l'expression du génotype, comme nous l'avons vu plus haut. Les scientifiques savent désormais que l'exposition à de nouveaux apprentissages et à de nouvelles expériences compte parmi les meilleures protections contre le déclin cognitif. C'est aussi le cas du repos. Pendant le sommeil, les cellules cérébrales se nettoient et se réparent, se débarrassant ainsi d'une partie de ces protéines collantes aux formes atypiques.

## POUR UN CERVEAU EN BONNE SANTÉ

Pour protéger le cerveau avec l'âge, il est fondamental de créer de nouvelles connexions. La santé physique générale et la santé émotionnelle interviennent, elles aussi. Le déclin cognitif peut être lié à quantité de facteurs physiologiques et émotionnels : antécédents familiaux, maladies cardiovasculaires, hypertension, diabète, mauvaises habitudes alimentaires, sédentarité, faible niveau d'étude, stress, dépression et isolement social[49]. Des études ont montré que faire de l'exercice, bien manger, dormir suffisamment et réduire son stress, ainsi qu'avoir fait des études et avoir des activités stimulantes sur le plan intellectuel, sont autant d'éléments qui réduisent le risque de déclin cognitif avec l'âge.

### BOUGER

Des études ont montré que l'obésité et les troubles du métabolisme sont associés à de mauvaises performances intellectuelles, au déclin cognitif et à la démence, tandis que l'exercice physique est associé à un risque réduit de déclin cognitif lié au vieillissement et à la maladie d'Alzheimer[50].

De plus en plus d'études contrôlées indiquent que les sujets qui font de l'exercice trois fois par semaine ou davantage sont touchés par la démence plus tard que les personnes sédentaires. L'exercice physique permet aussi de réfléchir avec plus d'acuité, réduit le niveau d'inflammation et de stress, et libère des facteurs de croissance dans le cerveau, comme le BDNF, qui contribue à la bonne santé des cellules. Une étude réalisée sur des personnes de plus de 65 ans a montré que chez celles qui pratiquaient régulièrement une activité physique d'intensité modérée (comme la marche à pied ou le jogging) plusieurs fois par semaine, l'hippocampe présentait un volume supérieur comparé aux sujets sédentaires[51] – or l'hippocampe est la zone du cerveau qui régit la mémoire et qui est particulièrement vulnérable à la maladie d'Alzheimer. Cela s'est avéré aussi pour les personnes ayant des antécédents familiaux de maladie d'Alzheimer. Alors, emmenez votre mémoire faire une promenade à la première occasion !

## BIEN DORMIR

Le repos est indispensable à la bonne santé du cerveau. Comme nous l'avons vu au chapitre 9, le sommeil permet aux cellules de recourir à tous les mécanismes protecteurs qui nous maintiennent en vie et en bonne santé, et notamment d'éliminer la plaque nocive qui peut s'accumuler dans le cerveau avec le temps[52]. On pense qu'une accumulation de ces dépôts (associés à la maladie d'Alzheimer) peut aussi conduire à des troubles du sommeil. Or le sommeil protège également du stress et de la dépression.

## LIMITER LE STRESS

Le stress affecte nos fonctions cognitives. Et avec l'âge, à mesure que le cerveau devient moins résilient, le stress est de plus en plus nocif. À tout âge, des périodes de stress ou d'anxiété prolongées peuvent conduire à une diminution du volume du cerveau. Elles peuvent aussi nuire à la capacité à créer de nouvelles connexions synaptiques[53], essentielles pour préserver la plasticité cérébrale. Chez une personne jeune, le cerveau récupère lorsque le stress diminue. Plus tard, cela devient plus difficile – le stress peut faire diminuer la taille des dendrites et des synapses – mais le cerveau s'en remet malgré tout. Puis le cerveau a de plus en plus de mal à récupérer ce qui a été perdu[54]. Veillez sur vos amis âgés et sur les membres de votre famille confrontés au stress d'un deuil ou de la maladie, surtout s'ils ont un âge avancé.

## MÉDITER

Les activités reposant sur la pleine conscience, comme la méditation et la relaxation, sont associées à une baisse du taux de l'hormone du stress (le cortisol) dans l'organisme[55]. De plus, il a été démontré que la pratique régulière de la méditation modifie l'architecture du cerveau, avec un effet bénéfique et protecteur.

En 2011, des chercheurs ont constaté que des personnes qui pratiquaient la méditation trente minutes par jour seulement, pendant huit semaines, avaient subi des modifications physiques dans leur matière grise[56]. Chez les personnes ayant médité, une densité accrue de la matière grise a pu être constatée dans l'hippocampe, le centre de la mémoire, associée à une baisse de la densité dans l'amygdale[57], la région du cerveau qui régule le stress et l'anxiété. Une autre étude réalisée en 2012 a montré que deux mois de méditation seulement avaient entraîné une réduction de l'activité de l'amygdale, ce qui indique une meilleure réaction au stress et une plus grande stabilité émotionnelle. Aucun de ces changements de structure ou d'activité n'a été constaté chez les sujets du groupe témoin, n'ayant pas pratiqué la méditation.

## APPRENDRE ENCORE ET ENCORE

Les apprentissages et les expériences nouvelles créent de nouvelles connexions dans le cerveau. Une vaste étude réalisée en Inde a montré que les personnes bilingues sont touchées par la démence 4,5 ans plus tard que les adultes qui ne parlent que leur langue maternelle[58]. De manière générale, plus un individu a de centres d'intérêt et d'activités, plus son cerveau a d'occasions de créer des connexions importantes. Une étude réalisée en France a porté sur les habitudes et le mode de vie de 2 400 personnes de plus de 65 ans. Elle a montré que celles qui voyagent, qui tricotent ou qui jardinent, ainsi que celles qui ont des professions inhabituelles, risquent moins de développer une démence que les autres, moins actives.

## LES BIENFAITS DE LA MUSIQUE

Mon mari est musicien et il possède une collection incroyable de guitares, qui ornent notre maison. Je l'écoute en jouer, lorsqu'il travaille sur de nouvelles chansons ou juste pour le plaisir. Cela m'apaise et nous divertit. Nous écoutons aussi des disques, dont les sonorités nous rendent nostalgiques ou romantiques ou encore nous donnent envie de danser spontanément. Faire de la musique, en écouter, en créer peut modifier non seulement notre humeur, mais aussi la manière dont nous réfléchissons et le câblage de notre cerveau[59].

Des études ont montré que lorsqu'on écoute de la musique et qu'on en joue, tout le cerveau s'illumine d'une activité neuronale accrue[60]. Car cette activité fait fonctionner les zones visuelles, auditives et motrices du cerveau. Plus on pratique, plus ces zones se renforcent. Les gens qui jouent régulièrement d'un instrument peuvent développer leur corps calleux, qui relie les deux hémisphères du cerveau[61]. Or un corps calleux plus fort et plus épais facilite une transmission plus rapide des messages, de sorte qu'un cerveau de musicien pourrait posséder une agilité accrue dans la résolution de problèmes.

La musique peut aussi améliorer la mémoire de patients atteints de démence[62]. Les musiciens possèdent une faculté accrue à créer des souvenirs et à les stocker dans leur mémoire, et aussi à les réactiver en cas de besoin.

## UNE MINE DE SOUVENIRS À PRÉSERVER

Pour beaucoup d'adultes, les altérations de la cognition sont une manifestation normale du vieillissement[63]. Chez certaines personnes, les changements touchant les réseaux délicats de connexions et l'anatomie du cerveau sont plus importants et pourront entraîner des symptômes associés à la dégénérescence cérébrale, aux tremblements et à la perte de mémoire.

Il y a des choses à faire pour limiter l'intensité de ces changements futurs. On se dit parfois que le cerveau est responsable de nos choix de vie et de nos expériences, mais en réalité, c'est une boucle de rétroaction, car nos choix et nos expériences façonnent à leur tour les cellules du cerveau et nos réseaux, et donc l'architecture du cerveau. Celui-ci peut devenir plus fort et plus résilient par le biais de quantité d'activités qui nous procurent déjà du plaisir : apprendre, bouger, lire, se reposer. Ce sont précisément les activités qui aident à rester dynamique, active et en forme intellectuellement à court terme qui peuvent aussi protéger nos cerveaux dans le temps.

Voilà qui me donne encore plus envie de continuer à faire de la randonnée, à méditer, à apprendre, à cuisiner, à écouter de la musique et à m'exposer à de nouvelles expériences – parce que je veux un cerveau fort, en bonne santé et fiable. Je veux préserver les souvenirs que j'ai déjà – et continuer à en façonner de nouveaux, aussi longtemps que possible.

CHAPITRE 12

# AIMER, PASSIONNÉMENT

*Célébrer la joie d'être entourée*

JE FÊTE MON ANNIVERSAIRE en été. Et depuis que j'ai 40 ans, je célèbre chaque été la nouvelle année qui a passé. Chaque anniversaire a été unique, à sa manière. Il y a eu la fête que j'ai donnée chez moi, en passant l'après-midi aux fourneaux pour préparer à manger à ceux que j'aime (avant de faire la vaisselle pendant trois heures, aidée de quelques amis fidèles). Il y a eu la fête surprise que ma meilleure amie a organisée pour moi pendant que mon compagnon, qui n'était pas encore mon mari, m'a emmenée dîner -tous mes amis ont attendu notre arrivée enfermés dans une salle de bains pendant vingt minutes (et oui, la surprise était réussie). Et puis il y a eu le dîner qu'il a organisé pour mes 43 ans, un élégant repas, pour lequel j'ai apprécié de ne pas avoir de vaisselle à faire.

Toutes ces célébrations étaient différentes, mais elles avaient un point commun – ce sentiment délicieux, qui donne des ailes, d'être entourée d'amis, de gens que j'aime et grâce à qui j'ai le sentiment d'être aimée. À chaque fête, je le sais, mes amis pensent être là pour me célébrer. Or en réalité, c'est moi qui les célèbre. Je célèbre tous les bonheurs partagés avec eux, et tous ceux à venir. Tous les chagrins partagés avec eux, et tous ceux à venir. On naît au sein d'une famille, puis on la quitte pour rencontrer des inconnus qui deviendront notre famille. Et parfois, ces familles élargies faites d'amis nous suivent toute une vie.

N'est-ce pas là l'un des cadeaux merveilleux de l'existence ? La possibilité de trouver des amis qui nous aideront à façonner notre identité et notre destin.

J'ai des amies avec lesquelles j'ai grandi, que je connais depuis des dizaines d'années. J'ai des amis rencontrés par différents biais et à différents moments de ma vie. Et j'ai des amis récents, que j'ai l'impression de connaître depuis toujours. Il y a aussi tous ceux que je ne vois ou à qui je ne parle que rarement – pourtant, lors de nos retrouvailles, c'est comme si nous nous étions quittés la veille. Et puis il y a aussi ces amis qui vivent à côté de chez moi, qui passent à la maison pour demander un service, pour emprunter quelque chose ou pour dire bonjour en prenant un thé. Il y a les grandes occasions célébrées ensemble – nous organisons des *baby showers* surprises, nous dansons aux mariages des uns et des autres, nous partageons des repas de fête. Et il y a aussi tous ces pique-niques improvisés, avec des paniers remplis de poulet pané et les enfants qui jouent ensemble dans l'herbe. Toutes ces relations, tous ces moments sont des éléments essentiels de ma vie.

Ces relations sont si bénéfiques pour le cœur et le mental qu'on n'est pas surpris d'apprendre qu'elles le sont aussi pour le corps.

## SANTÉ ET LIEN SOCIAL

Les êtres humains sont des créatures sociales – dont les cerveaux sont programmés pour nouer des relations sociales. Ces liens offraient une protection précieuse à nos ancêtres, contraints d'être en groupes pour survivre dans des conditions difficiles. Une personne seule ne pouvait matériellement pas aller à la chasse tout en entretenant le feu et en faisant fuir les prédateurs. Les êtres humains ont toujours vécu en groupes et formé des sociétés, pour leur sécurité et leur bien-être. Il y a mille ans, une personne seule n'aurait jamais atteint l'âge adulte (d'ailleurs, même dans les sociétés développées, la plupart des gens n'atteindraient pas la quarantaine).

De nos jours, même avec tout le confort moderne, même avec tous les progrès médicaux et technologiques, même avec l'allongement de la durée de vie, le lien social demeure essentiel à notre survie. Car même si l'on peut vivre seul, travailler seul et commander une pizza en appuyant sur un bouton, le nombre et la qualité de nos relations humaines jouent un rôle déterminant dans notre santé et notre bien-être. C'est particulièrement vrai pour les personnes âgées, pour qui l'isolement est associé à un risque de mortalité accru[1].

Cela peut paraître évident. Il n'empêche qu'il est essentiel que tout le monde en prenne conscience car, aux États-Unis, de nos jours, les gens sont de plus en plus isolés. En 1970, 17 % des gens vivaient seuls, contre 28 % en 2011. Une étude de l'AARP (une association américaine de retraités) publiée en 2010 a révélé que plus de 35 % des plus de 45 ans disaient se sentir seuls. La même étude a montré que la solitude est un élément important permettant de prédire la mauvaise santé d'une personne.

L'importance du lien social mérite d'être mentionnée dans un livre consacré au vieillissement en bonne santé car, avec l'âge, le risque d'isolement augmente. Les années passent, nos vies changent – et nos relations sociales aussi. De vieux amis et des voisins déménagent, les enfants grandissent, les responsabilités évoluent, la vie professionnelle prend fin. Puis des problèmes de santé et des baisses de revenus peuvent accroître encore l'isolement. L'impact est profond : des études sur les effets de l'isolement social chez les personnes âgées ont montré que les seniors sans interactions sociales adaptées ont deux fois plus de risques de mourir prématurément[2].

C'est un cercle vicieux : la maladie renforce l'isolement et l'isolement aggrave la maladie. Pour qui veut vieillir en bonne santé, conserver des relations sociales est essentiel.

On ne peut vivre d'amour et d'eau fraîche. Cependant, on ne peut pas non plus s'en passer. N'est-il pas formidable que la science vienne valider des choses que l'on sait intuitivement ? En écrivant ce livre, nous n'avons cessé de découvrir que la biologie explique magnifiquement pourquoi et comment les choses de la

## L'AMOUR EN BOUCLE

Nous avons tous besoin de relations sociales, et les personnes âgées de votre entourage ne font pas exception. Les seniors sont particulièrement susceptibles d'être touchés par l'isolement et la solitude, car leurs amis, les membres de leur famille et leurs conjoints peuvent mourir ou partir vivre en maison de retraite. De plus, leur manque de mobilité nuit à la création de nouvelles relations sociales. Par conséquent, si vous connaissez des personnes âgées qui ont besoin de visite, allez les voir. C'est bon pour leur santé. C'est bon aussi pour la vôtre – des études ont montré que les gens qui ont des activités bénévoles vivent plus longtemps[3].

vie qui sont si agréables sont aussi bonnes pour la santé. L'amitié, le bonheur, la joie. Rire ensemble et pleurer ensemble : ce ne sont pas seulement les ingrédients d'une vie agréable, mais aussi les ingrédients d'une vie longue et en bonne santé. L'amitié a des répercussions sur la santé. Le bonheur aussi.

Dans les précédents chapitres, vous avez découvert les dangers de l'inflammation et de l'*inflammaging*. Nous avons parlé aussi de l'influence des connexions neuronales sur la santé cognitive et sur le vieillissement au plus profond des cellules, là où les télomères s'efforcent de protéger les extrémités fragiles des brins d'ADN. Toutes ces causes communes du vieillissement et tous ces marqueurs – inflammation, déclin cognitif, longueur des télomères – ont été associés à l'activité sociale, au bonheur et au vivre-ensemble.

Quand on pense santé, on pense généralement alimentation et sport – ce qui est juste, car une bonne alimentation et de l'exercice physique régulier peuvent réduire l'inflammation et contribuer à préserver la santé avec l'âge. Or la santé est aussi liée à la qualité de nos relations humaines. Dans le cadre d'une étude, 135 femmes âgées de 61 à 91 ans ont été interrogées sur la qualité de leur vie.

Celles qui ont dit avoir beaucoup d'échanges positifs et un but dans la vie présentaient des taux plus bas de marqueurs de l'inflammation que les femmes ayant peu de relations sociales[4].

**Rire ensemble et pleurer ensemble sont les ingrédients d'une vie agréable, mais aussi d'une vie longue et en bonne santé.**

Des chercheurs de l'université du Michigan ont eux aussi réalisé une étude, portant sur 3 610 personnes de 24 à 96 ans. Ils ont constaté que dix minutes d'interactions sociales par jour suffisaient à améliorer les performances cognitives. Les personnes ayant des échanges réguliers avec d'autres personnes avaient un risque nettement moins important de présenter un déclin cognitif que celles ayant une vie plus solitaire[5]. Les relations sociales ont par ailleurs été associées à des télomères plus longs, liés à la santé et à la longévité.

La science l'a prouvé. Plus de bonheur et plus de relations humaines positives sont synonymes de moins d'inflammation. Plus de relations sociales = moins de déclin cognitif. Plus d'amour = des télomères plus longs[6]. Plus de rires = un système immunitaire renforcé[7]. Autrement dit, on peut contrer les dangers associés au vieillissement en ayant des amis. En ayant des gens à aimer. En apportant de la gentillesse et du soutien aux gens qui nous entourent et en recevant la même chose en retour.

## LA QUALITÉ PRIME SUR LA QUANTITÉ

Inutile d'avoir un million d'amis, ni un million de followers. Ce qu'il faut, ce sont des contacts de qualité avec des gens de qualité. Des études ont montré que l'appartenance à une communauté solidaire est excellente pour la santé – le mot-clé ici étant « solidarité ». Il ne s'agit pas simplement d'avoir des gens autour de vous, mais d'être entourée de gens que vous appréciez, qui vous apprécient et qui vous donnent le sentiment d'être appréciée. Nous avons besoin de nous sentir soutenues. Si ce n'est pas le cas, le risque de dépression et de maladie peut augmenter. Le danger de relations conflictuelles ou de relations sociales insuffisantes n'est pas simplement de se sentir un peu seule ou incomprise – le manque de relations sociales de qualité est aussi associé à des risques de santé avec l'âge. Une étude a montré que les femmes estimant avoir des relations stressantes avec leur mari présentaient plus de risques biologiques et psychologiques de maladie cardiovasculaire que celles ayant des relations étroites[8].

Une autre étude s'est intéressée à 6 500 hommes et femmes de plus de 52 ans pour évaluer l'impact des liens sociaux sur la santé avec l'âge[9]. Pour cela, les chercheurs ont pris en considération deux phénomènes : l'isolement social et la solitude. L'isolement social était déterminé par des critères objectifs : le nombre de contacts entretenus par les sujets avec d'autres personnes. La solitude, elle, était définie de manière subjective : après tout, on peut se trouver dans une pièce avec de nombreuses personnes et se sentir seul.

L'étude a montré que les personnes isolées socialement courent un risque accru d'hypertension, de maladie cardiovasculaire, d'infection, de dégénérescence cognitive et d'inflammation. La solitude, quant à elle, a été associée à un risque accru de maladie cardiovasculaire, d'hypertension et de mauvaise réponse immunitaire au stress.

Cette même étude a en outre souligné qu'il n'y avait pas de différence entre les hommes et les femmes sur le plan de l'isolement social – le risque de perdre le contact avec son entourage est le même pour tous, surtout lorsqu'on est célibataire, avec de faibles revenus ou en mauvaise santé. Cependant, le sentiment de solitude est plus répandu chez les femmes.

## LES FEMMES ET LA DÉPRESSION[10]

Ne pas avoir le moral, ça arrive à tout le monde. On se sent frustrée, déprimée, anxieuse. La plupart du temps, ce sentiment se dissipe rapidement – mais il arrive aussi, parfois, qu'on tombe dans un trou noir dont on ne parvient pas à ressortir.

Tous les ans, environ 7 % des adultes aux États-Unis subissent une dépression majeure et chez les femmes, le risque est accru de 70 % comparé aux hommes. Depuis des millénaires, les penseurs cherchent à décrypter le phénomène de la dépression, depuis les moines du IVe siècle, qui y voyaient la « visite d'un démon[11] », jusqu'à Sylvia Plath, qui se sentait enfermée sous sa « cloche de détresse ». Aujourd'hui, les chercheurs en savent un peu plus sur les causes de la dépression, ce qui a permis la mise au point de thérapies efficaces.

La dépression peut aller d'une tristesse légère et passagère à la dépression clinique ou majeure. Si vous avez subi une perte, comme la mort d'un être cher, le deuil qui s'ensuit est naturel et s'estompera généralement avec le temps. Une dépression clinique ou majeure est une maladie psychologique plus grave, pour laquelle une prise en charge s'impose.

### QUELQUES SYMPTÔMES DE LA DÉPRESSION CLINIQUE[12]

- Humeur déprimée persistante pendant une période de deux semaines (tous les jours pendant ces deux semaines)
- Forte baisse de la capacité à ressentir du plaisir
- Altération du sommeil
- Perte de poids ou prise de poids
- Modification des centres d'intérêt qui nuit aux activités quotidiennes habituelles
- Modification des centres d'intérêt qui nuit à l'implication dans des relations étroites

- Comme la plupart des maladies humaines complexes, la dépression serait due à une association de facteurs génétiques, biologiques et environnementaux. Même si le bonheur grandit avec l'âge chez la plupart des personnes, la maladie, l'isolement et la solitude augmentent, au fil du temps, le risque de dépression[13]. Des changements dans la santé de la personne et dans son mode de vie peuvent aussi avoir un impact négatif sur son humeur, en atténuant le plaisir et en accroissant la dépression. Les adultes âgés ayant subi une ou plusieurs maladies chroniques débilitantes, hospitalisés ou ayant perdu leur autonomie voient leur risque de dépression accru.

Si vous-même ou quelqu'un que vous aimez souffrez de dépression, consultez un spécialiste. Les traitements de ce mal recouvrent la psychothérapie, les médicaments et les thérapies nutritionnelles. La méditation et l'exercice physique ont également fait leurs preuves pour gérer les symptômes de la dépression.

Si vous vous sentez seule, il est important de nouer des liens avec des gens qui comptent pour vous – ou de vous faire aider. La solitude renforce la dépression, et la dépression renforce la solitude. Le risque de dépression est deux fois plus élevé chez la femme que chez l'homme, surtout pendant la ménopause. Si vous vous sentez souvent seule, appelez un ou une amie de confiance, consultez un psychologue, rendez-vous dans une maison de quartier ou trouvez-vous une activité bénévole. Même si cela peut paraître bizarre ou hors de votre zone de confort dans un premier temps, vous ne le regretterez pas.

## OUVREZ-VOUS AUX AUTRES

S'il vous est déjà arrivé de ne rien comprendre à un sujet donné – une expérience que tout le monde a faite un jour ou un autre – vous savez combien il est rassurant et agréable d'avoir quelqu'un qui vous explique patiemment ce que vous n'avez pas compris. Alors que nous travaillions sur ce livre, nous avons ressenti cette sensation de soulagement et de communauté plus d'une fois.

Nous n'avions jamais rencontré Richard J. Hodes avant qu'il nous invite à déjeuner pour nous parler longuement de l'espérance de vie humaine, tout comme nous ne connaissions pas Judith Campisi qui nous a présentées à tous ses collègues, ni Elissa Epel, qui nous a servi du houmous tout en nous rassurant sur les dommages touchant nos télomères. Tous ces gens très occupés nous ont ouvert leurs portes pour partager leur savoir avec nous. Ils nous ont volontiers donné de leur temps, car ils savent combien il est important pour vous, qui tenez ce livre entre vos mains en ce moment même, d'avoir un aperçu de ce qui se passe dans leurs laboratoires de recherche. Ils connaissent aussi, mieux que quiconque, l'importance du lien social, et quel que soit l'état de leurs emplois du temps surchargés, ils prennent le temps de discuter.

C'est ainsi que l'on construit du lien social – en s'ouvrant aux autres. Parfois, on demande conseil à un expert ou à un mentor. D'autres jours, on est soi-même le mentor ou l'expert de quelqu'un. D'autres fois encore, il s'agit d'écouter ce que la jeune génération a à dire. Si l'âge est porteur de sagesse, c'est aussi parce qu'on a suffisamment confiance en soi pour tenir compte des conseils de gens moins expérimentés ou plus jeunes que nous. Même si vous êtes PDG d'une entreprise du CAC 40, je vous assure qu'il y a dans votre société un assistant junior ou une stagiaire qui sait des choses dont vous pourriez profiter. Et la vérité, c'est qu'en vieillissant, on constate que nos médecins, nos avocats et même nos supérieurs hiérarchiques sont plus jeunes que nous. Le lien social peut adopter les formes, les tailles et les âges les plus divers.

Consciente qu'il y a tant de choses que je ne sais pas et que je ne peux pas savoir, je trouve formidablement rassurant de ne pas être seule. J'ai des mentors et des enseignants pour me guider. J'ai ma famille, j'ai mes amis. Et tous ces liens me rendent plus forte, en meilleure santé, plus heureuse et plus épanouie.

## POUR VIVRE BIEN, VIVONS PLEINEMENT

Il y a peu, je suis sortie dîner avec des amies. À côté de nous, il y avait une tablée de femmes, toutes quinquagénaires et sexagénaires. Elles formaient un groupe animé, qui a commencé par commander une bouteille de vin. Plus le temps passait, plus elles riaient, de plus en plus fort. Elles s'amusaient comme des folles et ne semblaient pas remarquer les gens autour d'elles.

Mes copines et moi, nous nous sommes regardées et nous avons pensé : « C'est ça, le secret ! » Ces femmes étaient radieuses, ravies d'être ensemble. Elles ne demandaient pas ce que les autres pensaient d'elles. Elles étaient totalement dans l'instant présent, en profitant pleinement de leur santé. Elles ne semblaient pas se préoccuper de leur âge, mais au contraire se concentrer sur le fait qu'elles étaient si *vivantes*.

Pour moi, c'est l'un des bienfaits de l'âge – la capacité à vivre l'instant présent. À avoir confiance en soi. À être totalement soi-même, en s'assumant.

Contrairement aux messages qu'on assène aux femmes jour après jour, la vie n'est pas réservée aux jeunes. Profiter de l'existence n'a rien à voir avec la jeunesse. La beauté n'est pas liée au fait de paraître jeune. La joie, l'amitié, le lien et toutes les belles choses de la vie ne sont pas l'apanage de la jeunesse.

Par conséquent, pour bien vieillir, réfléchissez à ce qui vous donne le plus le sentiment d'être vivante. À ce qui vous emplit d'amour, d'expectative, d'émerveillement et de joie – ensuite, allez-y, faites un peu de cela. Je vous en prie. Car le but de tous nos efforts pour prendre soin de nous n'est-il pas précisément de profiter de notre vie ? De profiter de notre famille et de nos amis ? De se réjouir à la perspective de tout ce que la vie a à offrir, avec ses possibilités, ses choses improbables et les belles surprises dont elle est parfois porteuse ?

## PROFITEZ À FOND DE CETTE PÉRIODE DE VOTRE VIE !

Quand on vous demande votre âge, que répondez-vous ? Beaucoup de femmes, dans mon environnement professionnel – et dans quantité d'autres secteurs où règne le jeunisme – ont tendance à tricher un peu sur leur âge, car elles ont le sentiment que les gens se sentent mieux lorsqu'ils se rajeunissent légèrement. Nous vivons dans un monde qui valorise la jeunesse et personne n'échappe à la pression de vouloir rester jeune éternellement. Cependant, l'une des raisons qui m'a poussée à écrire ce livre est que je suis convaincue que nous serions toutes beaucoup plus heureuses, que nous nous sentirions toutes mieux, que nous pousserions toutes un grand ouf de soulagement si nous pouvions tout simplement répondre la vérité à la question : « Quel âge avez-vous ? » Sans peur. Sans hésitation. Et sans honte.

Parce que je suis convaincue que l'âge est un marqueur d'accomplissement.

**Profiter de la vie n'a rien à voir avec la jeunesse. La beauté n'est pas liée au fait de paraître jeune. La joie, l'amitié, le lien et toutes les belles choses de la vie ne sont pas l'apanage de la jeunesse.**

Ne devrait-on pas nous féliciter pour ce que nous avons accompli au fil des décennies, au lieu de nous contraindre à faire comme si elles n'avaient pas existé ? Ces années ne méritent-elles pas de compter pour quelque chose ? Je pense que si. Elles ont été déterminantes pour faire de nous les êtres humains que nous sommes aujourd'hui. Et nous devrions pouvoir les revendiquer, toutes, fièrement. À chaque anniversaire que je fête, entourée de proches, je me dis que j'ai une chance inouïe et que chaque année est une bénédiction, un cadeau. C'est pour cela que je célèbre mes anniversaires. Parce que j'ai vécu suffisamment longtemps pour avoir appris ces leçons, pour avoir cultivé ces relations humaines, pour avoir découvert toutes ces nouvelles strates de mon identité dont j'ignorais l'existence voici des années – ou qui n'avaient pas encore vu le jour.

La longévité est un cadeau que nous devrions tous célébrer. Plus on a vécu, plus on a eu de temps sur terre, plus on a eu d'opportunités. Des opportunités de relever des défis, d'explorer le champ des possibles, d'écrire l'histoire de sa vie. De temps pour nouer des relations importantes avec d'autres personnes – du temps pour aimer profondément, pour souffrir profondément, pour devenir un modèle pour toutes les filles, nièces, petites-filles, sœurs et jeunes amies gravitant dans notre orbite.

C'est pourquoi j'aimerais vous proposer une nouvelle manière d'envisager le vieillissement. Réhabilitons ces années écoulées. Sans les cacher. Sans nous excuser. Sans les effacer, ni les gommer.

Au lieu de craindre le milieu de la vie, au lieu de craindre la quarantaine, ou la cinquantaine, ou le chiffre qui vous angoisse, décidez aujourd'hui même d'honorer votre âge et de vous l'approprier. Oublions la *midlife crisis* et célébrons ce que nous sommes. Oui, célébrons le chemin parcouru pour arriver jusque-là ainsi que les lieux inattendus qui restent encore à découvrir.

Car le meilleur moyen de vieillir en bonne santé est de vivre pleinement. De prendre soin de votre corps et de votre esprit, en ce moment même, là où vous êtes présentement. Consacrez votre énergie à l'amour, pas à l'anxiété. Aimez le monde, aimez les gens qui vous entourent et aimez celle avec qui vous avez passé toutes ces années pour devenir celle que vous êtes aujourd'hui.

Vous-même.

# CONCLUSION

**POUR METTRE LA TOUCHE** finale à l'écriture de ce livre, nous avons quitté la ville quelques jours pour avoir un peu d'espace afin de réfléchir au sens qu'il convenait de donner à tout cela, à toutes ces informations glanées sur le vieillissement, à l'impact que cela aura sur nous et à la meilleure manière de surfer sur cette vague du changement. Nous avons pris la route, à deux voitures, pour rejoindre l'endroit où nous avions prévu de passer quelques jours, au nord de Los Angeles, en empruntant des itinéraires différents pour arriver au même endroit. Arrivées sur place, nous nous sommes installées, avec nos ordinateurs et des choses à grignoter, en regardant la mer, une vue magnifique et paisible, l'endroit parfait pour s'adonner à la contemplation. Là, Sandra m'a regardée et elle a dit : « Que de chemin parcouru... »

J'ai tout de suite compris ce qu'elle voulait dire, parce que, après avoir écrit deux livres ensemble, nous nous comprenons à demi-mot. Elle ne parlait pas de l'autoroute 405, toujours bondée, ni de la 1, qui passe entre le Pacifique et les montagnes de Santa Monica – même si, en Californie, les conversations commencent souvent en parlant de la circulation sur les autoroutes. Elle faisait allusion au long chemin, à l'itinéraire, au véritable périple accompli au cours de nos vies. Que de chemin parcouru par la petite fille que j'étais, qui a grandi dans un quartier de Long Beach entre deux autoroutes et une voie de chemin de fer, et qui est devenue une femme dont la carrière l'a conduite partout dans le monde, avant de prendre un virage inattendu, incitant la comédienne à écrire un livre sur le vieillissement. Que de chemin parcouru par Sandra, arrivée à plus de 4 000 kilomètres de l'endroit où elle a grandi à Brooklyn, petite fille qui passait ses week-ends à dévorer des piles de livres, devenue une femme adulte qui écrit à son tour des livres qui se vendent comme des petits pains.

Si quelqu'un nous avait dit, quand nous avions 15 ans, quel tour nos vies prendraient, nous ne l'aurions jamais cru, ni l'une ni l'autre. Impossible de savoir à l'avance où la vie nous mènera. Mais il arrive un moment où l'on peut regarder en arrière et discerner un fil conducteur qui montre d'où l'on vient et où l'on pourrait avoir envie d'aller – ainsi que l'endroit où l'on se trouve présentement.

Depuis des années, les psychologues s'intéressent à l'idée qu'un aspect de l'âge consiste à s'interroger sur le sens profond à donner à l'histoire de sa vie. Erik Erikson, un éminent psychologue du développement, considérait qu'à un certain âge, l'instinct nous pousse à faire la paix avec notre existence. Avec la maturité, l'être humain a la faculté de regarder en arrière depuis une distance, ce qui lui permet d'assembler toutes les pièces du puzzle et de comprendre le but de son périple. Loin d'être une crise, c'est un rite de passage.

## SE DÉFINIR SOI-MÊME

Lorsque j'ai commencé à travailler à Hollywood, j'étais très jeune. Mon premier film, *The mask*, est sorti voici plus de vingt ans, et j'étais assez naïve. Je faisais mes premiers pas dans le monde du cinéma, je n'avais jamais tourné de film avant cela. Je ne savais pas s'il y avait une bonne façon de gérer cette expérience, et je ne savais certainement pas aborder les aspects psychologiques et émotionnels de ce métier. Par conséquent, lorsque les critiques sont sorties, je les ai lues. Beaucoup étaient élogieuses. On a dit des choses très positives sur moi et sur mon jeu. Je me suis dit : « Voilà qui est agréable ». Cela m'a fait chaud au cœur. J'étais nouvelle dans un univers gigantesque et effrayant, et les gens étaient si gentils, si accueillants. Alors, j'ai continué à lire les critiques, et là, j'en ai trouvé quelques-unes beaucoup moins bienveillantes. Et pour tout vous dire, cela m'a vraiment blessée.

Il m'a fallu prendre du recul et m'interroger sur ce qui était juste à mes yeux. Impossible de décider de croire uniquement un certain type de critique. Si je tenais compte des critiques élogieuses, il me fallait aussi tenir compte des autres – celles qui me mettaient le moral à zéro.

J'ai compris alors qu'il était préférable de tout laisser de côté. Impossible d'avancer dans mon travail en me fiant uniquement à l'avis d'autrui. Il me fallait laisser ma propre expérience de mon travail – et non celle de quelqu'un d'autre – définir la manière dont je me voyais. Ai-je fait du mieux que j'ai pu alors ? Ai-je réussi à faire ce que je voulais ? Ai-je atteint l'objectif que je m'étais fixé ? Ou aurais-je pu faire mieux, placer la barre un peu plus haut ? Ai-je tout donné ? Voilà les critères qui définissent la réussite, à mes yeux.

La précieuse leçon que j'ai apprise alors est qu'il est dangereux de se tourner vers l'extérieur pour obtenir de l'approbation. C'est pourquoi lorsque j'ai eu 40 ans et que ces journalistes m'ont critiquée parce que j'étais un être humain qui vieillit, j'étais prête. Je n'étais plus cette jeune fille naïve, mais une femme qui sait que le seul critique qui importe, c'est moi, et que c'est à moi de forger le sens que j'entends donner à ma vie.

Tout comme c'est à vous de forger celui de votre vie.

## S'AIDER SOI-MÊME

Les bases d'une vie forte et en bonne santé sont les mêmes que celles d'une vie belle et mémorable. L'alimentation, c'est partager des repas en famille et avec ses amis, dans la joie. La forme physique, c'est être active, profiter du plein air, découvrir de nouvelles aptitudes, de nouvelles personnes, de nouveaux lieux. Le repos, c'est lâcher prise de toutes ces petites choses qui nous empoisonnent l'existence pour véritablement offrir à notre corps et à notre esprit la possibilité de profiter d'une nouvelle journée de notre vie. Déstresser, c'est prendre soin de son esprit et se connecter à son moi intérieur. Et avoir des relations sociales, c'est créer du lien, vivre dans la joie, rire, partager, aimer et apprendre.

Que nous réserve l'avenir ? Impossible de le savoir. Nulle d'entre nous ne peut prévoir ce qu'il adviendra au cours des années à venir. Nous savons qu'il y aura des moments difficiles. Qu'il y aura des défis à relever. Qu'il faudra de la résilience et de la détermination. Pour tout le reste, on ne peut que deviner. Espérer. Souhaiter. Comme ce désir que nous partageons toutes, d'une vie pleine de force et d'amour.

Les histoires de nos vies sont pleines de virages et de méandres, de hauts et de bas, d'effondrements et de constructions, de fins et de recommencements – et au fil du temps, l'association de travail acharné et de chance pure nous conduit en des lieux où nous n'aurions jamais imaginé arriver. Certains méandres seront plus extraordinaires et gratifiants que dans nos rêves les plus fous. Certains virages seront plus difficiles à négocier, plus imprévisibles que nous l'aurions imaginé. Mais en dépit de toutes ces incertitudes, il y a une chose dont nous pouvons être sûres, c'est que plus nous serons fortes lorsque les défis se présenteront, plus nous aurons de chances d'y survivre, quoi que la vie nous réserve.

Alors, décidons de faire front ensemble. De regarder vers l'avant, ensemble. Pour le meilleur, pour le pire, pour l'imprévu. Il est impossible de prévoir l'avenir, mais nous pouvons l'inviter à entrer dans notre vie. Nous pouvons nous y préparer. Et nous pouvons nous donner la possibilité de vivre plus longtemps, en étant plus forte.

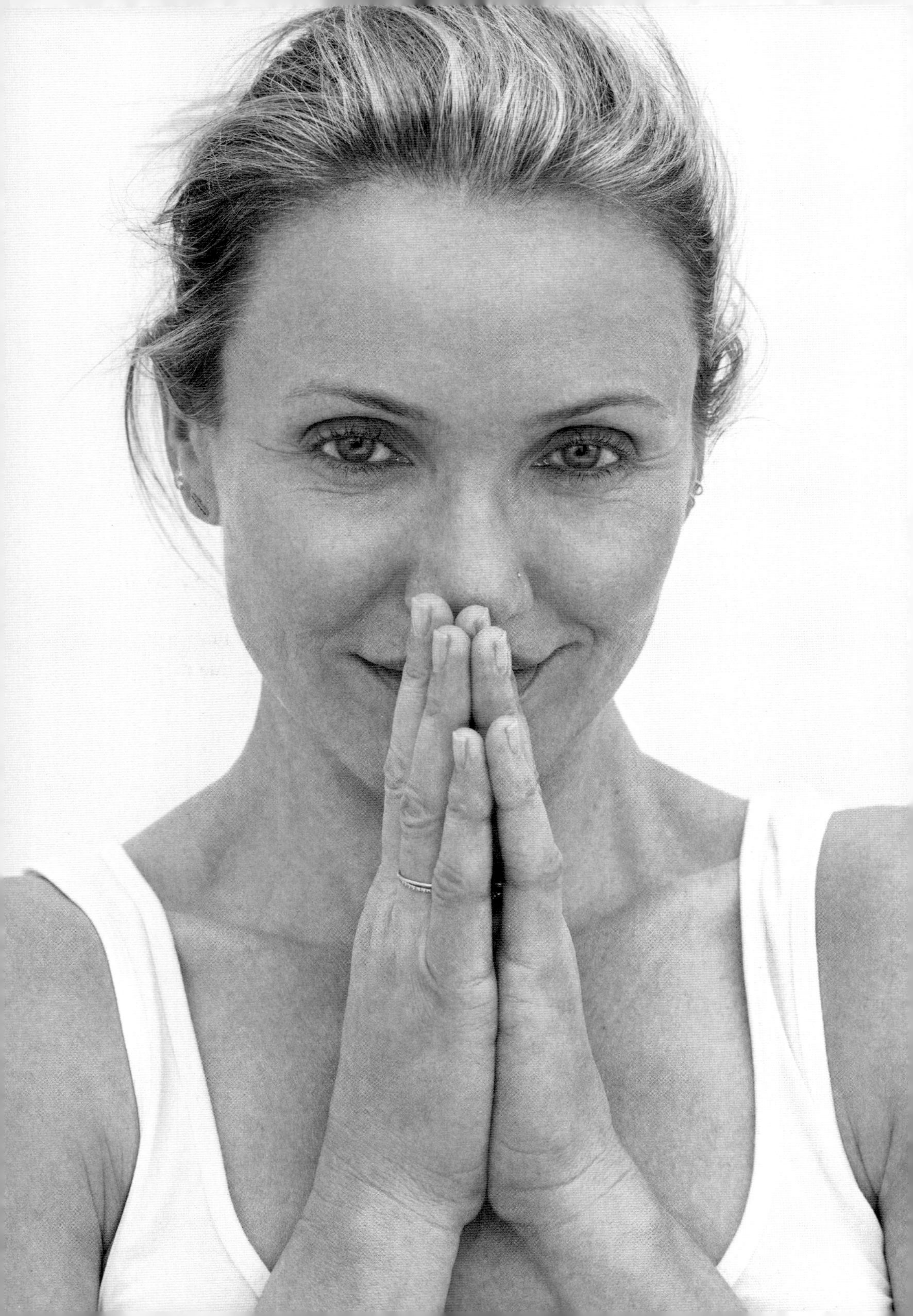

PEGGY FREYDBERG A RÉDIGÉ ses mémoires à 80 ans et écrit ses premiers poèmes à 90 ans. Durant seize années, elle a composé onze recueils qu'elle a partagés avec ses proches. Pour ses 106 ans, ses amis ont décidé que le reste du monde méritait de les lire, lui aussi. Ils ont réuni ses œuvres choisies dans un recueil intitulé *Poems from the Pond,* auquel appartient « Chorus of Cells ».

Nous avons lu « Chorus of Cells » à voix haute, un après-midi dans le désert, entourées de ciel et de sable. Puis l'une et l'autre, nous avons gardé le silence un instant, saisies par la magie des mots de Peggy Freydberg.

Elle est morte à l'âge de 107 ans. Cet épilogue lui rend hommage, à elle et à tous ceux qui pensent que la créativité n'a pas d'âge et que c'est toujours le moment d'aller à la découverte de soi.

## « A Chorus of Cells »

*by Peggy Freydberg*

Tous les matins, même depuis que j'ai atteint un âge avancé (ou peut-être précisément pour cela),
J'aime faire mon lit.
En réalité, commencer chaque journée
en agissant,
est la chose la plus extraordinaire qu'il me soit donné de faire.
Je lisse mes draps, chassant les rêves qu'ils retiennent prisonniers,
Je tapote l'oreiller, dont les révélations prennent le chemin de l'oubli,
Et pour terminer, je centre parfaitement le motif du couvre-lit.
La nuit est vaincue.
Désormais, la journée peut se déployer.
Tous ces gestes, j'aime les accomplir,

maîtrisant l'art de faire mon lit, de ces mains qui croient aux commencements.
Tous ces gestes, je dois les accomplir,
mue par le message silencieux
que mon souffle est un luxe.
Soir après soir,
J'aime rabattre les couvertures,
et me glisser dans mon lit,
Pour me plonger dans la poésie obscure, emplie de sagesse, des rêves de la nuit,
redoutant l'ampleur de leurs improbabilités,
m'abandonnant à la vérité qu'ils connaissent et que j'ignore.
même si leurs cruautés en technicolor
même si la musique de leurs mythes,
me donnent parfois le sentiment que c'est l'expérience d'une autre,
et non la mienne.
Je le sais, jamais je ne cesserai
d'aimer faire mon lit, chaque matin,
et de rabattre les couvertures, chaque soir,
tout comme jamais je ne cesserai
de vouloir mettre un pied devant l'autre.
À un âge avancé, et précisément pour cela,
je ne puis cesser d'accomplir tous ces gestes,
jour après jour,
soir après soir,
mue par le message silencieux
de la constance de mon souffle,
qui me dit que je suis en vie,

# REMERCIEMENTS

IL FAUT UN VILLAGE entier pour écrire un livre. J'aimerais donc remercier mon village, qui s'est réuni autour de moi et qui m'a offert sa sagesse, ses conseils et son amour durant mon périple.

Julie Will...

Jamais je ne te remercierais assez pour le dévouement dont tu as fait preuve, avec passion, dans ta quête de transmission de l'information, pour tes précieuses contributions au contenu de ce livre et pour les innombrables heures consacrées à ce projet, pour que le résultat soit le meilleur livre possible. Bien plus qu'une éditrice, tu es une véritable collaboratrice et une super-star !

Jesse Lutz...

Sans toi, le train aurait déraillé, le navire aurait échoué sur les rochers. Ton sens du récit et ton amour de l'écrit nous ont aidées à garder le cap... Tu es une véritable navigatrice... Sans toi, je serais perdue. Je t'adore, Frienders !

Mon mari...

J'ignorais ce qu'était l'amour avant de te rencontrer... Comment ai-je pu vivre sans toi, ton amitié, ton esprit brillant, ton sens de l'humour et ton cœur énorme, magnifique, si aimant ? Merci d'être mon meilleur ami, mon enseignant, mon partenaire dans la vie. Tu es une source d'inspiration, par ton courage et ton dévouement. Merci pour ton soutien et tes encouragements que tu m'as apportés dans l'écriture de ce livre et pour tout dans la vie. Je t'aime, pour toujours.

Ma maman...

Je suis tellement heureuse d'être une « fille à sa maman ». Ton amour, c'est mon super-pouvoir. Et mon courage, c'est à toi que je le dois. Je t'aime, maman.

Ma sœur...

Tu as été ma première amie, et ma meilleure amie. C'est toi qui m'as appris à être une sœur et une amie, ce que nous resterons à tout jamais pour le restant de nos jours... Je t'aime, ma sœur.

Brad Cafarelli...

Sans toi et ton rire, je n'aurais pu y arriver. Ton esprit, ta sagesse et tes connaissances sont essentiels à tout ce que nous accomplissons ensemble, mais ils ne sont rien comparés à ton amour et à ton amitié.

Rick Yorn...

Merci d'être mon partenaire depuis vingt-deux ans. Tes conseils m'ont toujours conduite là où il le fallait. Je brûle d'impatience de découvrir tous les lieux qu'il nous reste encore à visiter... Je t'adore.

Sandra Bark...

Mission accomplie ! Tu as terrassé ce monstre de sujet pour le mettre à terre... Tu l'as mis à genou, dépecé, et tu as identifié toutes ses composantes. Tu as trouvé son ossature, son cœur et toutes ses parties mobiles, puis tu as tout rassemblé. Tu es un vrai génie. Ton intelligence ne cesse de me sidérer. J'adore notre collaboration et je suis infiniment reconnaissante de notre partenariat... Tu m'as tant appris, ma chère amie.

À tous les experts qui ont généreusement donné de leur temps...

Sandra et moi avons tant appris au cours de ce périple. Toutes ces connaissances ont été collectées au fil de conversations, en posant des questions, en lisant des livres et des articles, puis en posant de nouvelles questions. J'aimerais remercier tous ceux qui nous ont aidées à satisfaire notre curiosité et qui nous ont ouvert des portes sur des questions encore plus essentielles. Nous nous sommes efforcées de les citer tous ici !

Les National Institutes of Health ont été notre université. Le Dr Kayvon Modjarrad a été le premier à nous parler de cellules et de sénescence, et il nous a invitées aux National Institutes of Health, où nous avons rencontré le Dr Francis Collins, directeur des NIH, le Dr Janine Clayton, directrice des Offices of Research or Women's Health, le Dr Richard Hodes, directeur du National Institute of Aging, le Dr Felipe Sierra, directeur du département de la biologie du vieillissement au NIA, le Dr Luigi Ferrucci, directeur de l'étude longitudinale de Baltimore sur le vieillissement, ainsi que le Dr Susan Resnick, le Dr John Mascola, le Dr John Gallin, le Dr Kong Chen, le Dr Leighton Chan, le Dr Diane Damiano, le Dr Andrew Singleton — autant de rencontres rendues possibles grâce à l'aide de John Burklow et de Renate Myles.

Nos esprits et notre imagination ont été stimulés au Buck Institute, à l'invitation du Dr Judith Campisi, et nous avons découvert les acquis les plus récents de la recherche en science du vieillissement, grâce au Dr Brian Kennedy, directeur du Buck Institute, et aux Drs Julie Andersen, Simon Melov, Patricia Spillman, Gordon Lithgow, Heinrich Jasper et Pankaj Kapahi, avec l'aide de Kris Rebillot.

À l'UCSF, le Dr Elissa Epel nous a parlé du stress et du vieillissement cellulaire. À l'UCLA, le Dr Eric Esrailian, le Dr Lin Chang et Nancee Jaffe, M.S., R.D., nous ont parlé de la santé et du vieillissement. Le Dr Gail Greendale a pris de son temps pour nous fournir des informations sur la ménopause. Le Dr Dale Bredesen nous a présenté ses travaux sur la maladie d'Alzheimer. L'équipe du Iris Cantor-UCLA Women's Health Center nous a invitées à des conférences et à des déjeuners.

Tant de gens nous ont guidées au cours de notre périple. Le Dr Vincent Marchesi nous a mises en garde contre les dangers de l'oxygène et nous a présenté les protéines. Le Dr Caleb Finch de l'USC nous a prodigué encouragements et informations. Avec le Dr Diana Chavkin, spécialiste de fertilité, nous avons parlé de nos systèmes reproducteurs. Avec le Dr Shennan Weiss, de nos cerveaux. Avec le Dr Seth Uretsky, du vieillissement en bonne santé et du cœur, et avec le Dr Sam Klein, directeur du Center for Human Nutrition à l'université de Washington, de l'alimentation et du vieillissement.

Merci aussi à tous ceux qui ont donné de leur temps, de leur énergie et de leur savoir pour permettre à ce projet de voir le jour…

Merci à toute l'équipe de Harper Wave, grâce à qui ce livre a pu être réalisé et parvenir jusqu'à vous, et notamment à Karen Rinaldi, Brian Perrin, Leslie Cohen, Lydia Weaver, Leah Carlson-Stanisic et Kate Lyons.

Un million de mercis à Paul Kepple qui a, une fois de plus, créé une maquette extraordinaire et à Harriet Russell, pour ses magnifiques illustrations.

Merci à Jeff Dunas pour ton talent magique, qui te permet de raconter des histoires visuellement. J'ai hâte de découvrir ta prochaine création.

Un tonnerre d'applaudissements pour Carlotta Duncan, PhD, qui est intervenue à quasiment toutes les étapes du manuscrit. Merci pour ton enthousiasme pour ce sujet, pour son soutien et pour ton souci du détail ! Une salve d'applaudissements aussi pour Joanna Parson de Letter Perfect Transcription, qui a écouté attentivement des heures et des heures d'enregistrements.

Toute notre gratitude va à Laurie David qui nous a autorisées à partager avec vous le magnifique poème qui clôt ce livre.

Pour finir, rendons hommage aussi à toutes les mamans, les tantes, les meilleures amies, les frangines et les nièces : vous êtes les fondations sur lesquelles se bâtissent les liens les plus forts. Je ne sais où je serai aujourd'hui sans toutes les femmes de ma vie. Et j'ai hâte de découvrir ce que l'avenir nous réserve...

# NOTES

## INTRODUCTION

1. Max Roser, « Life Expectancy », OurWorldInData.org (2015), https://ourworldindata.org/data/population-growth-vital-statistics/life-expectancy, consulté le 3 décembre 2015.

## CHAPITRE 1

1. Roger B. McDonald, *Biology of Aging* (New York : Garland Science, 2013).

2. Dodai Stewart, « Americans Spend Billions on Beauty Products But Are Not Very Happy », https://jezebel.com/5931654/americans-spend-billions-on-beauty-products-and-are-still-pretty-unhappy/, consulté le 18 novembre 2015.

3. Diane Mapes, « Suffering for beauty has ancient roots », NBC News, https://www.nbcnews.com/id/22546056/ns/health/t/suffering-beauty-has-ancient-roots, consulté le 18 novembre 2015.

4. Mohi Kumar, « From Gunpowder to Teeth Whitener : The Science Behind Historic Uses of Urine », Smithsonian.com (août 2013), https://www.smithsonianmag.com/science-nature/from-gunpowder-to-teeth-whitener-the-science-behind-historic-uses-of-urine-442390, consulté le 3 décembre 2015.

5. https://www.fountainofyouthflorida.com/, consulté le 18 novembre 2015.

6. « About face », *New York Magazine*, https://nymag.com/news/features/48948/index2.html, consulté le 18 novembre 2015.

7. Dr Paul Howard,« The history of face lift », https://thehowardlift.com/faceliftthistory.html, consulté le 18 novembre 2015.

8. NBC News, https://www.nbcnews.com/id/21369061/ns/health-skin_and_beauty/t/frozen-time-botox-over-years, consulté le 18 novembre 2015.

9. Madeline Vann, « 7 Bizarre Anti-Aging Beauty Treatments », https://www.everydayhealth.com/skin-and-beauty-pictures/bizarre-anti-aging-beauty-treatments.aspx#01, consulté le 18 novembre 2015.

10. *Ibid.*

11. Kate Sullivan, « Woman Claims She Hasn't Smiled for 40 Years to Avoid Wrinkles », magazine *Allure*, https://www.allure.com/beauty-trends/blogs/daily-beauty-reporter/2015/02/woman-wont-smile-beauty.html, consulté le 18 novembre 2015.

## CHAPITRE 2

1. « The History of Antibiotics », American Academy of Pediatrics, https://www.healthychildren.org/English/health-issues/conditions/treatments/Pages/The-History-of-Antibiotics.aspx, consulté le 3 décembre 2015.

2. « Antibiotics 1928-2000 », Australian Broadcasting Organization, https://www.abc.net.au/science/slab/antibiotics/history.htm, consulté le 3 décembre 2015.

3. https://www.academia.edu/4573449/History_of_Smallpox_%C4%80bele_in_Persia. https://www.ncbi.nlm.nih.gov/pmc/articles/PMC1200696/.

4. https://www.ncbi.nlm.nih.gov/pmc/articles/PMC1200696/, consulté le 16 décembre 2014.

5. https://www.historytoday.com/elizabeth-fenn/great-smallpox-epidemic, consulté le 21 janvier 2015.

6. https://www.ncbi.nlm.nih.gov/pmc/articles/PMC1200696/.

7. https://www.historyofvaccines.org/content/timelines/smallpox, consulté le 16 décembre 2014.

8. *Ibid.*

9. https://www.ncbi.nlm.nih.gov/pmc/articles/PMC1200696/.27 bacteria cause illnesses like cholera : « Bacteria : Life History and Ecology », https://www.ucmp.berkeley.edu/bacteria/bacterialh.html, consulté le 5 novembre 2014.

10. « Puerperal fever », *Encyclopedia Britannica*, https://www.britannica.com/EBchecked/topic/534198/Ignaz-Philipp-Semmelweis, consulté le 3 décembre 2015.

11. Dr Imre Zoltán, « Ignaz Philipp Semmelweis », *Encyclopedia Britannica*, https://www.britannica.com/EBchecked/topic/534198/Ignaz-Philipp-Semmelweis, consulté le 18 novembre 2015.

12. *Ibid.*

13. « Global health and aging », National Institutes of Aging, https://www.nia.nih.gov/research/publication/global-health-and-aging/living-longer, consulté le 18 novembre 2015.

14. « Cardiovascular diseases », OMS (janvier 2015), https://www.who.int/mediacentre/factsheets/fs317/en/, consulté le 3 décembre 2015.

15. Ministère américain de la santé (Department of Health and Human Services), National Center for Health Statistics, Centers for Disease Control and Prevention ; National Vital Statistics Reports, www.dhhs.gov ; www.cdc.gov.

16. « Framingham Heart Study », NHLBI/ Université de Boston, https://www.framinghamheartstudy.org, consulté le 3 décembre 2015.

17. Nirav J. Mehta et Ijaz A. Khan, « Cardiology's 10 Greatest Discoveries of the 20th Century », *Texas Heart Institute Journal 29*, n° 3 (2002) : 164-71, https://www.ncbi.nlm.nih.gov/pmc/articles/PMC124754/.

18. *Ibid.*

19. Roger B. McDonald, *Biology of Aging* (New York : Garland Science, 2013).

20. « History of medicine », *Encyclopedia Britannica*, https://www.britannica.com/EBchecked/topic/372460/history-of-medicine.

21. *Ibid.*

22. The History Channel, https://www.history.com/this-day-in-history/first-human-heart-transplant.31

23. John P. Bunker, « The role of medical care in contributing to health improvements within societies », *International Journal of Epidemiology 30*, n° 6 (2001) : 1260-1263, https://ije.oxfordjournals.org/content/30/6/1260.long.

24. *Ibid.*

25. « Current Cigarette Smoking Among Adults in the United States », Center for Disease Control and Prevention, https://www.cdc.gov/tobacco/data_statistics/fact_sheets/adult_data/cig_smoking/, consulté le 22 novembre 2015.

26. « Fast Facts on the State of Obesity in America », The State of Obesity, https://stateofobesity.org/fastfacts, consulté le 22 novembre 2015.

27. Patricia M. Guenther *et al.*, « Most Americans eat much less than recommended amounts of fruits and vegetables », *Journal of the Academy of Nutrition and Diabetics 106*, n° 9 (septembre 2006) : 1371-1379, https://www.ncbi.nlm.nih.gov/pubmed/16963342.

28. « NIH Global Health and Aging », octobre 2011, National Institutes of Health, https://www.nia.nih.gov/sites/default/files/global_health_and_aging.pdf.

29. « Women and Caregiving : Facts and Figures », Family Caregiver Alliance, https://www.caregiver.org/women-and-caregiving-facts-and-figures, consulté le 22 novembre 2015.

30. *Ibid.*

31. Elissa S. Epel, « Accelerated telomere shortening in response to life stress », *Proceedings of the National Academy of Sciences 101*, n° 49 (7 décembre 2004) : 17312-17315, https://www.pnas.org/content/101/49/17312.long.

32. « Women and Caregiving : Facts and Figures », Family Caregiver Alliance, https://www.caregiver.org/women-and-caregiving-facts-and-figures, consulté le 22 novembre 2015.

## CHAPITRE 3

1. « NIA timeline », National Institute on Aging, https://www.nia.nih.gov/about/nia-timeline.

2. National Institute on Aging, https://www.nia.nih.gov/, consulté le 22 novembre 2015.

3. National Institute on Aging, https://www.nia.nih.gov/about/budget/2015/fiscal-year-2016-budget, consulté le 22 novembre 2015.

4. « Buck Institute Awarded $25 Million to Establish New Scientific Discipline of Geroscience », Buck Institute for Research on Aging (septembre 2007), https://www.buckinstitute.org/buck-news/buck-institute-awarded-25-million-establish-new-scientific-discipline-geroscience, consulté le 4 décembre 2015.

5. Brian K. Kennedy *et al.*, « Geroscience : Linking Aging to Chronic Disease », *Cell 159*, n° 4 (6 novembre 2014) : 709-713, https://www.sciencedirect.com/science/article/pii/S009286741401366X.

6. H. G. Liddell et R. Scott, *A Greek-English Lexicon* (Oxford : Clarendon Press, 1940), https://perseus.uchicago.edu/Reference/LSJ.html.

7. Kennedy, « Geroscience. »

8. *Ibid.*

9. « Embryonic stem cell », *ScienceDaily*, https://www. sciencedaily.com/terms/embryonic_stem_cell.htm, consulté le 22 novembre 2015.

10. « What are adult stem cells? », National Institutes of Health, https://stemcells.nih.gov/info/basics/pages/basics4.aspx, consulté le 22 novembre 2015.

11. *Ibid.*

12. « Exercise triggers stem cells in muscle », *ScienceDaily* (6 février 2012), https://www.sciencedaily.com/releases/2012/02/120206143944.htm.

13. « The Nobel Prize in Physiology or Medicine 2012. » Nobel Media AB 2014. https://www.nobelprize.org/nobel_prizes/medicine/laureates/2012/, consulté le 22 novembre 2015.

14. « What are adult stem cells? », National Institutes of Health, https://stemcells.nih.gov/info/basics/pages/basics4.aspx, consulté le 22 novembre 2015.

15. Kennedy, « Geroscience. »

16. « Nursing Resources : Types of Studies », University of Wisconsin Madison - Health Sciences, https://researchguides.ebling.library.wisc.edu/c.php?g=293229&p=1953448.

17. *Ibid.*

18. Consuelo H. Wilkins *et al.*, « Vitamin D deficiency is associated with low mood and worse cognitive performance in older adults », *American Journal of Geriatric Psychiatry 14*, n° 12 (décembre 2006) : 1032-1040, https://www.ncbi.nlm.nih.gov/pubmed/17138809.

19. *Ibid.*

20. R. Ruscheweyh *et al.*, « Physical activity and memory functions : an interventional study », *Neurobiology of Aging 32*, n° 7, (juillet 2011) : 1304-1319, https://www.ncbi.nlm.nih.gov/pubmed/19716631.

21. McDonald, *Biology Aging.*

22. « Biology of Aging », National Institute on Aging (novembre 2011), https://www.nia.nih.gov/health/publication/biology-aging/.

23. *Ibid.*

24. « Biology of Aging », National Institute on Aging.

## CHAPITRE 4

1. « Life Expectancy at Birth (in years), by Gender », The Henry J. Kaiser Family Foundation, https://kff.org/other/state-indicator/life-expectancy-by-gender/, consulté le27 novembre 2015.

2. « World Health Statistics 2014 », OMS, https://www.who.int/mediacentre/news/releases/2014/world-health-statistics-2014/en/.

3. Klea D. Bertakis *et al.*, « Gender differences in the utilization of health care services », *The Journal of Family Practice 49*, n° 2 (février 2000) : 147-152, https://www.ncbi.nlm.nih.gov/pubmed/10718692.

4. « Study shows 70 percent of Americans take prescription drugs », CBS News, https://www.cbsnews.com/news/study-shows-70-percent-of-americans-take-prescription-drugs/, consulté le 27 novembre 2015.

5. « United States, 2006, with chartbook on trends in the health of Americans », National Center for Health Statistics, Centers for Disease Control (CDC), (2006) www.cdc.gov/nchs/data/hus/hus06.pdf

6. « Mars vs. Venus : The gender gap in health », Harvard Health Publications, https://www.health.harvard.edu/newsletter_article/mars-vs-venus-the-gender-gap-in-health, consulté le 5 décembre 2015.

7. « Leading Causes of Death in Males United States, 2013 », CDC, https://www.cdc.gov/men/lcod/2013/index.htm, consulté le 27 novembre 2015.

8. « Leading Causes of Death in Females United States, 2013 », CDC, https://www.cdc.gov/Women/lcod/2013/index.htm, consulté le 27 novembre 2015.

9. McDonald, *Biology of Aging.*

10. Jonathan Silvertown, *The Long and the Short of It : The Science of Life Span and Aging* (Chicago, IL : The University of Chicago Press, 2013).

11. « How long do chimpanzees live? », Chimpanzee Sanctuary Northwest, https://www.chimpsanctuarynw.org/blog/2013/03/how-long-do-chimpanzees-live/.

12. « A to Z Guide : Sex and Gender Influences on Health », NIH Office of Research on Women's Health (ORWH), https://orwh.od.nih.gov/resources/sexgenderhealth/index.asp#c, consulté le 27 novembre 2015.

13. « Sex Chromosomes », John W.Kimball, Kimball's Biology Pages, https://users.rcn.com/jkimball.ma.ultranet/BiologyPages/S/SexChromosomes.html, consulté le 1er décembre 2015.

14. Leslie Mann, « Women more likely to have complications from implantable cardiac defibrillators, study says », (janvier 2013), https://articles.chicagotribune.com/2013-01-09/health/ct-x-0109-women-defibrillators-20130109_1_defibrillators-heart-disease-sudden-cardiac-death.

15. « Common Mental Health Issues Among Women », dualdiagnosis.org, https://www.dualdiagnosis.org/mental-health-and-addiction/common-issues-women/ – « Posttraumatic Stress Disorder (PTSD) », Anxiety and Depression Association of America (ADAA), https://www.adaa.org/understanding-anxiety/posttraumatic-stress-disorder-ptsd ; « Women », ADAA, https://www.adaa.org/living-with-anxiety/women.

16. « Depression Increases Risk of Stroke in Women », Go Red for Women, American Heart Association, https://www.goredforwomen.org/about-heart-disease/heart_disease_research-subcategory/depression-increases-risk-of-stroke-in-women/, consulté le 1er décembre 2015.

17. « Sex Chromosomes », John W. Kimball, Kimball's Biology Pages, https://users.rcn.com/jkimball.ma.ultranet/BiologyPages/S/SexChromosomes.html, consulté le 1er décembre 2015.

18. « Sex chromosome », *Encyclopedia Britannica*, https://www.britannica.com/EBchecked/topic/536952/sex-chromosome, consulté le 27 novembre 2015.

19. David Robson, « Why do women live longer than men? », BBC News (octobre 2015) https://www.bbc.com/future/story/20151001-why-women-live-longer-than-men.

20. « Studies Expand Understanding of X Chromosome », National Human Genome Research Institute, https://www.genome.gov/13514331, consulté le 27 novembre 2015.

21. « Women's Health : More Than 'Bikini Medicine,' » National Public Radio, https://www.npr.org/2013/03/25/175267713/womens-health-more-than-bikini-medicine, consulté le 27 novembre 2015.

22. « Hysteria »,*Oxford Dictionaries,* https://www.oxforddictionaries.com/us/definition/american_english/hysteria, consulté le 27 novembre 2015.

23. Rachel P. Maines, *The Technology of Orgasm : « Hysteria », the Vibrator, and Women's Sexual Satisfaction* (Baltimore, MD : Johns Hopkins University Press, 1999).

24. *Ibid.*

25. *Ibid.*

26. Cecilia Tasca Women, « Hysteria in the History of Mental Health », *Clinical Practice & Epidemiology in Mental Health 8* (octobre 2012) 110-119, https://www.ncbi.nlm.nih.gov/pmc/articles/PMC3480686/.

27. Carol S. Weisman, « Changing Definitions of Women's Health : Implications for Health Care and Policy », *Maternal and Child Health Journal 1,* n° 3 (septembre 1997) : 179-189, https://link.springer.com/article/10.1023/A%3A1026225513674.

28. « Physiological Effects of Alcohol, Drugs, and Tobacco on Women », *Substance Abuse Treatment : Addressing the Specific Needs of Women* (Rockville, MD : Substance Abuse and Mental Health Services Administration, US : 2009), https://www.ncbi.nlm.nih.gov/books/NBK83244/.

29. Heather P. Whitley et Wesley Lindsey, « Sex-Based Differences in Drug Activity », *American Family Physician (AFP) 1*, n° 11 (décembre 2009) : 1254-1258 https://www.aafp.org/afp/2009/1201/p1254.html.

30. *Ibid.*

31. *Ibid.*

32. *Ibid.*

33. *A to Z Guide*, NIH ORWH.

34. Nora Volkow, « Prescription Painkillers Are Claiming More Women's Lives », NIH National Institute on Drug Abuse (NIDA), https://www.drugabuse.gov/about-nida/noras-blog/2013/07/prescription-painkillers-are-claiming-more-womens-lives, consulté le 27 novembre 2015.

35. « Telebriefing on Deaths from Prescription Painkiller Overdoses Rise Sharply Among Women », (juillet 2013), https://www.cdc.gov/media/releases/2013/t0702-drug-overdose.html, consulté le 27 novembre 2015.

36. Marguerite Del Giudice, « Why It's Crucial to Get More Women Into Science », *National Geographic* (novembre 2014), https://news.nationalgeographic.com/news/2014/11/141107-gender-studies-women-scientific-research-feminist/, consulté le 27 novembre 2015.

37. Joanne Cavanaugh Simpson, « Pregnant pause », *Johns Hopkins* magazine, https://pages.jh.edu/~jhumag/0901web/pregnant.html, consulté le 27 novembre 2015.

38. *A to Z Guide*, NIH ORWH.

## CHAPITRE 5

1. Nir Barzilai, « The Longevity Genes Project », Albert Einstein College of Medicine, https://www.einstein.yu.edu/centers/aging/longevity-genes-project/, consulté le 27 novembre 2015.

2. « Lifestyle affects life expectancy more than genetics », résultats d'une étude suédoise, ScienceDaily (février 2011) https://www.sciencedaily.com/releases/2011/02/110207112539.htm.

3. « Genotype », Genetics Home Reference, U.S. NLM https://ghr.nlm.nih.gov/glossary=genotype, consulté le 6 décembre 2015.

4. Alexandra D. Crosswell *et al.*, « Childhood Adversity and Inflammation in Breast Cancer Survivors », *Psychosomatic Medicine 76*, n° 3 (avril 2014) : 208-214. https://www.ncbi.nlm.nih.gov/pmc/articles/PMC4357419/.

5. Alice G. Walton, « How Health and Lifestyle Choices Can Change Your Genetic Make-Up », *The Atlantic Monthly* (novembre 2011), https://www.theatlantic.com/health/archive/2011/11/how-health-and-lifestyle-choices-can-change-your-genetic-make-up/247808/.

6. « The Epigenome learns from its experiences », University of Utah Health Sciences, https://learn.genetics.utah.edu/content/epigenetics/epi_learns/, consulté le 6 décembre 2015.

7. « Epigenetics and Inheritance », University of Utah Health Sciences, https://learn.genetics.utah.edu/content/epigenetics/inheritance/, consulté le 6 décembre 2015.

8. « Epigenetics », University of Utah Health Sciences, https://learn.genetics.utah.edu/content/epigenetics/, consulté le 6 décembre 2015.

9. « Phenotype / phenotypes », SciTable, Nature Education, https://www.nature.com/scitable/definition/phenotype-phenotypes-35, consulté le 6 décembre 2015.

10. *Ibid.*

11. MacDonald, *Biology of Aging.*

12. « Biology of Aging », National Institute on Aging.

13. Alice Park, « Our Brains Begin to Slow Down at Age 24 », *Time magazine* (avril 2014), https://time.com/63500/brain-aging-at-24/, consulté le 27 novembre 2015.

14. « Sarcopenia with aging », WebMD, https://www.webmd.com/healthy-aging/sarcopenia-with-aging, consulté le 6 décembre 2015.

15. Richard W. Besdine, « Changes in the Body With Aging », Merck Manuals, https://www.merckmanuals.com/home/older-people-s-health-issues/the-aging-body/changes-in-the-body-with-aging, consulté le 6 décembre 2015.

16. « Healthy Bones at Every Age », American Academy of Orthopaedic Surgeons, https://orthoinfo.aaos.org/topic.cfm?topic=a00127, consulté le 6 décembre 2015.

17. Gretchyn Bailey, « Presbyopia », https://www.allaboutvision.com/conditions/presbyopia.htm, consulté le 27 novembre 2015.

18. « Everyday mysteries : Why does hair turn grey? », Library of Congress, https://www.loc.gov/rr/scitech/mysteries/grayhair.html, consulté le 27 novembre 2015.

19. Angelica Carrillo Leal, « Why Does Your Skin Age? », *Dartmouth Undergraduate Journal of Science* (janvier 2013), https://dujs.dartmouth.edu/news/why-does-your-skin-age#.VmS45cpG_2g, consulté le 6 décembre 2015.

20. Andrea Petersen, « Drinking After 40 : Why Hangovers Hit Harder », *Wall Street Journal* (WSJ) (novembre 2013), https://www.wsj.com/articles/SB100014240527023044398045792059l3000870266, consulté le 6 décembre 2015.

21. « Senescent », Dictionary.com, https://dictionary.reference.com/browse/senescent, consulté le 6 décembre 2015.

22. *Ibid.*

23. Beth Howard, « What to Expect in Your 50s », *AARP The Magazine* (octobre 2012), https://www.aarp.org/health/healthy-living/info-09-2012/what-to-expect-in-your-50s.2.html.

24. « What to Expect in Your 60s », *AARP*, https://www.aarp.org/health/healthy-living/info-09-2012/what-to-expect-in-your-60s.2.html.

25. Alzheimer's Association, « 2014 Alzheimer's Disease », *Alzheimer's & Dementia 10*, n° 2 (2014) faits et chiffres », https://www.alz.org/downloads/facts_figures_2014.pdf.

26. Beth Howard, « What to Expect in Your 70s and beyond », AARP, https://www.aarp.org/health/healthy-living/info-09-2012/what-to-expect-in-your-70s-and-beyond.html.

27. *Ibid.*

28. « Healthy aging into your 80s and beyond », *Consumer Reports* (mai 2014), https://www.consumerreports.org/cro/magazine/2014/06/healthy-aging-into-your-80s-and-beyond/index.htm, consulté le 6 décembre 2015.

29. Mindy Greenstein et Jimmie Holland, *Lighter as We Go : Virtues, Character Strengths, and Aging* (New York : Oxford University Press, 2015), https://www.amazon.com/dp/0199360952/.

30. Frank Newport et Brett Pelham, « Don't Worry, Be 80 : Worry and Stress Decline With Age », étude Gallup (décembre 2009), https://www.gallup.com/poll/124655/dont-worry-be-80-worry-stress-decline-age.aspx, consulté le 6 décembre 2015.

31. Kaori Kato *et al.*, « Positive attitude towards life and emotional expression as personality phenotypes for centenarians », *Aging* (Albany NY) 4, n° 5 (mai 2012) : 359-367, https://www.ncbi.nlm.nih.gov/pmc/articles/PMC3384436/.

32. Becca R. Levy et Lindsey M. Myers, « Preventive health behaviors influenced by self-perceptions of aging », *Preventive Medicine 39*, n° 3 (septembre 2004) : 625-629, https://www.ncbi.nlm.nih.gov/pubmed/15313104.

33. Deborah D. Danner *et al.*, « Positive Emotions in Early Life and Longevity : Findings from the Nun Study », *Journal of Personality and Social Psychology 80*, n° 5, (mai 2001) : 804-813, https://www.apa.org/pubs/journals/releases/psp805804.pdf.

34. Becca R. Levy *et al.*, « Longevity increased by positive self-perceptions of aging », *Journal of Personality and Social Psychology 83*, n° 2 (août 2002) : 261-270, https://www.ncbi.nlm.nih.gov/pubmed/12150226.

35. Baltimore Longitudinal Study of Aging, NIA, https://www.blsa.nih.gov/.

36. Kato, *Aging*

37. Becca R. Levy, « Mind Matters : Cognitive and Physical Effects of Aging Self-Stereotypes », The Journals of Gerontology : Series B 58, n° 4 : 203-211, https://psychsocgerontology.oxfordjournals.org/content/58/4/P203.full.

## CHAPITRE 6

1. « What causes our skin to age? », American Academy of Dermatology, https://www.aad.org/dermatology-a-to-z/health-and-beauty/every-stage-of-life/adult-skin/what-causes-aging-skin, consulté le 28 novembre 2015.

2. « Wrinkles », Mayo Clinic, https://www.mayoclinic.org/diseases-conditions/wrinkles/basics/causes/con-20029887, consulté le 28 novembre 2015.

3. « Age spots (liver spots) », Mayo Clinic, https://www.mayoclinic.org/diseases-conditions/age-spots/basics/definition/con-20030473, consulté le 28 novembre 2015.

4. « What is a cell? », Genetics Home Reference, U.S. NLM, https://ghr.nlm.nih.gov/handbook/basics/cell, consulté le 6 décembre 2015.

5. Faculty of Education, « Mitochondria - cell powerhouses », University of Waikato, New Zealand, https://sciencelearn.org.nz/Contexts/Digestion-Chemistry/Looking-Closer/Mitochondria-cell-powerhouses, consulté le 28 novembre 2015.

6. *Ibid.*

7. Denham Harman, « Free radical theory of aging », *Mutation Research/DNAging 275*, n° 3-6 (septembre 1992) : 257-266, https://www.ncbi.nlm.nih.gov/pubmed/1383768.

8. Northwestern University, « Misfolded Proteins : The Fundamental Problem Is Aging », ScienceDaily (août 2009) https://www.sciencedaily.com/releases/2009/08/090824151251.htm, consulté le 6 décembre 2015.

9. Alexandra Villa-Forte, « Cells », Merck Manuals, https://www.merckmanuals.com/home/fundamentals/the_human_body/cells.html, consulté le 28 novembre 2015.

10. McDonald, *Biology of Aging*.

11. *Ibid.*

12. Roland N. Pittman, *Regulation of Tissue Oxygenation* (San Rafael, CA : Morgan & Claypool Life Sciences, 2011), https://www.ncbi.nlm.nih.gov/books/NBK54110/.

13. McDonald, *Biology of Aging*.

14. « Mitochondria », *Nature Education* (2014), https://www.nature.com/scitable/topicpage/mitochondria-14053590, consulté le 28 novembre 2015.

15. McDonald, *Biology of Aging*.

16. « Antioxidants : Beyond the Hype », Harvard T.H. Chan School of Public Health, https://www.hsph.harvard.edu/nutritionsource/antioxidants/, consulté le 6 décembre 2015.

17. E.J. Brierley *et al.*, « Mitochondrial function in muscle of elderly athletes », *Annals of Neurology 41*, n° 1(janvier 1997) :114-116, https://www.researchgate.net/publication/14202422_Mitochondrial_function_in_muscle_of_elderly_athletes.

18. Nikhil Swaminathan, « Why Does the Brain Need So Much Power? », *Scientific American* (avril 2008) https://www.scientificamerican.com/article/why-does-the-brain-need-s/.

19. « Mitochondria », Scitable, *Nature Education*, https://www.nature.com/scitable/topicpage/mitochondria-14053590.

20. « Eukaryotic Cells », Scitable, *Nature Education*, https://www.nature.com/scitable/topicpage/eukaryotic-cells-14023963, consulté le 6 décembre 2015.

21. « A Brief Guide to Genomics », National Human Genome Research Institute (NHGRI), https://www.genome.gov/18016863, consulté le 28 novembre 2015.

22. Heidi Chai et Joanna Craig, « mtDNA and mitochondrial diseases », *Nature Education 1*, n° 1 (2008) : 217, https://www.nature.com/scitable/topicpage/mtdna-and-mitochondrial-diseases-903.

23. « Neuroscience For Kids : The Blood Supply of the Brain », University of Washington, https://faculty.washington.edu/chudler/vessel.html, consulté le 6 décembre 2015.

24. Paula I. Moreira *et al.*, « Mitochondrial dysfunction is a trigger of Alzheimer's disease pathophysiology », *Biochimica et Biophysica Acta (BBA) - Molecular Basis of Disease 1802*, n° 1 (janvier 2010) : 2-10 https://www.sciencedirect.com/science/article/pii/S09254439

25. « Chromosomes », National Human Genome Research Institute (NHGRI), https://www.genome.gov/26524120, consulté le 28 novembre 2015.

26. Nicholas Wade, « Your Body Is Younger Than You Think », *New York Times* (août 2005), https://www.nytimes.com/2005/08/02/science/your-body-is-younger-than-you-think.html?_r=0.

27. « What is mutation? », University of Utah Health Sciences, https://learn.genetics.utah.edu/content/variation/mutation/, consulté le 6 décembre 2015.

28. « Are Telomeres the Key to Aging and Cancer? », University of Utah Health Sciences, https://learn.genetics.utah.edu/content/chromosomes/telomeres/, consulté le 6 décembre 2015.

29. « The Nobel Prize in Physiology or Medicine 2009: Elizabeth H. Blackburn, Carol W. Greider, Jack W. Szostak », Nobel Prize.org, (octobre 2009), https://www.nobelprize.org/nobel_prizes/medicine/laureates/2009/press.html.

30. *Ibid.*

31. « Are Telomeres the Key to Aging and Cancer? », University of Utah Health Sciences, https://learn.genetics.utah.edu/content/chromosomes/telomeres/, consulté le 6 décembre 2015.

32. Elissa S. Epel *et al.*, « Accelerated telomere shortening in response to life stress », PNAS 101, n° 49 (décembre 2004) : 17312-17315, https://www.pnas.org/content/101/49/17312.full.pdf+html.

33. Jue Lin *et al.*, « Telomeres and lifestyle factors : Roles in cellular aging », Mutation Research/Fundamental and Molecular Mechanisms of Mutagenesis 730 (août 2011) : 85- 89, https://www.pnas.org/content/101/49/17312.full.pdf+html.

34. Michael Gardner *et al.*, « Gender and telomere length : systematic review and meta-analysis », *Experimental Gerontology 51* (mars 2014) : 15-27, https://www.ncbi.nlm.nih.gov/pubmed/24365661.

35. Francis Rodier et Judith Campisi, « Four faces of cellular senescence » *Journal of Cellular Biology 192*, n° 4 (février 2011) : 547-556, https://www.ncbi.nlm.nih.gov/pmc/articles/PMC3044123/.

36. Lisa Hoenicke et Lars Zender, « Immune surveillance of senescent cells—biological significance in cancer and non-cancer pathologies », *Carcinogensis* (2012), https://carcin.oxfordjournals.org/content/early/2012/04/16/carcin.bgs124.full.

37. Gregg Easterbrook, « What Happens When We All Live to 100? », *The Atlantic* (octobre 2014), https://www.theatlantic.com/magazine/archive/2014/10/what-happens-when-we-all-live-to-100/379338/.

38. Nicholas Wadenov, « Purging Cells in Mice Is Found to Combat Aging Ills », *New York Times* (novembre 2011) https://www.nytimes.com/2011/11/03/science/senescent-cells-hasten-aging-but-can-be-purged-mouse-study-suggests.html?_r=0.

39. Albert R Davalos *et al.*, « Senescent cells as a source of inflammatory factors for tumor progression », *Cancer Metastasis Reviews 29*, n° 2 (juin 2010) : 273-283.

40. Campisi, *Journal of Cellular Biology*.

41. « Necrosis », Medline Plus, U.S. NLM, https://www.nlm.nih.gov/medlineplus/ency/article/002266.htm, consulté le 6 décembre 2015.

42. Bruce Alberts *et al.*, *Molecular Biology of the Cell*, 4ème édition (New York : Garland Science, 2002), https://www.ncbi.nlm.nih.gov/books/NBK26873/.

43. *Ibid.*

44. « Want To Improve Your Lawn? Don't Bag Those Leaves », NPR (octobre 2011) https://www.npr.org/2011/10/28/141761525/want-to-improve-your-lawn-dont-bag-those-leaves.

## CHAPITRE 7

1. « Endocrine Glands and Types of Hormones », The Hormone Network, Endocrine Society, https://www.hormone.org/hormones-and-health/the-endocrine-system/endocrine-glands-and-types-of-hormones, consulté le 28 novembre 2015.

2. *The American Heritage Science Dictionary* (Boston, MA : Houghton Mifflin Company, 2002), https://dictionary.reference.com/browse/hormone, consulté le 30 novembre 2015.

3. « Aging changes in hormone production », MedlinePlus, U.S. National Library of Medicine (NLM), https://www.nlm.nih.gov/medlineplus/ency/article/004000.htm, consulté le 28 novembre 2015.

4. « Endocrine Glands and Types of Hormones », Hormone Health Network, https://www.hormone.org/hormones-and-health/endocrine-glands-and-types-of-hormones, consulté le 7 décembre 2015.

5. « Growth hormone, athletic performance, and aging », *Harvard Men's Health Watch*, Harvard Medical School, https://www.health.harvard.edu/diseases-and-conditions/growth-hormone-athletic-performance-and-aging, consulté le 28 novembre 2015.

6. « Pituitary gland », MedlinePlus, U.S. National Library of Medicine, https://www.nlm.nih.gov/medlineplus/ency/anatomyvideos/000099.htm, consulté le 28 novembre 2015.

7. PonJola Coney, « Menopause », Medscape https://emedicine.medscape.com/article/264088-overview, consulté le 28 novembre 2015.

8. « The Thyroid and You : Coping with a Common Condition », *NIH Medline Plus Magazine 7*, n° 1 (printemps 2012) : 22-23, https://www.nlm.nih.gov/medlineplus/magazine/issues/spring12/articles/spring12pg22-23.html.

9. John P. Kugler et Thomas Hustead, « Hyponatremia and Hypernatremia in the Elderly », *American Family Physician 61*, n° 12 (juin 2000) : 3623-3630, https://www.aafp.org/afp/2000/0615/p3623.html, consulté le 5 décembre 2015.

10. Kenneth L. Becker (Ed.), *Principles and Practice of Endocrinology and Metabolism* (Philadelphia, PA : Lippincott Williams & Wilkins, 2001), https://books.google.com/books?id=FVfzRvaucq8C.

11. « Menopause », University of Maryland Medical Health Center, https://umm.edu/health/medical/altmed/supplement/melatonin, consulté le 28 novembre 2015.

12. « Thyroid disease », Office on Women's Health, Thyroid and pregnancy, https://www.womenshealth.gov/publications/our-publications/fact-sheet/thyroid-disease.html, consulté le 5 décembre 2015.

13. https://www.womenshealth.gov/publications/our-publications/fact-sheet/thyroid-disease.html.

14. Leslie M.C. Goldenberg, « Thyroid Disease in Late Life », Fondation canadienne de la thyroïde, https://www.thyroid.ca/e4g.php, consulté le 5 décembre 2015.

15. *Ibid.*

16. https://www.womenshealth.gov/publications/our-publications/fact-sheet/thyroid-disease.html.

17. *Ibid.*

18. Natalie Angier, *Woman : An Intimate Geography* (New York : Houghton Mifflin Company, 1999), https://www.amazon.com/Woman-Intimate-Geography-Natalie-Angier/dp/0544228103.

19. *Ibid.*

20. *Ibid.*

21. Gabrielle Lichterman, « Your Life in Hormones » ; magazine *Marie Claire* (avril 2009), https://www.marieclaire.com/health-fitness/advice/a2853/female-hormones-cycle/.

22. Natalie Angier, *Woman.*

23. « Age and Fertility », American Society for Reproductive Medicine, https://www.asrm.org/BOOKLET_Age_And_Fertility/, consulté le 7 décembre 2015.

24. « Infertility and Fertility : Overview », National Institute of Child Health and Human Development, https://www.nichd.nih.gov/health/topics/infertility/Pages/default.aspx, consulté le 28 novembre 2015.

25. Collaborative Group on Hormonal Factors in Breast Cancer, « Breast cancer and breastfeeding : collaborative reanalysis of individual data from 47 epidemiological studies in 30 countries, including 50302 women with breast cancer and 96973 women without the disease », *Lancet 360*, n° 9328 (juillet 2002) : 187-195, www.ncbi.nlm.nih.gov/pubmed/12133652.

26. Kim N. Danforth, « Breastfeeding and risk of ovarian cancer in two prospective cohorts », *Cancer Causes & Control 18*, n° 5, (juin 2007) : 517-523, https://www.ncbi.nlm.nih.gov/pubmed/17450440.

27. Alison M. Stuebe et E. Bimla Schwarz, « The risks and benefits of infant feeding practices for women and their children », *Journal of Perinatology 30*, (2010) : 155-162, https://www.nature.com/jp/journal/v30/n3/full/jp2009107a.html.

28. « Endometriosis », Mayo Clinic, https://www.mayoclinic.org/diseases-conditions/endometriosis/basics/definition/con-20013968, consulté le 5 décembre 2015.

29. Melanie Haiken, « How being a mom can make you healthier », Baby Center, https://www.babycenter.com/0_how-being-a-mom-can-make-you-healthier_1438536.bc?showAll=true, consulté le 5 décembre 2015.

30. Melanie Haiken, « Uterine Prolapse », Mayo Clinic, https://www.mayoclinic.org/diseases-conditions/uterine-prolapse/basics/definition/con-20027708, consulté le 5 décembre 2015.

31. « What is postpartum depression & anxiety? », American Psychological Association, https://www.apa.org/pi/women/resources/reports/postpartum-dep. aspx, consulté le 5 décembre 2015.

32. Ariana Eunjung Cha, « It turns out parenthood is worse than divorce, unemployment—even the death of a partner », *Washington Post* (août 2015), https://www.washingtonpost.com/news/to-your-health/wp/2015/08/11/the-most-depressing-statistic-imaginable-about-being-a-new-parent/.

33. Gari Lesnoff-Caravaglia, *Health Aspects of Aging : The Experience of Growing Old* (Springfield, IL : Charles C. Thomas, 2007).

34. Cancer Facts and Figures 2015, American Cancer Society, https://www.cancer.org/acs/groups/content/@editorial/documents/document/acspc-044552.pdf.

35. « Americans can prevent 1/3 of the most common cancers », American Institute for Cancer Research, https://www.aicr.org/learn-more-about-cancer/infographics-cancer-preventability.html, consulté le 7 décembre 2015.

36. « Tobacco-Related Cancers Fact Sheet », American Cancer Society, https:// www.cancer.org/cancer/cancercauses/tobaccocancer/tobacco-related-cancer-fact-sheet.

37. « Screening Tests », National Cancer Institute, https://www.cancer.gov/about-cancer/screening/screening-tests, consulté le 28 novembre 2015.

38. « Should I get a lung CT scan? », Seattle Cancer Care Alliance, https://www.seattlecca.org/should-i-get-a-lung-ct-scan.cfm, consulté le 28 novembre 2015.

39. « Key Facts About Seasonal Flu Vaccine », CDC, https://www.cdc.gov/flu/protect/keyfacts.htm, consulté le 28 novembre 2015.

40. « How does the human eye work? », National Keratoconus Foundation, https://www.nkcf.org/how-the-human-eye-works/, consulté le 29 novembre 2015.

41. *A to Z Guide*, NIH ORWH.

42. « How to Maintain Good Eye Health », WebMD, https://www.webmd.com/eye-health/good-eyesight, consulté le 29 novembre 2015.

43. Shereen Jegtvig, « How to Boost Your Diet and Nutrition to Protect Aging Eyes », allaboutvision.com, https://www.allaboutvision.com/over60/nutrition.htm, consulté le 29 novembre 2015.

44. « Breast Cancer Facts », National Breast Cancer Foundation, Inc., https://www.nationalbreastcancer.org/breast-cancer-facts, consulté le 5 décembre 2015.

45. *Ibid.*

46. « BRCA1 and BRCA2 : Cancer Risk and Genetic Testing », National Cancer Institute, https://www.cancer.gov/about-cancer/causes-prevention/genetics/brca-fact-sheet, consulté le 5 décembre 2015.

47. *Ibid.*

48. « A Never-Ending Genetic Quest », *New York Times* (février 2015), https://www.nytimes.com/2015/02/10/science/mary-claire-kings-pioneering-gene-work-from-breast-cancer-to-human-rights.html?_r=0, consulté le 1er décembre 2015.

49. « 7 Secrets to Keeping Your Kidneys Healthy », Cleveland Clinic (avril 2015), https://health.clevelandclinic.org/2015/04/7-secrets-to-keeping-your-kidneys-healthy/, consulté le 29 novembre 2015.

50. « What Is Atherosclerosis? », National Heart Lung and Blood Institute (NHLBI), https://www.nhlbi.nih.gov/health/health-topics/topics/atherosclerosis, consulté le 29 novembre 2015.

51. « Side Effects of Cholesterol-Lowering Statin Drugs », WebMD, https://www.webmd.com/cholesterol-management/side-effects-of-statin-drugs, consulté le 29 novemb33re 2015.

52. *Ibid.*

53. « Risk Factors for High Blood Pressure », National Heart Lung and Blood Institute (NHLBI).

54. *Ibid.*

55. « Heart Attack Fact Sheet », NHLBI, https://www.nhlbi.nih.gov/files/docs/public/heart/heart_a2000 Nov ttack_fs_en.pdf.

56. « Heart Disease Facts », CDC, https://www.cdc.gov/heartdisease/facts.htm, consulté le 29 novembre 2015.

57. « Bone Health and Osteoporosis : A Report of the Surgeon General » (Rockville, MD : Office of the Surgeon General (US), 2004), https://www.ncbi.nlm.nih.gov/books/NBK45504/.

58. B. Lawrence Riggs, « The mechanisms of estrogen regulation of bone resorption », *Journal of Clinical Investigation 106*, n° 10 (novembre 2000) : 1203-1204, https://www.ncbi.nlm.nih.gov/pmc/articles/PMC381441/.

59. « Menopause & Osteoporosis », Cleveland Clinic, https://my.clevelandclinic.org/health/diseases_conditions/hic-what-is-perimenopause-menopause-postmenopause/hic_Menopause_and_Osteoporosis, consulté le 29 novembre 2015.

60. « Osteoporosis - overview », Medline Plus, U.S. NLM, https://www.nlm.nih.gov/medlineplus/ency/article/000360.htm, consulté le 29 novembre 2015.

61. *Ibid.*

62. « Bisphosphonates », drugs.com, https://www.drugs.com/drug-class/bisphosphonates.html, consulté le 29 novembre 2015.

63. Roger Melick et H. Pincus Taft, « Observations on body hair in old people », *The Journal of Clinical Endocrinology and Metabolism 19*, n° 12 (décembre 1959) : 1597-1607, https://press.endocrine.org/doi/abs/10.1210/jcem-19-12-1597.

64. « Aging changed in skin », Medline Plus, U.S. NLM, https:// www.nlm.nih.gov/medlineplus/ency/article/004014.htm, consulté le 7 décembre 2015.

65. « Skin Problems & Treatments Health Center », WebMD, https://www.webmd.com/skin-problems-and-treatments/tc/sunburn-topic-overview, consulté le 7 décembre 2015.

66. « Hirsutism », Mayo Clinic, https://www.mayoclinic.org/diseases-conditions/hirsutism/basics/definition/con-20028919 consulté le29 novembre 2015.

67. « Hirsutism - causes »,NHS Choices, https://www.nhs.uk/Conditions/hirsutism/Pages/causes.aspx, consulté le 29 novembre 2015.

68. « Hirsutism », Mayo Clinic.

69. *Ibid.*

70. « Special Report : Gut feelings; A look at digestive health problems », Supplement to *Mayo Clinic Health Letter* (juin 2012) : www.healthletter.mayoclinic.com/DigestiveHealthSR.pdf.

71. *Ibid.*

72. *Ibid.*

73. « Immune and lymphatic systems », InnerBody, https://www.innerbody.com/image/lympov.html#full-description, consulté le 29 novembre 2015.

74. « Aging changes in immunity », Medline Plus, U.S. NLM, https://www.nlm.nih.gov/medlineplus/ency/article/004008.htm, consulté le 29 novembre 2015.

75. Katherine Goodwin *et al.*, « Antibody response to influenza vaccination in the elderly : a quantitative review », *Vaccine*, 24, n° 8 (février 2006) : 1159-1169, https:// www.ncbi.nlm.nih.gov/pubmed/16213065.

76. Joan B. Mannick, « mTOR inhibition improves immune function in the elderly », *Science Translational Medicine 6*, n° 268 (décembre 2014) : 268ra179, https://stm.sciencemag.org/content/6/268/268ra179.

77. « What You Should Know and Do this Flu Season If You Are 65 Years and Older », CDC, https://www.cdc.gov/flu/about/disease/65over.htm, consulté le 7 décembre 2015.

## CHAPITRE 8

1. « Evidence-based Practice Center Systematic Review Protocol : Menopausal Symptoms : Comparative Effectiveness Review of Therapies »,Agency for Healthcare Research and Quality (juin 2013), https://effectivehealthcare.ahrq.gov/ehc/products/353/1022/menopause-protocol-130612.pdf.

2. Ellen B. Gold, « The Timing of the Age at Which Natural Menopause Occurs », Obstetrics and Gynecology Clinics of North America 38, n° 3 (septembre 2011) : 425-440, https://www.ncbi.nlm.nih.gov/pmc/articles/PMC3285482/

3. Rogerio A. Lobo, « Surgical menopause and cardiovascular risks », *Menopause 14,* No.3 Pt 2 (mai-juin 2007) : 562-566, https://www.ncbi.nlm.nih.gov/pubmed/17476145.

4. Ellen B. Gold, « The Timing of the Age at Which Natural Menopause Occurs ».

5. Stephanie Faris, « Late-Onset Menopause : What is Causing Your Delay? », Healthline Networks, Inc. (février 2012), https://www.healthline.com/health/menopause/late-onset#1, consulté le 29 novembre 2015.

6. « SWAN : Study of Women's Health across the Nation », SWAN study, https://www.swanstudy.org/, consulté le 8 décembre 2015.

7. Beth A. Prairie, « Symptoms of depressed mood, disturbed sleep, and sexual problems in midlife women : cross-sectional data from the Study of Women's Health Across the Nation », *Journal of Women's Health 24,* No.2, (février 2015) : 119-126,https://www.ncbi.nlm.nih.gov/pubmed/25621768.

8. Nancy E. Avis, « Duration of Menopausal Vasomotor Symptoms Over the Menopause Transition », *JAMA Internal Medicine 175,* n° 4 (avril 2015) : 531-539, https://www.ncbi.nlm.nih.gov/pubmed/25686030.

9. Stacey B. Gramann, « Menopause and Mood Disorders », Medscape, WebMD, https://emedicine.medscape.com/article/295382-overview.

10. Abraham A. Ariyo, « Depressive Symptoms and Risks of Coronary Heart Disease and Mortality in Elderly Americans », *Circulation 102* (octobre 2000) : 1773-1779, https://circ.ahajournals.org/content/102/15/1773.full.pdf+html.

11. Helen S. Kok *et al.*, « Heart Disease Risk Determines Menopausal Age Rather Than the Reverse », *Journal of the American College of Cardiology 47*, n° 10 (mai 2006).

12. Ellen B. Gold, « The Timing of the Age at Which Natural Menopause Occurs », *Obstetrics and Gynecology Clinics of North America 38*, n° 3 (septembre 2011) : 425-440, https://www.ncbi.nlm.nih.gov/pmc/articles/PMC3285482/.

13. « 'Brain Fog' of Menopause Confirmed », University of Rochester Medical Center (mars 2012) https://www.urmc.rochester.edu/news/story/3436/brain-fog-of-menopause-confirmed.aspx.

14. *Ibid.*

15. Howard M. Kravitz *et al.*, « Sleep difficulty in women at midlife : a community survey of sleep and the menopausal transition », *Menopause 10*, n° 1 (janvier-février 2003) : 19-28, https://www.ncbi.nlm.nih.gov/pubmed/12544673.

16. Howard M. Kravitz et Hadine Joffe, « Sleep During the Perimenopause : A SWAN Story », *Obstetrics and Gynecology Clinics of North America 38*, n° 3 (septembre 2011) : 567-586.

17. Ellen B. Gold *et al.*, « Factors Associated with Age at Natural Menopause in a Multiethnic Sample of Midlife Women », *American Journal of Epidemiology 153*, n° 9 (mai 2001) : 865-874, https://aje.oxfordjournals.org/content/153/9/865.full.

18. Ellen B. Gold *et al.*, « Factors Associated with Age at Natural Menopause in a Multiethnic Sample of Midlife Women ».

19. Robin R. Green *et al.*, « Menopausal symptoms within a Hispanic cohort : SWAN, the Study of Women's Health Across the Nation », *Womens Health (Lond Engl) 5*, n° 2 (mars 2009) : 127-133, https://www.ncbi.nlm.nih.gov/pmc/articles/PMC3270699/.

20. Ellen B. Gold *et al.*, « Longitudinal Analysis of the Association Between Vasomotor Symptoms and Race/Ethnicity Across the Menopausal Transition : Study of Women's Health Across the Nation », *American Journal of Public Health 96*, n° 7 (juillet 2006) : 1226-1235, https://www.ncbi.nlm.nih.gov/pmc/articles/PMC1483882.

21. Eun-Ok Im, « Menopausal Symptoms Among Four Major Ethnic Groups in the U.S. », *Western Journal of Nursing Research 32*, n° 4 (juin 2010) : 540-565, https://www.ncbi.nlm.nih.gov/pmc/articles/PMC3033753/#R54.

22. « Hormones & Menopause : Tips from the National Institute on Aging », NIA (août 2012), https://www.nia.nih.gov/health/publication/hormones-and-menopause.

23. *Ibid.*

24. Flora Engelmann et Ilhem Messaoudi, « The Impact of Menopause on Immune Senescence », *Open Longevity Science 6* (2012) : 101-111, https://benthamopen.com/ABSTRACT/TOLSJ-6-101.

25. Randy Kamen, « A Compelling Argument About Why Women Need Friendships », *Huffington Post* (novembre 2012), https://www.huffingtonpost.com/randy-kamen-gredinger-edd/female-friendship_b_2193062.html.

26. Tom Valeo, « Good Friends Are Good for You », WebMD, https://www.webmd.com/balance/features/good-friends-are-good-for-you, consulté le novembre 29, 2015.

## CHAPITRE 9

1. Heidi Godman, « Regular exercise changes the brain to improve memory, thinking skills », Harvard Health Publications (avril 2014), https://www.health.harvard.edu/blog/regular-exercise-changes-brain-improve-memory-thinking-skills-201404097110, consulté le 5 décembre 2015.

2. Kristin L. Szuhany *et al.*, « A meta-analytic review of the effects of exercise on brain-derived neurotrophic factor », *Journal of Psychiatric Research* 60, (janvier 2015) : 56-64, https://www.ncbi.nlm.nih.gov/pubmed/25455510.

3. « More Evidence that Omega-3 Fatty Acids Support Brain Health », UC Irvine Institute for Memory Impairments and Neurological Disorders, https://www.alz.uci.edu/more-evidence-that-omega-3-fatty-acids-support-brain-health/, consulté le 29 novembre 2015.

4. Yasmin Anwar, « Poor sleep linked to toxic buildup of Alzheimer's protein, memory loss », *Berkeley News*, université de Californie, Berkeley (juin 2015), https://news.berkeley.edu/2015/06/01/alzheimers-protein-memory-loss/ — Jeff Iliff, « One more reason to get a good night's sleep », TedMed Talks 2014, https://tedmed.com/talks/show?id=293015 ; Emily Underwood, « Sleep : The Ultimate Brainwasher? », magazine *Science* (octobre 2013), https://news.sciencemag.org/brain-behavior/2013/10/sleep-ultimate-brainwasher, consulté le 30 novembre 2015.

5. Matt Wood, « Sleep More, Eat Less : Improving Sleep Habits Can Lead to Healthier Food Choices », *Science Life*, university de Chicago, département de médecine et de sciences biologiques (juin 2014), https://sciencelife.uchospitals.edu/2014/06/12/sleep-more-eat-less-improving-sleep-habits-can-lead-to-healthier-food-choices/.

6. Jeffrey Norris, « Sugared Soda Consumption, Cell Aging Associated in New Study », (octobre 2014), UCSF, https://www.ucsf.edu/news/2014/10/119431/sugared-soda-consumption-cell-aging-associated-new-study, consulté le 30 novembre 2015.

7. Silvia C. Remolina et Kimberly A. Hughes, « Evolution and mechanisms of long life and high fertility in queen honey bees », *AGE* 30 (septembre 2008) : 177-185, https://www.ncbi.nlm.nih.gov/pmc/articles/PMC2527632/#!po=1.47059.

8. « The Colony and Its Organization », Mid-Atlantic Apiculture Research and Extension Colony, https://agdev.anr.udel.edu/maarec/honey-bee-biology/the-colony-and-its-organization/, consulté le 30 novembre 2015.

9. Nicole Jankovic *et al.*, « Adherence to a Healthy Diet According to the World Health Organization Guidelines and All-Cause Mortality in Elderly Adults From Europe and the United States », *American Journal of Epidemiology* 180, n° 10 (octobre 2014) : 978-988.

10. « Mediterranean diet may lower stroke risk, study finds », Medical Xpress (février 2015), https://medicalxpress.com/news/2015-02-mediterranean-diet.html#inlRlv, consulté le 30 novembre 2015.

11. Walter C. Willett *et al.*, « Mediterranean diet pyramid : a cultural model for healthy eating », *American Journal of Clinical Nutrition* 61, n° 6 (1995) : 1402-1406S.

12. Martha Clare Morris *et al.*, « MIND diet associated with reduced incidence of Alzheimer's disease », *Alzheimer's & Dementia* 11, n° 9, (septembre 2015) : 1007-1014, https://www.alzheimersanddementia.com/article/S1552-5260%2815%2900017-5/abstract.

13. Alexandra Sifferlin, « The Vast Majority of Baby Boomers Are Overweight or Obese », *Time* (juillet 2014), https://time.com/2945095/the-vast-majority-of-baby-boomers-are-overweight-or-obese/, consulté le 30 novembre 2015.

14. Wiley-Blackwell, « Obesity And Depression May Be Linked », *ScienceDaily* (juin 2008), https://www.sciencedaily.com/releases/2008/06/080602152913.htm.

15. « Malnutrition and ageing », *Postgraduate Medical Journal* 82 (janvier 2006) : 2-8, https://www.ncbi.nlm.nih.gov/pmc/articles/PMC2563720/.

16. « Calcium and Vitamin D : Important at Every Age », NIH, Osteoporosis and Related Bone Diseases National Resource Center (mai 2015), https://www.niams.nih.gov/Health_Info/Bone/Bone_Health/Nutrition/, consulté le 30 novembre 2015.

17. « What's On Your Plate : Vitamins & Minerals », NIA, https://www.nia.nih.gov/health/publication/whats-your-plate/vitamins-minerals, consulté le 30 novembre 2015.

18. *Ibid.*

19. James M. Greenblatt, « The Breakthrough Depression Solution : Psychological Consequences of Vitamin D Deficiency », *Psychology Today* (novembre 2011), https://www.psychologytoday.com/blog/the-breakthrough-depression-solution/201111/psychological-consequences-vitamin-d-deficiency, consulté le 30 novembre 2015.

20. Sue Penckofer *et al.*, « Vitamin D and Depression : Where is all the Sunshine? », *Issues in Mental Health Nursing* 31, n° 6 (juin 2010) : 385-393, https://www.ncbi.nlm.nih.gov/pmc/articles/PMC2908269/.

21. « Know Your Fats », American Heart Association, https://www.heart.org/HEARTORG/Conditions/Cholesterol/PreventionTreatmentcofHighCholesterol/Know-Your-Fats_UCM_305628_Article.jsp#.Vmd36spG9l0, consulté le 8 décembre 2015.

22. Harvard Women's Health Watch, « Sodium, salt, and you », faculté de médecine de l'université de Harvard.

23. « Sodium in Your Diet : Using the Nutrition Facts Label to Reduce Your Intake », U.S. Food and Drug Administration (FDA), https://www.fda.gov/Food/ResourcesForYou/Consumers/ucm315393.htm.

24. « Vitamins and Minerals », NIA, https://www.nia.nih.gov/health/publication/whats-your-plate/vitamins-minerals.

25. « Vitamin B12 », Mayo Clinic, https://www.mayoclinic.org/drugs-supplements/vitamin-b12/evidence/hrb-20060243, consulté le 30 novembre 2015.

26. *Ibid.*

27. « Vitamin B12 dietary supplement fact sheet », NIH Office of Dietary Supplements, https://ods.od.nih.gov/factsheets/VitaminB12-HealthProfessional/, consulté le 30 novembre 2015

28. « Folate dietary supplement fact sheet », NIH Office of Dietary Supplements, https://ods.od.nih.gov/factsheets/Folate-HealthProfessional/, consulté le 30 novembre 2015.

29. « Overweight, obesity, and weight loss fact sheet », Office on Women's Health Organization, https://womenshealth.gov/publications/our-publications/fact-sheet/overweight-weight-loss.html#a, consulté le 30 novembre 2015.

30. Eileen Rillamas-Sun *et al.*, « Obesity and late-age survival without major disease or disability in older women », *JAMA Internal Medicine* 174, n° 1 (janvier 2014) : 98-106, https://www.ncbi.nlm.nih.gov/pubmed/24217806.

31. *A to Z Guide*, ORWH, https://orwh.od.nih.gov/resources/sexgenderhealth/index.asp, consulté le 30 novembre 2015.

32. Whitley et Wesley, AFP, https://www.aafp.org/afp/2009/1201/p1254.html, consulté le 30 novembre 2015.

33. Entretien avec le Dr Janine Clayton, National Institutes of Health, décembre 2014.

34. « Alcohol Alert », NIH National Institute of Alcohol Abuse and Alcoholism (décembre 1999), https://pubs.niaaa.nih.gov/publications/aa46.htm, consulté le 30 novembre 2015.

35. Geoffrey Goldspink, « Age-Related Loss of Muscle Mass and Strength », *Journal of Aging Research* (mars 2012) : 158279, https://www.ncbi.nlm.nih.gov/pmc/articles/PMC3312297/.

36. « Simon Melov, PhD », Buck Institute for Research on Aging, https://www.thebuck.org/melovLab, consulté le 30 novembre 2015.

37. Virtual Health Care Team (équipe de prise en charge médicale virtuelle), « Falls and Hip Fractures : Incidence of Falls and Associated Morbidity & Mortality », faculté des professions de santé, université du Missouri-Columbia, https://shp.missouri.edu/vhct/case4007/index.htm, consulté le 8 décembre 2015.

38. Hip Fractures Among Older Adults, CDC, https://www.cdc.gov/HomeandRecreationalSafety/Falls/adulthipfx.html, consulté le 30 novembre 2015.

39. Eliza F. Chakravarty *et al.*, « Reduced disability and mortality among aging runners : a 21-year longitudinal study », *Archives Internal Medicine* 168, n° 15 (août 2008) ; 1638-1646, https://www.ncbi.nlm.nih.gov/pubmed/18695077.

40. Ashley Carvalho *et al.*, « Physical activity and cognitive function in individuals over 60 years of age : a systematic review », *Clinical Interventions in Aging* 9 (avril 2014) : 661-682, https://www.ncbi.nlm.nih.gov/pmc/articles/PMC3990369/.

41. « Metabolism and weight loss : How you burn calories », Mayo Clinic, https://www.mayoclinic.org/healthy-lifestyle/weight-loss/in-depth/metabolism/art-20046508, consulté le 8 décembre 2015.

42. Susan B. Roberts et Gerard E. Dallal, « Energy requirements and aging », *Public Health Nutrition* 8, n° 7A, (octobre 2005) : 1028-1036, https://www.ncbi.nlm.nih.gov/pubmed/16277818.145145

43. S. P. Tzankoff et A. H. Norris, « Effect of muscle mass decrease on age-related BMR changes », *Journal of Applied Physiology 43*, n° 6, (décembre 1977) : 1001-1006, https://jap.physiology.org/content/43/6/1001.145

44. « Varicose veins », Mayo Clinic, https://www.mayoclinic.org/diseases-conditions/varicose-veins/basics/definition/con-20043474, consulté le 1er décembre 2015.

45. « Varicose veins : Risk factors », Mayo Clinic, https://www.mayoclinic.org/diseases-conditions/varicose-veins/basics/risk-factors/con-20043474.

46. « Varicose veins : Lifestyle and home remedies », Mayo Clinic, https://www.mayoclinic.org/diseases-conditions/varicose-veins/basics/lifestyle-home-remedies/con-20043474.

47. Marie-Pierre St-Onge et Dympna Gallagher, « Body composition changes with aging : The cause or the result of alterations in metabolic rate and macronutrient oxidation? », *Nutrition* 26, n° 2 (février 2010) : 152-155, https://www.ncbi.nlm.nih.gov/pmc/articles/PMC2880224/.

48. Rachael van Pelt *et al.*, « Age-related decline in RMR in physically active men : relation to exercise volume and energy intake », *American Journal of Physiology* E281 (2001) : 633-639 ; Rachael van Pelt *et al.*, « Regular exercise and the age-related decline in resting metabolic rate in women », *Journal of Clinical Endocrinology and Metabolism* 82 (1997) : 3208-3212.

49. « How does exercise help those with chronic insomnia? », National Sleep Foundation, https://sleepfoundation.org/ask-the-expert/how-does-exercise-help-those-chronic-insomnia, consulté le 1er décembre 2015.

50. Julia Schlam Edelman, « HMS Guide to Successful Sleep : Strategies for Women », faculté de médecine de l'université Harvard (mars 2013), https://www.harvardhealthbooks.org/wp-content/uploads/2013/03/SuccessfulSleepStrategiesForWomenSampleChapter.pdf.

51. Shelley S. Tworoger *et al.*, « Effects of a Yearlong Moderate-Intensity Exercise and a Stretching Intervention on Sleep Quality in Postmenopausal Women », *SLEEP* 26, n° 7, (2003) : 830-836.

52. Kristin L. Szuhany *et al.*, « A meta-analytic review of the effects of exercise on brain-derived neurotrophic factor », *Journal of Psychiatric Research* 60, (janvier 2015) : 56-64 https://www.ncbi.nlm.nih.gov/pubmed/25455510.

53. Katherine Harmon, « Is Cellulite Forever? », *Scientific American* (mai 2009), https://www.scientificamerican.com/article/is-cellulite-forever/.

54. « Cellulite », Mayo Clinic, https://www.mayoclinic.org/diseases-conditions/cellulite/basics/causes/con-20029901, consulté le 1er décembre 2015.

55. Harmon, « Is Cellulite Forever? ».

56. MaryFran Sowers *et al.*, « The association of menopause and physical functioning in women at midlife », *Journal of the American Geriatric Society* 49, n° 11 (novembre 2001) : 1485-1492, https://www.ncbi.nlm.nih.gov/pubmed/11890587.

57. Jeffrey Iliff, « One more reason to get a good night's sleep », TEDMED 2015, https://tedmed.com/talks/show?id=293015.

58. « Study Ties 6-7 Hours of Sleep to Longer Life », *New York Times* (février 2002), https://www.nytimes.com/2002/02/15/us/study-ties-6-7-hours-of-sleep-to-longer-life.html ; Daniel F. Kripke, « Mortality Associated With Sleep Duration and Insomnia »,*Archives of General Psychiatry* 59, n° 2 (février 2002) : 131-136.

59. « Cigarette Smoking in the United States », CDC, https://www.cdc.gov/tobacco/campaign/tips/resources/data/cigarette-smoking-in-united-states.html, consulté le 1er décembre 2015.

60. « Smoking and tobacco use », CDC, https://www.cdc.gov/tobacco/data_statistics/fact_sheets/fast_facts/, consulté le 8 décembre 2015.

61. « Known and Probable Human Carcinogens », American Cancer Society, https://www.cancer.org/cancer/cancercauses/othercarcinogens/generalinformationaboutcarcinogens/known-and-probable-human-carcinogens, consulté le 1er décembre 2015.

62. « Within 20 Minutes of Quitting », CDC, https://www.cdc.gov/tobacco/data_statistics/sgr/2004/posters/20mins/, consulté le 1er décembre 2015 ; « Stop Smoking Recovery Timetable », whyquit.com, https://whyquit.com/whyquit/A_Benefits_Time_Table.html, consulté le 1er décembre 2015.

63. Jurgen Aschoff, « Cireadian Rhythms in Man : A self-sustained oscillator with an inherent frequency underlies human 24-hour periodicity », UCSD (1965) https://mechanism.ucsd.edu/teaching/F11/philbiology2011/aschoff.circadianrhythmsinman. 1965.pdf.

64. Sandra Blakeslee, « Study Offers Surprise on Working of Body's Clock », *New York Times* (janvier 1998), https://www.nytimes.com/1998/01/16/us/study-offers-surprise-on-working-of-body-s-clock.html.

65. Keith C. Summa et Fred W. Turek, « Chronobiology and Obesity : Interactions between Circadian Rhythms and Energy Regulation », *Advances in Nutrition* 5 (mai 2014) : 312S-319S, https://advances.nutrition.org/content/5/3/312S.full.

66. Marc Wittmann *et al.*, « Social jetlag : misalignment of biological and social time », *Chronobiology International: The Journal of Biological and Medical Rhythm Research* 23, n° 1-2 (2006) : 497-509, https://www.tandfonline.com/doi/abs/10.1080/07420520500545979?journalCode=icbi20#.VmeX9spG910.

67. Josephine Arendt, « Shift work : coping with the biological clock », *Occupational Medicine* 60, n° 1 (2010) : 10-20, https://occmed.oxfordjournals.org/content/60/1/10.full.

68. « Painting, Firefighting and Shiftwork », monographies du CIRC sur l'évaluation des risques carcinogènes chez l'être humain, Centre International de Recherche sur le Cancer de l'OMS 98 (2010), monographs.iarc.fr/ENG/Monographs/vol98/mono98.pdf.

69. Rosie Blau, « The light therapeutic », *The Economist Intelligent Life* (mai/juin 2014), https://moreintelligentlife.com/content/features/rosie-blau/light-and-health#_.

70. Mo Costandi, « Why Poor Sleep and Forgetfulness Plague the Aging Brain », *Scientific American* (janvier 2013), https://www.scientificamerican.com/article/why-poor-sleep-and-forgetfulness-plague-the-aging-brain/.

71. Elizabeth E. Devore, « Sleep Duration in Midlife and Later Life in Relation to Cognition », *Journal of the American Geriatrics Society* 62, n° 6 (juin 2014) : 1073-1081, https://onlinelibrary.wiley.com/doi/10.1111/jgs.12790/abstract.

72. Rosalind D. Cartwright, *The Twenty-four Hour Mind : The Role of Sleep and Dreaming in Our Emotional Lives* (New York : Oxford University Press, Inc., 2010), https://www.amazon.com/The-Twenty-four-Hour-Mind-Emotional/dp/0199896283.

73. « Beauty Sleep : 5 Benefits for Your Skin », WebMD, https://www.webmd.com/beauty/skin/beauty-sleep?page=2, consulté le 1er décembre , 2015.

## CHAPITRE 10

1. Colette Bouchez, « Can Stress Cause Weight Gain? », WebMD, https://www.webmd.com/diet/can-stress-cause-weight-gain, consulté le 9 décembre 2015.

2. Lizette Borreli, « What Causes Gray Hair? The Influence of Genetics and Other Factors on Hair Color », Medical Daily (mars 2015), https://www.medicaldaily.com/pulse/what-causes-gray-hair-influence-genetics-and-other-factors-hair-color-324622, consulté le 9 décembre 2015.

3. Coco Ballantyne, « Fact or Fiction?: Stress Causes Gray Hair », *Scientific American* (octobre 2007) https://www.scientificamerican.com/article/fact-or-fiction-stress-causes-gray-hair/.

4. Bruce S. McEwan, « Central effects of stress hormones in health and disease : understanding the protective and damaging effects of stress and stress mediators », *European Journal of Pharmacology* 583, n° 2-3 (avril 2008) : 174-185.

5. Nicole D. Powell *et al.*, « Social stress up-regulates inflammatory gene expression in the leukocyte transcriptome via ß-adrenergic induction of myelopoiesis », *PNAS* 110, n° 41 (octobre 2013) : 16574-16579 ; « Seniors », The American Institute of Stress, https://www.stress.org/seniors/, consulté le 9 décembre 2015.

6. « Components of the Immune System », WebMD, https://www.webmd.com/a-to-z-guides/components-of-the-immune-system, consulté le 2 décembre 2015.

7. « NIH Human Microbiome Project defines normal bacterial makeup of the body », NIH (2012), https://www.nih.gov/news-events/news-releases/nih-human-microbiome-project-defines-normal-bacterial-makeup-body, consulté le 9 décembre 2015.

8. *Ibid.*

9. Deborah L. Wingard, « Is breast-feeding in infancy associated with adult longevity? », *American Journal of Public Health* 84, n° 9 (septembre 1994) : 1458-1462., https://www.ncbi.nlm.nih.gov/pmc/articles/PMC1615186/.

10. « Acute Inflammation », University of Washington, https://courses.washington.edu/conj/inflammation/acuteinflam.htm, consulté le 4 décembre 2015.

11. Claudio Franceschi et Judith Campisis, « Chronic inflammation (inflammaging) and its potential contribution to age-associated diseases », *Journal of Gerontology* 69, Suppl. 1 (juin 2014) : S4-9, https://www.ncbi.nlm.nih.gov/pubmed/24833586 ; Daniel Baylis *et al.*, « Understanding how we age : insights into inflammaging », *Longevity and Healthspan* 2 (mai 2013) ; https://www.longevityandhealthspan.com/content/2/1/8.

12. Brent Bauer, « Buzzed on inflammation », Mayo Clinic Health Letter, https://healthletter.mayoclinic.com/editorial/editorial.cfm/i/163/t/Buzzed%20on%20inflammation, consulté le 9 décembre 2015 ; « Systemic Inflammation : A Driver of Neurodegenerative Disease? », AlzForum, https://www.alzforum.org/news/conference-coverage/systemic-inflammation-driver-neurodegenerative-disease.

13. « C-reactive protein test », Mayo Clinic, https://www.mayoclinic.org/tests-procedures/c-reactive-protein/basics/definition/prc-20014480, consulté le 4 décembre 2015.

14. Marcello Maggio *et al.*, « Interleukin-6 in Aging and Chronic Disease : A Magnificent Pathway », *Journal of Gerontology* 61, n° 6 (juin 2006) : 575-584, https://www.ncbi.nlm.nih.gov/pmc/articles/PMC2645627/.

15. https://www.ncbi.nlm.nih.gov/pubmed/17224259.

16. Mamm Genome (2014) 25 : 49-74 DOI 10.1007/s00335-013-9488-5 ; *The microbiome : stress, health and disease,* Rachel D. Moloney, Lieve Desbonnet, Gerard Clarke, Timothy G. Dinan, John F. Cryan.

17. Noah Voreades *et al.*, « Diet and the development of the human intestinal microbiome », *Frontiers in Microbiology* 5 (septembre 2014) : 494, https://journal.frontiersin.org/article/10.3389/fmicb.2014.00494/full.

18. https://genomemag.com/change-your-microbiome-change-yourself/#.VPogMFPF9oE.

19. Biagi *et al.*, 2010 ; https://journals.plos.org/plosone/article?id=10.1371/journal.pone.0010667.

20. Van Tongeren *et al.*, 2005, https://www.ncbi.nlm.nih.gov/pmc/articles/PMC1265947/ ; Claesson *et al.*, 2011 https://www.pnas.org/content/108/Supplement_1/4586.long.

21. *Ibid.*

22. https://www.webmd.com/digestive-disorders/clostridium-difficile-colitis.

23. https://www.ncbi.nlm.nih.gov/pmc/articles/PMC3223289/.

24. Noah Voreades *et al.*, « Diet and the development of the human intestinal microbiome », *Frontiers in Microbiology* 5 (septembre 2014), https://journal.frontiersin.org/article/10.3389/fmicb.2014.00494/full.

25. « Cigarette smoke changes the gut microbiome », American Microbiome Institute (juin 2015), https://www.microbiomeinstitute.org/blog/2015/6/11/cigarette-smoke-changes-the-gut-microbiome.

26. « Stress affects the balance of bacteria in the gut and immune response », ScienceDaily (mars 2011), https://www.sciencedaily.com/releases/2011/03/110321094231.htm.

27. Selon Dale Bredesen, Buck Institute.

28. https://journal/frontiersin.org/article/10.3389/fmicb.2014.00494/full.

29. Mandy Oaklander, « The Happy Effect Exercising Has on Your Gut Bacteria », *Prevention*, https://www.prevention.com/health/healthy-living/exercise-makes-your-gut-bacteria-more-diverse, consulté le 8 décembre 2015.

30. https://www.nytimes.com/2015/06/28/magazine/can-the-bacteria-in-your-gut-explain-your-mood.html.

31. https://www.molecularneurodegeneration.com/content/9/1/36.

32. P. Michael Davidson, « Food additive : Food processing », *Encyclopedia Britannica*, https://www.britannica.com/topic/food-additive.

33. https://www.ncbi.nlm.nih.gov/pubmed/21040780.

34. « Brain maker foods », David Perlmutter, médecin, https://www.drperlmutter.com/eat/brain-maker-foods/.

35. Mamm Genome (2014) 25 : 49-74 DOI 10.1007/s00335-013-9488-5 *The microbiome : stress, health and disease*, Rachel D. Moloney, Lieve Desbonnet, Gerard Clarke, Timothy G. Dinan, John F. Cryan.

36. https://www.psychologytoday.com/blog/the-athletes-way/201405/how-does-the-vagus-nerve-convey-gut-instincts-the-brain.

37. https://www.jneurosci.org/content/34/21/7067.

38. https://www.nytimes.com/2015/06/28/magazine/can-the-bacteria-in-your-gut-explain-your-mood.html.

39. *Ibid.*

40. Franceschi et Campisi, « Chronic Inflammation (Inflammaging) and Its Potential Contribution to Age-Associated Diseases», *Journal of Gerontology*, 2014.

41. https://www.ls.ucdavis.edu/dss/news-and-research/shamatha-project-nov10.html.

42. *Ibid.*

43. https://www.takingcharge.csh.umn.edu/enhance-your-wellbeing/environment/nature-and-us/how-does-nature-impact-our-wellbeing.

44. « Yoga can lower fatigue, inflammation in breast cancer survivors », ScienceDaily (janvier 2014) : https://www.sciencedaily.com/releases/2014/01/140127164408.htm.

45. https://news.nationalgeographic.com/news/2014/02/140207-yoga-cancer-inflammation-stress/.

46. https://www.mayoclinic.org/healthy-lifestyle/stress-management/in-depth/massage/art-20045743.

47. https://www.ncbi.nlm.nih.gov/pubmed/21854199.

48. https://www.mayoclinic.org/healthy-lifestyle/stress-management/in-depth/stress-relief/art-20044456.

## CHAPITRE 11

1. https://www.merckmanuals.com/home/brain_spinal_cord_and_nerve_disorders/brain_dysfunction/brain_dysfunction_by_location.html.

2. Juebin Huang, « Overview of Cerebral Function », Merck Manuals, https://www.merckmanuals.com/professional/neurologic-disorders/function-and-dysfunction-of-the-cerebral-lobes/overview-of-cerebral-function.

3. *Ibid.*

4. *Ibid.*

5. « The 2014 Nobel Prize in Physiology or Medicine-Press Release », Nobel Media AB 2014, https://www.nobelprize.org/nobel_prizes/medicine/laureates/2014/press.html, consulté le 9 décembre 2015.

6. Roxanne Khamsi, « Jennifer Aniston strikes a nerve », *Nature News* (juin 2005), https://www.nature.com/news/2005/050620/full/news050620-7.html.

7. https://www.cnet.com/news/fujitsu-supercomputer-simulates-1-second-of-brain-activity/.

8. https://www.ninds.nih.gov/disorders/brain_basics/know_your_brain.htm.

9. *Ibid.*

10. https://www.nlm.nih.gov/medlineplus/ency/imagepages/18117.htm : 000 https://www.ninds.nih.gov/disorders/brain_basics/know_your_brain.htm.

11. « Growth of newborn babies' brains tracked », NHS (août 2014) https://www.nhs.uk/news/2014/08August/Pages/growth-of-newborn-babies-brains-tracked.aspx, consulté le 9 décembre 2015.

12. https://www.npr.org/templates/story/story.php?storyId=141164708, consulté le 8 décembre 2015.

13. https://brainconnection.brainhq.com/2013/03/20/decision-making-is-still-a-work-in-progress-for-teenagers/.000 – https://www.ncbi.nlm.nih.gov/pmc/articles/PMC2892678/.

14. https://www.smithsonianmag.com/history/phineas-gage-neurosciences-most-famous-patient-11390067/?no-ist.

15. https://www.ninds.nih.gov/disorders/brain_basics/know_your_brain.htm.

16. https://www.livescience.com/33179-does-human-body-replace-cells-seven-years.html.

17. https://www.scholarpedia.org/article/Adult_neurogenesis.

18. https://blogs.scientificamerican.com/brainwaves/2012/05/16/know-your-neurons-classifying-the-many-types-of-cells-in-the-neuron-forest/.

19. Rachel Marsh,« Neuroimaging Studies of Normal Brain Development and Their Relevance for Understanding Childhood Neuropsychiatric Disorders », *Journal of the American Academy of Child and Adolescent Psychiatry* 47, n° 11 (novembre 2008) : 1233-1251, https://www.ncbi.nlm.nih.gov/pmc/articles/PMC2759682/.

20. « Shennan Weiss, M.D., Ph.D. », département de neurologie, UCLA, https://neurology.ucla.edu/directory/fellows/shennanweiss.

21. Carolyn Gregoire, « Old Brains Become Young Again in Neuroplasticity Study », *Huffington Post* (mai 2015), https://www.huffingtonpost.com/2015/05/22/brain-aging-neuroplasticity_n_7307662.

22. https://www.ncbi.nlm.nih.gov/pubmed/23079557.

23. Tim Adams, « Norman Doidge : the man teaching us to change our minds », *The Observer* (février 2015), https://www.theguardian.com/science/2015/feb/08/norman-doidge-brain-healing-neuroplasticity-interview.

24. https://www.macfound.org/fellows/907/.

25. Une grande partie des informations présentées ici sur les neurostransmetteurs vient du site suivant : https://www.ninds.nih.gov/disorders/brain_basics/know_your_brain.htm.

26. https://www.sciencedirect.com/science/article/pii/S0047637400002256.

27. https://www.ncbi.nlm.nih.gov/pmc/articles/PMC2443746/.

28. https://www.ncbi.nlm.nih.gov/pubmed/21529329.

29. https://www.ncbi.nlm.nih.gov/books/NBK11143/.

30. https://www.ncbi.nlm.nih.gov/pubmed/15312959.

31. https://www.ncbi.nlm.nih.gov/pubmed/?term=nordberg+2001+alzheimer – https://www.ncbi.nlm.nih.gov/pubmed/15190684.

32. https://www.ncbi.nlm.nih.gov/pubmed/21889518.

33. https://medicine.jrank.org/pages/1225/Neurotransmitters-GABA-glutamate.html : https://well.blogs.nytimes.com/2013/07/03/how-exercise-can-calm-anxiety/?_r=0.

34. https://www.ncbi.nlm.nih.gov/pmc/articles/PMC3111147/.

35. https://www.sciencemag.org/content/226/4681/1393.

36. John D. Salamone et Mercè Correa, « The Mysterious Motivational Functions of Mesolimbic Dopamine », *Neuron* 76, n° 3 (novembre 2012) : 470-485, https://www.cell.com/neuron/abstract/S0896-6273 (12)00941-5.

37. D.F. Wong *et al.*, « Effects of age on dopamine and serotonin receptors measured by positron tomography in the living human brain », *Science* 226, n° 4681 (décembre 1984) : 1393-1396, https://www.ncbi.nlm.nih.gov/pubmedhealth/PMH0001762/.

38. https://www.ncbi.nlm.nih.gov/pubmedhealth/PMH0001762/.

39. https://www.ncbi.nlm.nih.gov/pmc/articles/PMC3044190/.

40. Robert M. Koffie *et al.*, « Alzheimer's disease : synapses gone cold », *Molecular Neurodegeneration* 6, n° 63 (août 2011) : https://www.molecularneurodegeneration.com/content/6/1/63.

41. https://www.alz.org/facts/.

42. *Ibid.*

43. « Forgetfulness : Knowing When to Ask for Help », NIA, https://www.nia.nih.gov/health/publication/forgetfulness#age, consulté le 9 décembre 2015.

44. https://memory.ucsf.edu/brain/aging/dementia.

45. https://www.alz.org/news_and_events_law_by_Obama.asp.

46. Dale E. Bredesen, « Reversal of cognitive decline : a novel therapeutic program », *Aging* 6, n° 9 (septembre 2014) : 707-717, https://www.ncbi.nlm.nih.gov/pubmed/25324467.

47. https://www.sciencedirect.com/science/article/pii/S0925443909002427.

48. https://www.npr.org/sections/health-shots/2013/10/18/236211811/brains-sweep-themselves-clean-of-toxins-during-sleep.

49. https://memory.ucsf.edu/brain/aging/overview — https://www.ncbi.nlm.nih.gov/pubmed/25956016.

50. « Preventing Alzheimer's Disease : What Do We Know? », NIA.

51. Gretchen Reynolds, « Can Exercise Reduce Alzheimer's Risk? », *New York Times* (juillet 2014), https://well.blogs.nytimes.com/2014/07/02/can-exercise-reduce-alzheimers-risk/?_r=0 , consulté le 9 décembre 2015.

52. Hamilton, NPR.

53. Bill Hathaway, « Yale team discovers how stress and depression can shrink the brain », *Yale News* (août 2012) https://news.yale.edu/2012/08/12/yale-team-discovers-how-stress-and-depression-can-shrink-brain.

54. https://www.cell.com/neuron/abstract/S0896-6273%2813%2900544-8?_returnURL=https%3A%2F%2Flinkinghub.elsevier.com%2Fretrieve%2Fpii%2FS0896627313005448%3Fshowall%3Dtrue.

55. « Mindfulness Meditation Could Lower Levels of Cortisol, the Stress Hormone », *Huffington Post* (mars 2013), https://www.huffingtonpost.com/2013/03/31/mindfulness-meditation-cortisol-stress-levels_n_2965197.html, consulté le 10 décembre 2015.

56. Sue McGreevey, « Eight weeks to a better brain », *Harvard Gazette* (janvier 2011), https://news.harvard.edu/gazette/story/2011/01/eight-weeks-to-a-better-brain/, consulté le 10 décembre 2015.

57. Sue McGreevey, « Meditation's positive residual effects », *Harvard Gazette* (novembre 2012), https://news.harvard.edu/gazette/story/2012/11/meditations-positive-residual-effects/, consulté le 10 décembre 2015.

58. https://www.alzheimers.net/2013-11-11/speaking-two-languages-delays-dementia – https://www.ncbi.nlm.nih.gov/pubmed/7730528.194

59. https://www.scientificamerican.com/article/music-changes-the-way-you-think/.

60. « Listening to music lights up the whole brain », *Science Daily* (décembre 2011), https://www.sciencedaily.com/releases/2011/12/111205081731.htm – Mallika Rao, « "Playing Music Gives Brains A 'Full Body Workout'," Says Science », *Huffington Post* (novembre 2014), https://www.huffingtonpost.com/2014/11/07/playing-music-brain-workout_n_6116546.html.

61. « Early music lessons boost brain development », *Science Daily* (février 2013).

62. « 5 Reasons Why Music Boosts Brain Activity », Alzheimers.net (juillet 2014) https://www.alzheimers.net/2014-07-21/why-music-boosts-brain-activity-in-dementia-patients/.

63. « Forgetfulness : Knowing When to Ask for Help », NIA.

## CHAPITRE 12

1. https://www.pnas.org/content/110/15/5797.full – https://assets.aarp.org/rgcenter/general/loneliness_2010.pdf.

2. https://journals.plos.org/plosmedicine/article?id=10.1371/journal.pmed.1000316.

3. https://hpq.sagepub.com/content/10/6/739.short.

4. Elliot Friedman *et al.*, « Plasma inerleukin-6 and soluble IL-6 receptors are associated with psychological well-being in aging women », *Health Psychology* 26, n° 3 (mai 2007) : 305-313.

5. https://www.alzprevention.org/lifestyle-choices-about-socialization.php.

6. Eli Puterman et Elissa Epel, « An intricate dance : Life experience, multisystem resiliency, and rate of telomere decline throughout the lifespan », *Social and Personality Psychology Compass* 6, n° 11 (novembre 2012) : 807-825, https://www.ncbi.nlm.nih.gov/pmc/articles/PMC3496269/.

7. https://www.mayoclinic.org/healthy-lifestyle/stress-management/in-depth/stress-relief/art-20044456.

8. https://www.researchgate.net/profile/Wendy_Troxel2/publication/231585784_Marital_status_and_quality_in_middle-aged_women_Associations_with_levels_and_trajectories_of_cardiovascular_risk_factors/links/0046353b20fbaeba47000000.pdf.

9. Andrew Steptoe *et al.*, « Social isolation, loneliness, and all-cause mortality in older men and women », PNAS 110, n° 15 (avril 2013) : 5797-5801, https://www.pnas.org/content/110/15/5797.abstract.

10. https://www.nimh.nih.gov/health/topics/depression/index.shtml.

11. https://www.latimes.com/entertainment/la-ca-kathleen-norris21-2008sep21-story.html, consulté le 1er décembre 2015.

12. https://www.mayoclinic.org/diseases-conditions/depression/expert-answers/clinical-depression/faq-20057770.

13. https://www.cdc.gov/aging/mentalhealth/depression.htm.

# INDEX

## R



## S



## T



## U-V

MARABOUT
s'engage pour l'environnement
en réduisant l'empreinte
carbone de ses livres.
Celle de cet exemplaire est de :
1 300 g éq. $CO_2$
Rendez-vous sur
www.marabout-durable.fr

PAPIER À BASE DE
FIBRES CERTIFIÉES

Achevé d'imprimer en février 2017
par Graficas Estella, en Espagne,
pour le compte des Éditions Marabout (Hachette Livre)
58, rue Jean Bleuzen, 92178 Vanves Cedex.
Dépôt légal : mars 2017
ISBN: 978-2-501-11798-2
5437807/01